丁震医学教育 www.dzyxedu.com 系列考试丛书

2019

丁震 护理学（师）

单科一次过（第2科）相关专业知识

DINGZHEN HULIXUE（SHI）DANKE YICIGUO（DIERKE）
XIANGGUAN ZHUANYE ZHISHI

丁 震 编著

北京航空航天大学出版社
BEIHANG UNIVERSITY PRESS

图书在版编目（CIP）数据

2019丁震护理学(师)单科一次过．第2科，相关专业知识／丁震编著．－北京：北京航空航天大学出版社，2018.8

ISBN 978-7-5124-2787-7

Ⅰ．①2… Ⅱ．①丁… Ⅲ．①护理学－资格考试－自学参考资料 Ⅳ．① R47

中国版本图书馆CIP数据核字（2018）第157840号

2019丁震护理学（师）单科一次过（第2科）相关专业知识

丁　震　编　著

责任编辑：张林平　唐小利

*

北京航空航天大学出版社出版发行

北京市海淀区学院路37号（邮编100191）　http：//www.buaapress.com.cn

发行部电话：（010）82317024　传真：（010）82328026

读者信箱：yxbook@buaacm.com.cn　邮购电话：（010）82316936

涿州市新华印刷有限公司印装　各地书店经销

*

开本：787×1092　1/16　印张：19.25　字数：493千字

2018年8月第1版　2018年8月第1次印刷

ISBN 978-7-5124-2787-7　定价：55.00元

丁震医学教育
www.dzyxedu.com

内容简介

本书是2019年全国护理学（师）资格考试的复习参考书，专为在上一年度考试中第2科（相关专业知识）考试未通过的考生编写。全书分考点和单科试卷两个部分。考点部分根据考试大纲对单科目考核的内容要求和历年考试命题情况编写，除大纲要求相关专业知识考核的辅助检查和治疗要点等内容（共占67%），还对跨科目且占考试比例较高的用药护理及手术护理（共占18%）作了系统阐述，占比例较低但范围很大的临床表现（占15%）以附录的形式列出历年考点，确保单科复习的系统性和完整性。在每章考点之后，同步对应若干试题以加强对考点的理解。试卷部分精选4套单科试卷，共400题，供考生专项实战模拟；400道题均配有作者的原创解析，对有干扰价值的选项逐项对比解析，帮助考生深刻理解考试重点。图书考点部分采用双色印刷，重点内容用绿色字区分。

前 言

全国卫生专业技术资格（中初级）以考代评工作从2001年开始正式实施，参加并通过考试是单位评聘相应技术职称的必要依据。目前，除原初级护士并轨、独立为全国护士执业资格考试外，全国卫生专业技术资格（中初级）考试涵盖了护理、临床医学、药学、检验、影像、康复、预防医学、中医药等118个专业。考试涉及的知识范围广，有一定难度，考生对应考复习资料的需求较强烈。

2009年由我提出策划方案、组织全国数百名作者参与编写的全国卫生专业技术资格考试及护士执业资格考试丛书在人民军医出版社出版，共50余本，内容覆盖了护士、护理学（师）、护理学（中级）、药学、检验、临床医学等上百个考试专业。由于应试指导教材精练、准确；模拟试卷贴近考试方向、命中率高，已连续畅销10年，深受全国考生认可。

在图书畅销的同时，我和编写本套丛书的作者团队却感到深深的无奈，因为我们发现，市场上有相当比例的同类考试书和某些培训机构的网上试题都在抄袭我们的创作成果，有些抄袭的试题顺序都没有变。而市场上盗印、冒用“军医版”图书的情况更加严重，由我策划编著的《护考急救包》《单科一次过》等经典考试图书目前已有多个冒用版本在销售，使考生难辨“李逵”和“李鬼”。这些侵权、盗印、冒用出版物的质量粗劣，欺骗、误导考生，使原创作者和读者两方的利益都受到严重侵害。

因此，请考生一定认清，丁震是原人民军医出版社考试中心主任，原军医版的护士、护理学（师）、护理学（中级）及药学、检验、临床医学等职称考试图书均为丁震策划编写。人民军医出版社已从2017年后停止出版护理类及医学职称考试图书，丁震与原班作者队伍继续修订和出版本套考试图书，只有丁震编著的护理类或担任总主编的职称考试图书为原军医版的合法延续，目前市场上其他众多的“军医版”、“军医升级版”等考试图书均属冒用、盗印或侵权行为，我们将保留追究其法律责任的权利！

为了使本套考试书已经形成的出版价值得到进一步延续和提升，更好地为全国考生服务，2019年，由我编著的40本护理类考试图书和我担任总主编的82本卫生专业技术资格（中初级）考试图书全部授权北京航空航天大学出版社独家出版。

40本护理类考试图书包括护士考试8本、护理学（师）考试12本、护理学（中级）考试20本，延续了原军医版图书精练、准确及命中率高的特点，但较原军医版的质量有了巨大提升，主要体现在以下四个方面：

一是急救包、应试指导、点线学习法、单科一次过等教材，归纳总结了大量表格，帮助考生强化考点对比，加深理解，便于掌握和记忆；教材采用双色印刷，重要内容用绿色字标识，重点突出。

二是试卷类图书，严格按照真题重新组卷，做到了对试题的全解析，即每道试题都配有解析，对有干扰价值的选项逐一解析，以达到“举一反五”的目的；且根据近几年考试情况，删除了部分不常考的老题，增加了部分新题，尤其是护士执业资格考试新增了图形题。

三是网上学习卡，《护考急救包》的视频课程为2019年度全新录制，重点章节由我承担，并邀请全国经验丰富的护理教师共同讲解；增加了微信小程序功能，优化了“丁震医学教育”APP，网上做题更加流畅。

四是考生答疑，丁震医学教育开通了QQ客服、微信、微博等多种网络媒介，有一支专业的助教团队负责全程回答考生提出的专业问题和上网技术问题。

在护理类考试图书编写中，我始终坚持两个基本原则，一是做考试原创内容的理念，所有的考点总结和试题解析均为原创；二是年年修订，对每年考过的试题都作详细分析、增补，使考点总结更准确，试题解析更清晰，只有经过不断修订，才能出精品图书。

经过十余年的不断积累，我已建成了由数万道试题构成的护理考试题库。为了向考生提供质量更高的考试用书，我从不同角度对题库进行分析，总结历年考试的规律和变化趋势，从而较准确地预测下一年的考试方向和细节。在图书编写过程中，查阅了大量教科书、诊治指南等参考资料，以学术研究的态度对待每一个考点、每一道试题，使内容更加权威、准确。

由于编写和出版的时间紧、任务重，书中如仍有不足，请考生批评指正。

丁　震

2018 年 8 月于北京

目录

第1章　内科护理学

第2章　外科护理学

第 3 章　妇产科护理学

第 4 章　儿科护理学

附录：相关专业知识历年跨科目考点

护理学（师）相关专业知识单科试卷

第 1 章 内科护理学

第1节 绪 论

一、护理体检的准备工作和基本检查方法

1. 准备工作

（1）物品：体温计、血压计、手电筒、压舌板、听诊器、叩诊锤等。

（2）环境：安静、舒适，室温适宜，光线充足，必要时屏风遮挡，保护隐私。

（3）患者：护士应做好解释，解除顾虑，取舒适体位，充分暴露受检部位。

2. 基本检查方法

（1）问诊：问诊时避免使用“专业术语”。

（2）视诊：是指护士以视觉来观察患者全身或局部状态的评估方法。应自然光线下进行，灯光下常不易辨别黄疸、发绀、皮疹等异常。

（3）触诊：是指护士通过手与患者体表局部接触后，对某些器官或组织的物理特性进行判断的一种检查方法，可补充视诊所不能确定的体征。可分为浅部触诊和深部触诊两种方法。护士常用指腹、掌面尺侧、掌指关节掌面等部位触诊。触诊时护士的手应温暖，站于患者右侧，面向患者，便于观察患者的表情变化。进行下腹部触诊时，嘱患者排空小便。触诊的压力由浅入深，先触诊健侧后触诊患侧。

（4）叩诊：是指护士用手指叩击患者体表某部位，使之震动而产生音响，根据震动和音响的特点来判断该部位的器官状态有无异常。分为间接叩诊和直接叩诊两种方法。

（5）听诊：是指护士用耳或借助于听诊器听取患者身体器官活动发出的声音，以识别正常与病理状态，从而判断健康与否的方法。听诊时环境应安静、温暖、避风。听诊器胸件要紧贴于被听诊的部位，避免与皮肤摩擦而产生附加音。

（6）嗅诊：是指护士通过嗅觉对来自于患者皮肤、黏膜、呼吸道、胃肠道、呕吐物、排泄物、分泌物、脓液等气味的判断，评估异常气味与疾病关系的一种检查方法。

二、一般状态检查

1. 全身一般状况

（1）体温：体温低于 36.3℃称体温过低，见于慢性消耗性疾病、极度衰弱、甲状腺功能减退、休克、急性大出血等。体温高于 37.5℃称为发热，见于感染、炎症、恶性肿瘤、无菌性组织坏死、免疫性疾病和内分泌疾病等患者。

（2）脉搏：常见的脉搏异常如下。

①速脉：超过 100 次 / 分。见于发热、贫血、甲状腺功能亢进、心功能不全、周围循环衰竭、心肌炎等患者。

②缓脉：低于 60 次 / 分。见于颅内压增高、黄疸、洋地黄类药物中毒、甲状腺功能减退、病态

窦房结综合征等患者。低于 40 次 / 分考虑为房室传导阻滞。

③水冲脉：脉搏骤起骤落，急促有力。见于主动脉瓣关闭不全、甲状腺功能亢进症等患者。

④交替脉：脉搏一强一弱交替出现，但节律正常。见于高血压性心脏病、急性心肌梗死、心肌炎等患者。交替脉是左心衰竭的重要体征。

⑤奇脉：平静吸气时脉搏明显减弱或消失。见于心包积液和缩窄性心包炎患者。

⑥不整脉：脉搏不规则地搏动，称为不整脉。如脉率少于心率，称为脉搏短绌。见于心房颤动、期前收缩的患者。计数脉搏的时间至少需要 1 分钟。

（3）呼吸：检查呼吸时，应注意以下几方面。

①呼吸频率、节律、深度的改变：正常成年人静息时的呼吸次数为 16 ～ 20 次 / 分。

a．呼吸增快：呼吸次数每分钟超过 24 次。

b．呼吸减慢：呼吸次数每分钟少于 10 次，见于呼吸中枢受抑制、颅内压升高患者。

c．潮式呼吸（陈 - 施呼吸）：呼吸由浅慢逐渐变为深快，达到最大强度后，呼吸再由深快变为浅慢，继之呼吸暂停数秒钟，随后又重复出现上述节律，为呼吸中枢兴奋性降低所造成，见于中枢神经系统疾病、中毒患者。

d．间停呼吸（毕奥呼吸）：呼吸次数明显减少，并且每隔一段时间即有呼吸暂停数秒钟，呈现一定的规律，是呼吸中枢兴奋性显著降低的表现，是病情危急的征象。

e．酸中毒大呼吸：呼吸加深且频率稍快，见于代谢性酸中毒患者。

f．呼吸浅快：见于呼吸道阻塞、肺气肿、呼吸衰竭患者。

②呼吸气味的改变

a．恶臭味：见于支气管扩张或肺脓肿患者。

b．肝腥味：见于肝性脑病（肝昏迷）患者。

c．氨味：见于尿毒症患者。

d．烂苹果味：见于糖尿病酮症酸中毒患者。

e．刺激性大蒜味：见于有机磷农药中毒患者。

（4）血压：正常血压值为收缩压＜ 140mmHg（18.7kPa），舒张压＜ 90mmHg（12kPa）。

①血压升高：收缩压≥ 140mmHg（18.7kPa）和（或）舒张压≥ 90mmHg（12kPa）；短暂的血压升高见于剧烈疼痛、情绪激动、身处寒冷环境、缺氧等；持久的血压升高见于原发性高血压、肾疾病等患者。

②血压降低：收缩压＜ 90mmHg（12kPa），舒张压＜ 60mmHg（8kPa）；见于休克、心功能不全、心肌梗死等患者。

（5）意识状态：根据意识障碍的程度可分为以下几种。

①嗜睡：最轻的意识障碍，患者处于病理性的睡眠状态，可被唤醒，醒后能保持短时间的觉醒状态，但反应较迟钝，一旦刺激去除，则又迅速入睡。

②意识模糊：意识障碍的程度比嗜睡较深，患者有定向障碍、思维和语言不连贯，对周围环境的理解和判断失常，可有错觉、幻觉、躁动、精神错乱等，常见于急性重症感染的高热期。另有一种以兴奋性增高为主的意识模糊，伴有知觉障碍，称为谵妄，表现为定向力丧失，感觉错乱，躁动等。

③昏睡：患者处于熟睡状态，不易唤醒，虽在强烈刺激下（如压迫眶上神经）可被勉强唤醒，但很快再入睡，醒时答话含糊或答非所问。

④昏迷：患者的运动和感觉完全丧失，任何刺激都不能唤醒。按昏迷程度分为：

a．浅昏迷：意识大部分丧失，无自主运动，对声、光等刺激无反应，对强烈的疼痛刺激可出现痛苦表情或肢体回缩等防御性的反应，瞳孔对光反应、角膜反射、吞咽、咳嗽及各种防御反射仍存在。

b．中昏迷：对各种刺激均无反应，对强烈刺激可出现防御反射，角膜反射和瞳孔对光反射减弱，眼球无转动。

c. 深昏迷：意识全部丧失，对强烈刺激也无反应，瞳孔散大，所有反应均消失，全身肌肉松弛，呼吸不规则，血压可能下降，大小便失禁或潴留。

（6）面容和表情：常见的病态面容和表情如下。

①急性病容：面颊潮红、烦躁不安、呼吸急促等。见于急性感染性疾病患者。

②慢性病容：面容憔悴、面色苍白或灰暗、精神萎靡。见于慢性消耗性疾病患者。

③病危面容：面容枯槁、面色灰白或发绀、表情淡漠、眼眶凹陷、皮肤湿冷、大汗淋漓。见于严重脱水、出血、休克等患者。

④二尖瓣面容：面容晦暗、口唇微绀、两颊呈淤血性发红。见于风湿性心脏病二尖瓣狭窄患者。

⑤甲状腺功能亢进症（甲亢）面容：面容惊愕、眼裂增宽、眼球凸出、目光炯炯有神、情绪激动易变。

⑥满月面容：面容圆如满月、皮肤发红、常伴痤疮和毳毛。见于肾上腺皮质增生和长期应用糖皮质激素的患者。

⑦肢端肥大症面容：头颅增大、面部变长、眉弓及两侧颧部隆起、耳鼻增大、唇舌肥厚、下颌增大向前突出。

（7）发育和体型：判定成年人发育正常的指标有：头长为身高的 1/7、胸围等于身高的 1/2、两上肢展开的长度等于身高、坐高等于下肢的长度。

（8）营养状态：是根据患者的皮肤、毛发、皮下脂肪、肌肉发育等情况进行综合判断。临床上将营养状态分为良好、中等、不良、肥胖 4 个等级。皮下脂肪多以 3cm 指距捏起上臂下 1/3 背侧处皮下脂肪来测量。肥胖是指体重超过标准体重的 20%。体重低于正常体重的 10% 称为消瘦。

（9）体位：常见的有主动体位（可随意改变自身肢体及躯干）、被动体位（需别人帮助才能改变）及强迫体位（因某种疾病的影响必须采取某种体位）等。

（10）四肢、脊柱与步态：某些疾病可使患者步态异常或姿势改变，如小脑疾病时呈醉酒步态；帕金森病患者呈慌张步态；四肢畸形或脊柱疾病，可引起姿势和步态的异常。

2. 皮肤、黏膜检查　检查的主要内容包括颜色、湿度、温度、弹性、皮疹、压疮、出血、蜘蛛痣及水肿。

（1）颜色

①苍白：皮肤、黏膜苍白多由于血红蛋白量减少或末梢毛细血管充盈不足所引起。见于主动脉瓣关闭不全、贫血、出血、寒冷、惊恐、休克、虚脱等患者。

②发红：皮肤、黏膜发红是由于毛细血管扩张充血、血流加速或红细胞量增多所致。正常人可于运动、饮酒时出现，病理状态见于发热性疾病、某些物质（如阿托品）引起的中毒等。

③发绀：皮肤、黏膜出现青紫色，是因为血液中还原血红蛋白的绝对量超过 50g/L 而引起。易在舌、唇、耳郭、面颊、肢端出现，多见于先天性心脏病、心肺功能不全和某些中毒的患者。严重贫血患者如血红蛋白量少于 50g/L 时，即使全部血红蛋白处于还原状态，也不出现发绀。

④黄染：皮肤、黏膜发黄称为黄染。这是由于血液中的胆红素浓度过高，渗入皮肤和黏膜而使其发黄。见于胆道阻塞、肝细胞损害或溶血性疾病患者。另外，过多食用胡萝卜、南瓜、柑橘等，可使胡萝卜素在血中含量增多，而使皮肤黄染，但黄染部位多在手掌、足底皮肤，而不在巩膜和口腔黏膜。

⑤色素沉着：皮肤黏膜色泽加深呈暗褐色，可见于慢性肾上腺皮质功能减退及肝硬化等患者。

（2）湿度：皮肤湿度与出汗有关，出汗增多见于结核病、风湿热、休克等疾病。如出汗发生于夜间熟睡后，称为夜间盗汗；如出汗伴有皮肤厥冷，称为冷汗；皮肤干燥无汗可见于脱水、黏液性水肿、维生素 A 缺乏等患者。

（3）温度：全身皮肤发热见于发热性疾病、甲状腺功能亢进患者；发冷见于休克、甲状腺功能减退等患者。局部皮肤发热见于疖、痈等炎症患者。局部皮肤发冷是由于局部血液循环障碍导致的。肢端发凉常见于休克及雷诺病患者。

（4）弹性：皮肤弹性与年龄、营养状态及组织间隙所含液体（血液、淋巴液、水）多少有关。弹性减退时皮肤皱褶平复缓慢，见于严重脱水患者。老年人皮肤亦常松弛，弹性减退。

（5）水肿：是由于皮下组织的细胞内及组织间隙内的液体潴留过多所致。若以手指加压，局部组织出现凹陷，称为凹陷性水肿。按凹陷性水肿的程度分为轻、中、重 3 度。黏液性水肿经指压后局部组织无凹陷，称为非凹陷性水肿。

（6）皮疹：常见的包括斑疹、玫瑰疹、丘疹、斑丘疹、荨麻疹等，压之退色。常常是某些疾病诊断的重要依据，见于皮肤病、传染病、重症感染、药物过敏等患者。

（7）皮肤或黏膜下出血：直径不超过 2mm 者称为瘀点（出血点）；直径在 3 ～ 5mm 称为紫癜，压之不退色；直径在 5mm 以上者称为瘀斑；片状出血伴局部皮肤隆起者称为血肿。皮肤或黏膜下出血常见于血液病患者，其次为重症感染、某些血管损害的疾病、工业毒物或药物中毒等患者。

（8）蜘蛛痣：由于皮肤小动脉末端扩张，使一支小动脉伸展出辐射状的分支，而形成的蜘蛛样血管痣。其产生与肝对体内雌激素灭活功能减弱有关。检查时（如用棉签杆）压迫痣中心，其辐射状小血管网即消失，压力解除后，蜘蛛痣又出现。常见于慢性肝病患者，也可见于健康的妊娠期妇女。

（9）破损与溃疡

①皮肤：局部持续受压或其他理化因素刺激可使皮肤发生破损与溃疡。

②口腔黏膜：检查有无黏膜溃疡和感染。口腔炎症可发生黏膜溃疡，长期使用广谱抗生素或衰弱重病者可发生口腔黏膜真菌感染。维生素 B_2 缺乏可发生口角炎、舌炎。

③咽及腭扁桃体

a．检查方法：患者坐于椅子上，头略后仰，张大口发“啊”的长音，护士右手持压舌板将患者的舌前 2/3 与后 1/3 交界处迅速下压，左手持手电筒照明，即可看清咽喉及腭扁桃体。

b．检查内容：注意咽部有无充血、水肿、溃疡、渗出物，腭扁桃体有无肿大、充血、分泌物或脓液。腭扁桃体肿大一般分为 3 度：不超过咽腭弓者为Ⅰ度；超过咽腭弓者为Ⅱ度；腭扁桃体达咽后壁中线者为Ⅲ度。

3. 淋巴结检查

（1）检查的方法、顺序和内容

①方法：手指指腹紧贴被查部位，由浅入深滑行触诊。

②顺序：从耳后开始，顺序检查颌下、颈部、锁骨上窝、腋下、腹股沟和腘窝淋巴结。

③内容：数目、大小、硬度、有无触痛、粘连。

（2）主要临床意义

①非特异性淋巴结炎，压痛，质软，无粘连。

②恶性肿瘤淋巴结转移，局部质硬、无压痛，与周围组织粘连固定。肺癌多转移至右锁骨上淋巴结或腋下淋巴结；胃癌易转移至左锁骨上淋巴结。

③淋巴结结核，多发生在颈部，与周围组织粘连。

④全身淋巴结肿大，大小不等，遍及全身，无粘连。

三、胸部检查

1. 胸部体表标志及其意义

（1）胸骨角：胸骨柄与胸骨体交界处的突起。胸骨角与第 2 肋软骨相连接，是计数肋骨的重要标志。

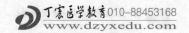

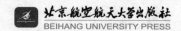

（2）颈椎棘突：低头时第 7 颈椎棘突最突出，是计数椎骨的骨骼标志。

（3）胸部体表垂直标志线：前正中线、锁骨中线、腋前线、腋中线、腋后线、肩胛线、后正中线等。

2. 胸廓与胸壁　成年人胸廓前后径与左右径的比例是 1 ∶ 1.5。

（1）扁平胸：胸廓扁平、前后径小于左右径的 1/2，见于慢性消耗性疾病，如肺结核患者，也可见于瘦长体型者。

（2）桶状胸：胸廓呈桶状，前后径增大，甚至与左右径相等，肋间隙加宽，多见于肺气肿患者，也可见于老年和矮胖患者。

（3）佝偻病胸：包括鸡胸、佝偻病串珠、肋膈沟、漏斗胸。

3. 气管、肺和胸膜

（1）视诊

①呼吸运动：注意有无增强或减弱。一侧胸壁、胸膜或肺部的病变可使病侧呼吸运动减弱；健侧可有代偿性的呼吸运动增强。

②三凹征：属于吸气性呼吸困难。是由于上呼吸道部分阻塞，气流进入肺内不畅，吸气时肺内负压极度升高，从而引起胸骨上窝、锁骨上窝、肋间隙向内凹陷，称为三凹征。常见于气管阻塞、气管异物等。

（2）触诊

①气管触诊：将右手的示指和环指分别放在患者的两侧胸锁关节处，中指触摸其气管，如中指距示指与环指的距离不等，则表示气管有偏移。如有大量胸膜腔积液、气胸或纵隔肿瘤可将气管推向健侧，如有广泛胸膜粘连、肺不张可将气管拉向患侧。

②触觉语颤：将两手掌分别平放在患者的胸部左右对称部位，请患者发“一、二、三”的低音调长音，其声带振动产生的声波沿气管传至胸壁，护士的手掌即可感到双侧对称的细微震动。语颤减弱见于肺气肿、阻塞性肺不张、大量胸膜腔积液、气胸的患者；语颤增强见于肺组织炎症或肺实变的患者。

（3）叩诊

①肺部正常叩诊音

a．清音：是正常肺部叩诊音。正常成年人前胸自肺尖至第 5 ～ 6 肋间隙为肺清音区（左侧第 3 ～ 4 肋间隙近心脏处叩诊音稍浊），背部两侧从肩胛上区到第 9 ～ 11 肋下缘皆为清音。

b．浊音：为肺部与实质性脏器（心、肝）相重叠部分的叩诊音。右前胸第 5 ～ 6 肋间隙以下为肝浊音区。

c．鼓音：左前胸第 5、6 肋间隙以下为胃泡鼓音区。

②肺部异常叩诊音：在肺部清音区出现以下的叩诊音皆为异常叩诊音。

a．过清音：见于肺气肿患者。

b．浊音或实音：见于肺炎、胸膜腔积液、肺部肿瘤患者。

c．鼓音：见于气胸患者。

（4）听诊：包括正常和异常呼吸音、啰音、胸膜摩擦音。

①正常呼吸音：肺泡呼吸音；支气管呼吸音；支气管肺泡呼吸音。

②异常呼吸音

a．异常肺泡呼吸音：包括肺泡呼吸音减弱、消失。

b．异常支气管呼吸音：在正常肺泡呼吸音的部位出现的支气管呼吸音，见于肺实变。

③啰音

a．干啰音：为气流通过狭窄的支气管或冲击支气管内的黏稠分泌物使之振动而产生的声音。干啰音常发生于双侧肺部，见于慢性支气管炎、支气管哮喘、肺气肿、心源性哮喘患者。

b．湿啰音：为由于气管或支气管内有稀薄的分泌物，随呼吸气体通过时，形成的水泡即刻破裂所产生的声音。湿啰音如局限于肺的某部，提示该部有炎症；如发生在两侧肺底，见于肺下部炎症或肺淤血患者；双肺满布湿啰音多见于急性肺水肿。

④胸膜摩擦音：当胸膜发生炎症时，脏层和壁层的表面粗糙，两层胸膜随呼吸运动产生摩擦的声音，称为胸膜摩擦音。多见于结核性胸膜炎、胸膜肿瘤患者。

4．心脏和血管

（1）心脏视诊

①心前区隆起：正常人心前区与右侧相应部位基本对称。儿童时期患心脏病伴心脏增大时向外隆起。

②心尖搏动：正常成年人心尖搏动位于左侧第5肋间锁骨中线内侧0.5～1.0cm处。左心室增大时，向左下移位。

③颈静脉怒张：正常人立位或坐位时，颈外静脉（简称颈静脉）常不显露，平卧时可见颈静脉充盈，充盈的水平仅限于锁骨上缘至下颌角距离的下2/3以内。若取30°～45°的半卧位时静脉充盈度超过正常水平，称为颈静脉怒张。见于右心衰竭、缩窄性心包炎、心包积液或上腔静脉阻塞综合征患者。正常情况下不会出现颈静脉搏动，在三尖瓣关闭不全伴有颈静脉怒张时可看到。

④肝-颈静脉反流征：用手按压被检者腹部，颈静脉充盈更明显，称为肝-颈静脉反流征阳性，是右心功能不全的重要征象之一。

⑤颈静脉搏动：正常人在安静状态下不易看到。

⑥毛细血管搏动征：用手指轻压被检者指甲甲床末端，或以玻片轻压其口唇黏膜，如见到红、白交替的节律性微血管搏动现象，称为毛细血管搏动征阳性。见于脉压增大的疾病，如主动脉瓣关闭不全、甲状腺功能不全、严重贫血等患者。

（2）心脏触诊

①心尖搏动及心前区搏动：心尖区抬举性搏动是指心尖区徐缓、有力地搏动，是左心室肥厚的体征。胸骨左下缘收缩期抬举性搏动是右心室肥厚的可靠指征。

②震颤：为触诊时手掌感到的一种细小振动感，是血液经狭窄的口径或循异常的方向流动形成的涡流造成瓣膜、血管壁或心腔壁振动传至胸壁所致。

③心包摩擦感：是由于急性心包炎时心包膜纤维素渗出致表面粗糙，心脏收缩时脏层与壁层心包摩擦产生的振动传至胸壁所致。

（3）心脏叩诊

①正常成年人心相对浊音界：见表1-1。

表1-1　正常成年人心脏相对浊音界与前正中线的平均距离

右（cm）	肋间	左
2～3	Ⅱ	2～3
2～3	Ⅲ	3.5～4.5
3～4	Ⅳ	5～6
	Ⅴ	7～9

注：左锁骨中线至前正中线为8～10cm。

②心浊音界改变与临床意义

a．左心室增大：心左界向左下扩大，心界似靴形。

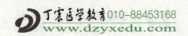

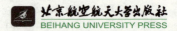

b．右心室增大：相对浊音界向两侧扩大，以左侧明显。

c．左心房增大：心腰部饱满，浊音界呈梨形。

d．心包积液：心界向两侧扩大，心浊音界外形随体位改变而变化，坐位时心界呈三角形（烧瓶形）。

（4）心脏听诊

①心脏瓣膜听诊区

a．二尖瓣区：位于心尖部，即左侧第 5 肋间锁骨中线稍内侧。

b．主动脉瓣区：位于胸骨右缘第 2 肋间及胸骨左缘第 3 与 4 肋间，后者为主动脉瓣第二听诊区。

c．肺动脉瓣区：位于胸骨左缘第 2 肋间。

d．三尖瓣区：位于胸骨体下端靠近其右缘或左缘处。

②听诊顺序：从心尖部按逆时针方向，即二尖瓣区、肺动脉瓣区、主动脉瓣区、三尖瓣区的顺序听诊。

③听诊内容

a．心率：正常人心率为 60 ～ 100 次 / 分。成年人心率超过 100 次 / 分多为窦性心动过速，常见于剧烈运动、过度紧张、高热等。心率低于 60 次 / 分为窦性心动过缓，常见于运动员、迷走神经兴奋性增高和冠心病患者。

b．心律：心律失常最常见的是期前收缩和心房颤动。

期前收缩听诊的主要特点：在规则心跳的基础上突然提前出现 1 次心跳，其后有一较长间歇；提前出现的心跳的第一心音增强，第二心音减弱或难以听到；期前收缩可以联律形式出现。

心房颤动听诊特点：心律绝对不规则；第一心音强弱不等；心率大于脉率，即短绌脉。

c．心音：有 4 个。

第一心音（S_1）：标志心室收缩期开始。

听诊特点：音调较低；性质较钝；历时较长；与心尖波动同时出现；心尖部听诊最清楚。

S_1 强度改变取决于心室收缩开始时房室瓣的位置、心室肌的收缩力、瓣膜的完整性与活动性等因素。

增强见于：二尖瓣狭窄，主要由于二尖瓣保持低垂位置；完全性房室传导阻滞；发热、甲状腺功能亢进等。

减弱见于：二尖瓣关闭不全；主动脉瓣关闭不全；心肌炎、心肌病和心肌梗死。

强弱不等见于心房颤动、室性期前收缩、三度房室传导阻滞等心律失常。

第二心音（S_2）：标志心室舒张期开始。是由于心室舒张开始时，主动脉瓣和肺动脉瓣突然关闭引起瓣膜及血管壁振动所产生。

听诊特点：音调较高；性质较 S_1 清脆；历时较短；在心尖搏动之后出现；心底部听诊最清楚。

S_2 强度改变主要取决于主动脉和肺动脉内压力、半月瓣的弹性和完整性。

S_2 分裂是由于主动脉瓣和肺动脉瓣关闭明显不同步所致，在肺动脉瓣区听诊较明显。见于以下情况：生理分裂；持续分裂；固定分裂，见于房间隔缺损；反常分裂。

第三心音（S_3）：出现在心室舒张早期，第二心音之后 0.12 ～ 0.20s。是由于快速充盈期末，心室肌转为被动舒张时产生紧张性振动所致。

第四心音（S_4）：与心房收缩导致的心肌振动有关，一般听不到。

d．额外心音：是指在 S_1 和 S_2 之外，额外出现的病理性附加音。按其出现的时期不同，可分为如下。

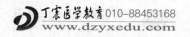

收缩期额外心音：收缩早期喷射音音调高而清脆，时间短促，在心底部听诊最清楚；收缩中、晚期喀喇音是由于二尖瓣脱垂所致。

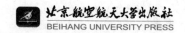

舒张期额外心音：奔马律是心肌受损的重要体征，常见于动脉粥样硬化性心脏病、心肌炎等重症

心脏病患者，提示左心室心肌极度衰弱。

e．心脏杂音：是指心音外具有不同频率和强度的夹杂音。产生机制：血流加速；血液黏稠度降低；瓣膜口狭窄或关闭不全；异常通道；心腔内漂浮物。发生在第一心音和第二心音之间的为收缩期杂音。发生在第二心音之后和第一心音之前的为舒张期杂音。二尖瓣狭窄患者可在心尖部闻及舒张期隆隆样杂音。

f．心包摩擦音：收缩期可明显听到胸骨左缘第3与第4肋间最响，坐位前倾或以听诊器向胸壁加压时更明显。常见于心包炎。

四、腹部检查

1．腹部分区　一般用九区法。由连接两侧肋弓下缘及连接左右髂前上棘的两条水平线，将腹部分为上、中、下3部；再分别通过左右髂前上棘至前正中线之中点做两条垂直线将上、中、下腹部各分为左、中、右3部，共9个区域。

2．检查

（1）视诊

①腹部外形：极度消瘦、严重脱水、恶病质者腹部凹陷，甚至呈“舟状腹”。

②腹壁静脉曲张：正常人的腹壁静脉一般看不清楚。当门静脉循环障碍或上、下腔静脉回流受阻时，由于侧支循环形成，腹壁静脉可显而易见，甚至曲张。正常时，脐以上的腹壁静脉血流方向向上，脐以下的腹壁静脉方向向下。当门静脉高压时，静脉曲张以脐为中心，曲张静脉的血流方向与正常相同。如上腔静脉回流受阻，则脐上、脐下的腹壁静脉的血流方向均向下；如下腔静脉回流受阻，则脐上、脐下的均向上。

③胃肠蠕动波和肠形：正常人看不到胃肠蠕动波和肠形。如有幽门梗阻时，在上腹部可见到自左向右移动的胃蠕动波；肠梗阻时，在腹壁可看到肠蠕动波和肠形，小肠梗阻时肠形及蠕动波出现在中腹部。

（2）触诊

①腹壁紧张度：正常人腹壁柔软，无抵抗。当腹内有炎症时，腹肌可因反射性痉挛而使腹壁变硬，有抵抗感，称腹肌紧张。急性胃穿孔引起急性弥漫性腹膜炎时，全腹肌肉紧张显著，硬如木板，称为“板状腹”。结核性腹膜炎由于慢性炎症，腹膜增厚，触诊腹壁有柔韧感，似揉面团的感觉，称为“揉面感”。

②压痛及反跳痛：腹部触诊有压痛后，触诊的手指在原处继续加压稍停片刻，然后突然将手指迅速抬起，此时患者腹痛如加重明显，称为反跳痛。反跳痛是壁腹膜已有炎症累及的征象。当腹内脏器或腹膜有炎性病变时，可出现相应部位的压痛。

③腹部包块：腹部触及肿块时，应注意其位置、大小、形态、硬度，有无压痛与搏动，能否移动，以及与周围器官和腹壁的关系等。

④肝触诊：触诊肝时，嘱患者平静地进行腹式呼吸。正常人的肝一般触不到，腹壁松弛的患者，当深吸气时在肋下缘可触及肝下缘，但在1cm以内；在剑突下可触及肝下缘，多在3cm以内；其质地柔软，表面光滑，边缘规则，无压痛，无搏动。

⑤脾触诊：正常脾不能触及。脾大的程度分为轻度大（深吸气时，脾下缘在左侧肋下不超过3cm），中度大（脾下缘在肋缘下3cm至脐水平线）和高度大（脾下缘超过脐水平线下）。

⑥膀胱触诊：对判断有无尿液和尿潴留有较重要的意义。检查时，护士的右手自患者的脐部开始向耻骨方向触诊，触到肿物要注意鉴别是否为胀大的膀胱。胀大的膀胱触诊有囊性感。按压膀胱时如有尿意，排空膀胱后，肿物缩小或消失。

（3）叩诊

①正常腹部叩诊音：正常腹部叩诊除肝、脾所在部位呈浊音或实音外，其余部位均呈鼓音。明显鼓音可见于胃肠高度胀气、胃肠穿孔患者。

②正常人肝浊音界：位于右锁骨中线第 5 肋间水平至右肋下缘。肝浊音界扩大见于肝癌、肝脓肿患者；缩小见于肝硬化、急性肝坏死患者；消失见于急性胃肠道穿孔患者。

③移动性浊音：当腹腔内含有一定量液体（游离腹水超过 1000ml）时，可查得随体位不同而变动的浊音，称为移动性浊音。见于肝硬化腹水、结核性腹膜炎等患者。

④叩击痛：护士以左手掌平放在被检脏器的体表位置上，右手半握拳，由轻到中等强度力量叩左手背，如患者感到疼痛，称叩击痛。正常人各脏器无叩击痛，肝炎患者在肝区可有叩击痛；肾周围炎、肾盂肾炎患者肾区可有叩击痛。

（4）听诊

①肠鸣音：正常人的肠鸣音每分钟 4 ～ 5 次，若超过 10 次称肠鸣音亢进，常见于急性肠炎；如持续 3 ～ 5 分钟以上才听到 1 次肠鸣音，或 10 分钟还听不到肠鸣音称肠鸣音减弱或消失，提示有肠麻痹存在。

②胃振水音：患者仰卧，护士以稍弯曲而并拢的四指，连续迅速地冲击患者上腹部，若听到胃内气体与液体相撞击而发出的声音，称为振水音。正常人仅在饭后多饮时出现，如在空腹或饭后 6 ～ 8 小时或以上，胃部仍有振水音，则提示胃排空不良。见于幽门梗阻、胃扩张等患者。

五、神经系统检查

1. 瞳孔检查　瞳孔常可反映中枢神经系统的一般功能状态，是对危重患者的主要监测项目之一。

（1）瞳孔大小

①正常人两侧瞳孔对称、等大、正圆，直径 2 ～ 5mm。

②瞳孔缩小，见于有机磷、巴比妥类、吗啡、氯丙嗪等药物中毒患者。

③瞳孔散大，见于视神经萎缩、阿托品药物中毒及深昏迷患者。

④两侧瞳孔大小不等，提示颅内病变，如颅内出血、脑肿瘤及脑疝等患者。

（2）瞳孔对光反应

①直接对光反应通常用手电光直接照射瞳孔并观察其动态反应。正常人眼受到光线刺激后两侧瞳孔立即缩小，避开光源后瞳孔迅速复原。

②间接对光反应是用手隔开两眼观察受到光线刺激后对侧瞳孔缩小情况，正常时一侧受光刺激，对侧瞳孔也立即缩小。

③瞳孔对光反应迟钝或消失，见于昏迷患者。

④两侧瞳孔散大并伴有对光反应消失为濒死状态、癫痫发作患者的表现。

2. 生理反射与病理反射

（1）生理反射：为正常人应具有的神经反射。病理状态下，可亢进、减弱或消失。生理反射为浅反射（如角膜反射、腹壁反射）和深反射（如膝腱反射）。

①浅反射：刺激皮肤或黏膜所引起的反射。

a．角膜反射，深昏迷者角膜反射消失。

b．腹壁反射，正常时两侧腹壁肌受到刺激后立即收缩，腹壁反射消失见于胸髓疾病、锥体束病损及昏迷患者。

②深反射：刺激肌腱或骨膜引起的反射。

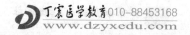

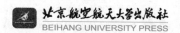

a．膝腱反射，正常反应为股四头肌收缩，小腿伸展。

b．膝腱反射减弱或消失，多为器质性病变，如末梢神经炎、神经根炎等下运动神经元病变。

c．膝腱反射亢进，常见于上运动神经元病变。

（2）病理反射：正常人不应出现的神经反射。锥体束病变时可出现病理反射，见于脑出血、脑肿瘤等。巴宾斯基征（Babinski）正常反应为各趾向跖面弯曲。巴宾斯基征阳性表现为趾背伸，其他四趾呈扇形展开。

3．脑膜刺激征　是脑膜受刺激的表现。为软脑膜和蛛网膜的炎症或蛛网膜下腔出血，使背神经根受到刺激，导致其支配的肌肉反射性痉挛。脑膜刺激征如下：

（1）颈项强直：患者仰卧位，下肢伸直，护士用手托起枕部，前屈其颈，正常时下颏可贴近前胸。如患者感颈后疼痛，下颏不能贴近前胸，且护士的手感到有抵抗时，即为颈项强直。

（2）凯尔尼格（Kernig）征：患者仰卧位，护士先将其一侧髋关节屈呈直角，膝关节也在近乎直角状态时，再用手抬高小腿。正常时可使膝关节伸达135°以上。如在135°以内出现抵抗感或疼痛，则为阳性反应。

（3）布鲁津斯基（Brudzinski）征：患者仰卧位，下肢自然伸直，护士一手托患者枕部，一手置于患者胸前，然后使头部前屈。如双髋与膝关节同时屈曲，则为阳性反应。

六、常用实验室检查

1．实验室检查护理准备

（1）做好解释及准备工作：某些因素可影响实验检查结果，如是否空腹、采集标本的时间、是否服用药物等。

（2）正确采集标本：不同的标本，采集方法不同。如血标本采集注意：

①避免溶血，所用注射器、针头及试管必须干燥。止血带不可束缚太紧，时间不超过1分钟。针刺时不能使局部组织损伤过多，不可用手指挤压迫使血液流出。肘部采血时不要拍打患者前臂，嘱患者不要做松紧拳头的动作。

②严格执行无菌技术操作，防止污染，不可混入消毒剂、防腐剂及药物。

③同时采集不同种类的血标本时，注入采集试管的顺序为：先血培养瓶，再抗凝试管，最后普通干燥试管。血培养瓶如有多种，应先注入到厌氧瓶，再注到需氧瓶。

④患者正在输液、输血时，严禁在同侧肢体采血。采血还应避开手术侧肢体。

（3）标本采集后的处理：标本采集后应及时送检，某些检验因放置太久会影响检验结果的准确性，如血气分析、血糖测定、血钾测定等。

2．血液检查：血液检查异常表现对应的疾病见表1-2。

表1-2　血液检查异常表现对应的疾病

疾病或情况	异常表现
慢性阻塞性肺疾病、慢性肺心病等	红细胞和血红蛋白增多
各种原因引起的贫血，如骨髓造血功能障碍、造血原料缺乏，红细胞破坏过多、过早，急、慢性出血等	红细胞和血红蛋白减少
肝硬化失代偿期	不同程度的贫血
脾功能亢进	白细胞和血小板计数减少，即“三系”细胞减少

（续 表）

疾病或情况	异常表现
缺铁性贫血	小细胞、低色素性贫血，血红蛋白降低，白细胞、血小板正常
营养性巨幼细胞性贫血	大细胞性贫血，红细胞数下降比血红蛋白量下降更为明显。血小板一般降低
再生障碍性贫血	正细胞性贫血，全血细胞减少（“三系”细胞减少）
急性化脓性感染	病理性白细胞及中性粒细胞增高，核左移
再生障碍性贫血、肝硬化、脾功能亢进、放疗、化疗等	病理性白细胞及中性粒细胞减少
病毒、结核感染等	淋巴细胞增多
变态反应性疾病，如支气管哮喘、过敏性紫癜及寄生虫感染	嗜酸性粒细胞增多
溶血性贫血、出血性贫血、缺铁性贫血	网织红细胞增多
再生障碍性贫血	网织红细胞可减少
上消化道大出血后24小时	网织红细胞升高
活动性出血	网织红细胞计数不断增高
雄激素治疗慢性再障	网织红细胞或血红蛋白升高为判断指标
再生障碍性贫血、急性白血病、急性放射病、原发性或继发性血小板减少性紫癜、脾功能亢进、尿毒症、弥漫性血管内凝血	血小板减少

（1）血红蛋白和红细胞：正常成人红细胞计数，男性为（4.0～5.5）$\times10^{12}$/L，女性为（3.5～5.0）$\times10^{12}$/L；海平面地区，正常成年男性血红蛋白为120～160g/L，女性为110～150g/L。

（2）白细胞：成人正常值为（4.0～10.0）$\times10^{9}$/L，中性粒细胞0.50～0.70，淋巴细胞0.20～0.40。

（3）网织红细胞：其数量可反映骨髓制造红细胞的能力是否正常，能最早反应缺铁性贫血补充铁剂的治疗效果。显微镜法相对计数0.5%～1%，绝对计数（24～84）$\times10^{9}$/L。

（4）红细胞沉降率：正常情况下红细胞下降缓慢，魏氏法男性0～15mm/h，女性0～20mm/h。

（5）血小板：正常为（100～300）$\times10^{9}$/L。

（6）出血时间测定：皮肤刺破后，让血液自然流出到自然停止所需时间，受血小板数量及功能以及毛细血管的结构和功能等因素影响，受血浆凝血因子影响较小。正常为4.8～9.0分钟，超过9分钟为异常。

（7）凝血时间测定：静脉血放入试管中，观察血液接触试管壁开始至凝固所需时间，可测定血液凝固的能力。试管法为4～12分钟。

（8）血块退缩试验：与血小板的数量和功能有关。正常血液凝固后0.5～1小时开始退缩，24小时内完全退缩。

3. 尿液检查

（1）尿标本采集法

①常规标本：能够自理的患者嘱其自行留取晨起第 1 次尿 100ml，如不需测定尿比重，只需留取 30 ～ 50ml。

②尿培养标本：弃去前段尿，留取中段尿 5 ～ 10ml。

③ 12 小时或 24 小时尿标本：集尿器容量为 3000 ～ 5000ml。嘱患者于晚 7 时（留取 12 小时尿）或晨 7 时（留取 24 小时尿）排空膀胱（弃去），至次晨 7 时最后一次尿（保留）期间的全部尿液留取至容器内。将盛尿容器置阴凉处，根据检验要求加入相应防腐剂，混匀后只取约 40ml 送检。

④早孕诊断试验应留取晨尿。

⑤女性患者在月经期不宜留取尿标本，以免混入经血，影响检验结果；尿标本中不应混入会阴部分泌物及粪便。

⑥尿培养标本应在患者膀胱充盈时留取，并嘱患者排尿不可中断。

（2）量：正常成人尿量每次 200 ～ 400ml，24 小时为 1000 ～ 2000ml，平均 1500ml，尿量＜ 400ml/24h 或 17ml/h 为少尿，＜ 100ml/24h 为无尿。

（3）颜色

①血尿：红色或棕色，红细胞较多时呈洗肉水色。见于急性肾小球肾炎、泌尿系统结石、肿瘤、结核及感染等。

②血红蛋白尿：浓茶色、酱油色。见于急性溶血、恶性疟疾等。

③胆红素尿：深黄色或黄褐色，振荡后泡沫亦为黄色，见于阻塞性黄疸及肝细胞性黄疸。

④乳糜尿：乳白色，见于丝虫病。

（4）气味：尿液放置较久，可有氨臭味；刚排出的尿液有氨味，见于慢性膀胱炎、尿潴留；尿液呈烂苹果气味，见于糖尿病酮症患者；带有粪臭味的尿液，见于膀胱直肠瘘患者。

（5）酸碱度：新鲜尿 pH6.0 ～ 6.5，亦可为中性或弱碱性。

（6）比重：成人为 1.015 ～ 1.025。

（7）尿标本：见表 1-3。

表1-3　尿标本

标本类型	检查内容
尿常规	检查尿液颜色、透明度，测定尿比重，检查有无细胞和管型，做尿蛋白或尿糖定性检测等
尿培养	做细菌培养或细菌敏感试验 尿细菌培养及菌落计数是诊断尿路感染的主要依据
12小时或24小时尿标本	用于各种定量检查，如钠、钾、17-羟类固醇、17-酮类固醇（加入浓盐酸防腐），肌酸、肌酐、尿蛋白及尿糖定量（加入甲苯防腐），尿浓缩检查结核分枝杆菌等

（8）肾脏疾病的尿常规阳性表现：见表 1-4。

（9）尿酮体检查：酮体为β羟丁酸、乙酰乙酸和丙酮三种脂肪代谢中间产物的总称。当糖代谢发生障碍、脂肪分解增多、酮体产生速度超过机体组织利用速度时，可出现酮血症，酮体血浓度超过肾阈值，就可产生酮尿。糖尿病性酮尿见于糖尿病酮症患者；非糖尿病性酮尿见于高热、严重呕吐、长期饥饿、肝硬化等患者。

（10）1 小时细胞排泄率测定：采集方法为留取下午 3 小时的全部尿液送检。参考值男性红细

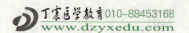

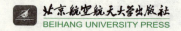

胞＜ 3 万 / 小时，白细胞＜ 7 万 / 小时；女性红细胞＜ 40 000/ 小时，白细胞＜ 140 000/ 小时。肾盂肾炎白细胞可达 400 000/ 小时；急性肾炎红细胞排出增多。

表1-4　肾脏疾病的尿常规阳性表现

疾病	阳性表现
急性肾小球肾炎	镜检除了大量红细胞外，尿蛋白（+～++）； 红细胞管型是急性肾小球肾炎的重要特征
慢性肾小球肾炎	蛋白尿（+～+++），24小时尿蛋白定量1～3g/L； 可出现管型尿，肉眼血尿或镜下血尿、变形红细胞及管型尿（颗粒管型、透明管型）； 尿比重＜1.020，晚期常固定在1.010
原发性肾病综合征	尿蛋白定性（+++～++++），定量24小时＞3.5g； 尿中无红细胞或仅含少量（不会有明显血尿）
慢性肾衰竭	尿量可正常，但夜尿多，尿比重低，固定在1.010～1.012； 尿比重测定是判断肾功能最简单的方法； 尿蛋白（+～+++），晚期可为阴性； 尿沉渣蜡样管型对诊断有意义
急性肾衰竭	尿液外观浑浊，尿色深，有时酱油色； 尿比重低且固定，＜1.015； 尿呈酸性； 尿蛋白定性（+～+++）； 尿沉渣镜检可见肾小管上皮细胞、上皮细胞管型、颗粒细胞管型或少许红细胞、白细胞等
上尿路结石	可有镜下血尿，伴感染时有脓尿
肾损伤	血尿是诊断肾损伤最重要依据
膀胱损伤	尿常规可见镜下红细胞充满，肉眼血尿
尿路感染	尿蛋白少量，尿沉渣白细胞＞5/HP、红细胞＞3/HP，其中以白细胞最常见； 若见白细胞（或脓细胞）管型或大量上皮细胞，对肾盂肾炎有诊断价值

注：①蛋白尿：24小时蛋白尿定量持续超过150mg。
②尿白细胞：＞5个/HP为增多，常见于细菌性炎症，如急性肾盂肾炎等。
③尿红细胞：一般无红细胞，或0～2个/HP。红细胞增加，＞3个/HP即为镜下血尿。
④膀胱刺激征：表现为尿频、尿急、尿痛，每次尿量减少，见于膀胱及尿路感染患者。

4. 粪便检查

（1）标本采集法

①排空膀胱，防止尿液混入粪便。

②常规标本：嘱患者排便于清洁便盆内，用检便匙取中央部分或黏液脓血部分的粪便约 5g（蚕豆大小）。水样便应盛于容器中。

③寄生虫标本：嘱患者排便于清洁便盆内，留取不同部位带血或黏液的粪便 5 ～ 10g。服用驱虫药或做血吸虫孵化检查时应留取全部粪便。查阿米巴原虫时，便盆应加温至接近正常体温，留便后

连同便盆送检，以保持阿米巴原虫的活动状态。查蛲虫应在睡前或晨起前将透明胶带贴在肛周，取下后粘于载玻片上送检。

（2）颜色及性状：正常成人粪便为黄褐色圆柱状软便，婴儿为金黄色。

①鲜血便：直肠息肉、直肠癌、肛裂及痔疮。

②柏油便：上消化道出血。

③暗红色：下消化道出血。

④白陶土样便：胆道梗阻。

⑤脓性及脓血便见：痢疾、溃疡性结肠炎、局限性肠炎、结肠或直肠癌。

⑥米泔样便：重症霍乱、副霍乱。

⑦果酱样便：肠套叠、阿米巴痢疾。

⑧细条样便：直肠癌。

⑨乳凝块：婴儿消化不良、腹泻。

（3）粪便隐血试验：诊断消化道有无出血。

①标本采集法：禁食肉类、动物肝脏、血、含铁丰富的食物或药物、绿色蔬菜3天，以免造成假阳性。可食用豆制品，土豆、冬瓜等非绿色蔬菜，米饭，馒头等。

②不同疾病对应不同的粪便隐血试验结果：见表1-5。

表1-5　不同疾病对应不同的粪便隐血试验结果

疾　病	检查结果
消化性溃疡	不一定有大便隐血试验阳性，而隐血试验阳性往往提示溃疡有活动
消化道恶性肿瘤	阳性率可达95%，呈持续阳性
上消化道出血	出血量在5ml即可大便隐血试验阳性
急性胃黏膜病变、肠结核、克罗恩病、溃疡性结肠炎、钩虫病及流行性出血热等	阳性

5. 肾功能检查

（1）血肌酐和血尿素氮：判断肾功能损害的程度。正常成人男性血肌酐44～132μmol/L，女性70～106μmol/L；正常成人血尿素氮3.2～7.1μmol/L。

（2）内生肌酐清除率：80～120ml/min，反映肾小球滤过功能最常用的方法。

①标本采集法：饮食限制3天。禁食肉类、禽类、鱼类等高蛋白食物，禁饮茶与咖啡；主食摄入＜300g/d，蛋白质总摄入量＜40g/d，不限制蔬菜、水果和植物油的摄入。

②参考值：50～70ml/min轻度减低；31～50ml/min中度减低；＜30ml/min重度减低；11～20ml/min早期肾衰竭；6～10ml/min晚期肾衰竭；低于5ml/min终末肾衰竭，此时及以后为尿毒症期。

（3）尿浓缩与稀释功能试验

①标本采集法：昼夜尿比重测定法。

a．试验日患者普通饮食，但每餐含水量限制在500～600ml，除此外不另进饮食。

b．试验日晨8时排尿弃去。

c．从晨8时至晚8时的12小时内，每小时排尿(全量)1次，分别置于清洁标本瓶内。

d．从晚8时至次晨8时的12小时内全部尿液另集中于大清洁标本瓶内。

②参考值：若3次试验的尿比密均＜1.025（成人），提示肾浓缩功能受损，即远端小管和集合管，尿比密越低损害越严重；如果尿比密固定在1.010左右，提示肾脏对原尿的浓缩功能完全丧失。

6．肝功能检查

（1）白蛋白：由肝脏产生。降低提示营养不良、消耗性疾病、肾病综合征及慢性胃肠疾病导致的吸收不良。正常成人血清总蛋白60～80g/L，清蛋白40～55g/L，球蛋白20～30g/L，白蛋白/球蛋白比值（A/G）为（1.5～2.5）∶1。肝硬化患者可见血清白蛋白降低，A/G≤1。

（2）血清蛋白电泳：清蛋白62%～71%，α_1球蛋白3%～4%，α_2球蛋白6%～10%，β球蛋白7%～11%，γ球蛋白9%～18%。

（3）血清总胆红素和血清结合胆红素测定：血清总胆红素3.4～17.1μmol/L（0.2～1.0mg/dl），血清结合胆红素（10分钟）0～3.4μmol/L（0～0.2mg/dl）。

（4）血清丙氨酸氨基转移酶（ALT）测定：在甲型病毒性肝炎患者肝功能检测中最常用，是判定肝细胞损害的重要指标。急性肝炎早期，ALT升高，40～80U/L为可疑，高于80U/L有诊断价值。

7．其他生化检查

（1）血钠、钾

①血钠正常135～145mmol/L，高渗性脱水时＞150mmol/L，低渗性脱水时＜130mol/L。

②血钾正常3.5～5.5mmol/L；血钾增高见于尿少、尿闭、肾上腺皮质功能减退、心力衰竭、严重组织损伤、补钾过多或输入库存血；血钾降低见于不能进食造成摄入不足，呕吐、腹泻，大量使用排钾利尿药，大量注射葡萄糖（尤其与胰岛素合用时），碱中毒等。

（2）血钙、磷：血清总钙成人正常为2.10～2.55mol/L；成人血磷为0.87～1.45mmol/L。

（3）血清总胆固醇：主要作为心血管疾病高危险因素的评估指标和由于降脂治疗效果监测，是冠心病的危险因素。合适范围＜5.18mmol/L（200mg/dl）。

（4）血清甘油三酯：病理性增高见于冠心病、急性胰腺炎等。合适范围＜1.7mmol/L（150mg/dl）。

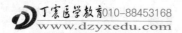

七、其他检查

1．心电图检查 心电图表现是诊断心律失常主要的诊断依据，也是急性心肌梗死最有意义的辅助检查。

（1）心电图基础知识：心电图记录横竖交织的线形成标准的小格。每一小格的两条竖线及两条横线相距均为1mm，心电图描记走纸速度为25mm/s，竖线间1小格代表时间0.04秒；横线间1小格代表电压0.1mV。（图1-1）。测量PP或RR间隔的时间，用秒（s）表示，去除60秒，即为心率。如PP间隔0.75秒，则心率为60秒÷0.75秒＝80次/分。

①P波：代表心房除极时的电位变化。时间≤0.11秒。振幅：在肢体导联＜0.25mV，胸导联＜0.20mV。

a．“肺型P波”：P波尖而高耸，见于右心房肥大。

b．“二尖瓣型P波”：见于左心房肥大，P波增宽，时限≥0.12秒，呈双峰型，两峰间距≥0.04秒。

②PR间期：为心房除极并经房室结、希氏束、束支传导至心室开始除极的时间。正常成人PR间期为0.12～0.20秒。

③QRS波群：心室除极综合波群。正常成人为0.06～0.10秒，最宽不超过0.11秒。

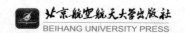

a．心室除极的方向：心内膜→心外膜（刺激方向为室间隔→心尖部→心室外壁→左室壁后基底

部→心底部），复极时相反。

b．左心室肥厚：QRS 波群电压增高，时间延长到 0.10 ～ 0.11 秒。

c．心肌坏死型改变：为面向坏死区的导联出现异常 Q 波（时限≥ 0.03 秒，振幅≥ 1/4R）或者呈 QS 波。

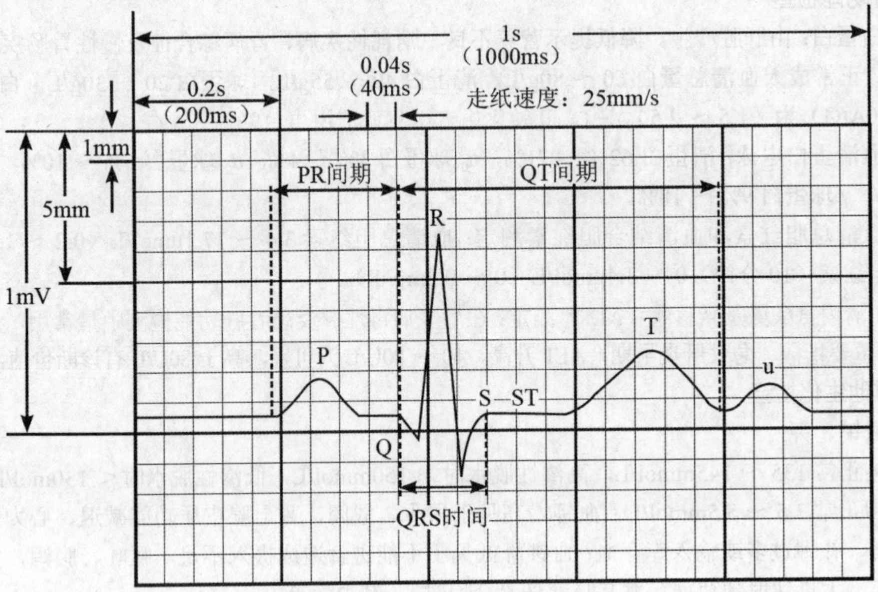

图1-1　心电图基本图形

④ ST 段：代表心室缓慢复极过程。在任何导联中，ST 段下移不应超过 0.05mV。肢导联及 V_5 ～ V_6 抬高≤ 0.1mV，V_1 ～ V_2 抬高≤ 0.2mV，V_3 ～ V_4 抬高≤ 0.3mV。ST 段改变可反应心肌损伤型改变。

a．稳定型心绞痛发作：心内膜下心肌损伤表现为 ST 段压低，心外膜下心肌损伤表现为 ST 段抬高。

b．急性心肌梗死：可出现心肌“损伤型”图形改变，主要表现为面向损伤心肌的导联出现 ST 段抬高。

⑤ T 波：代表心室快速复极过程。

a．心肌缺血型改变：冠状动脉急性闭塞后，最早出现的变化是缺血性 T 波改变。通常缺血最早出现在心内膜下肌层，使对向缺血区的导联出现高而直立的 T 波；若缺血发生在心外膜下肌层，则面向缺血区的导联出现 T 波倒置。

b．T 波高而尖：主要见于高钾血症。

⑥ QT 间期：为心室开始除极至心室复极完毕的全过程时间。

⑦ u 波：心室肌舒张的机械作用可能是形成 u 波的原因。u 波方向大体与 T 波相一致。

a．u 波明显增高常见于低血钾。

b．u 波倒置可见于高血压和冠心病。

⑧心电图胸导联：心电图检查时，胸导联电极具体放置的位置分别为：V_1 位于胸骨右缘第 4 肋间，V_2 位于胸骨左缘第 4 肋间，V_4 位于左锁骨中线与第 5 肋间相交处，V_3 位于 V_2 与 V_4 两点连线的中点，V_5 位于左腋前线 V_4 水平处，V_6 位于左腋中线 V_4 水平处。

（2）不同疾病对应不同的心电图检查表现：见表 1-6。

表1-6 不同疾病对应的心电图检查表现

疾 病	心电图检查表现
急性心肌梗死	心电图检查是最有意义的辅助检查
特征性改变	病理性Q波； ST段呈弓背向上抬高； T波倒置
定位诊断	V_1、V_2、V_3导联示前间壁心肌梗死； V_1～V_5导联示广泛前壁心肌梗死； Ⅱ、Ⅲ、aVF导联示下壁心肌梗死
二尖瓣狭窄	严重者心电图可有二尖瓣型P波，P波宽度＞0.12秒，伴切迹
洋地黄类药物中毒	心电图ST段出现鱼钩样改变
低钾血症	QT间期延长，ST段下降，T波低平、增宽、双向、倒置或出现u波等
高钾血症	T波高而尖、PR间期延长、P波下降或消失，QPS波群增宽，ST段升高

2. 影像学检查

（1）X 线检查前准备：见表 1-7。

表1-7 X线检查前准备

检查方法	检查前准备
腹部摄片	先清理肠道（急腹症除外），去除影响X线穿透的物品，充分暴露投照部位
胃、十二指肠常规造影 全消化道钡剂造影	检查前禁食、水6～12小时，检查前2～3天禁服含金属药物
钡剂灌肠	灌肠检查前1天进少渣半流质饮食，下午至晚上饮水1000ml左右；检查前禁食、水6～12小时
排泄性肾盂造影	检查前做碘过敏试验，检查前2天禁食产气多渣食物、金属药物，检查前1天服泻药
子宫输卵管造影	检查前做碘过敏试验，于月经期后5～10天进行

（2）CT 和 MRI

①检查前准备：见表 1-8。

②临床意义：CT 具有无创性、分辨率高、准确、安全等优点，广泛应用于颅脑占位性病变检查；MRI 对中枢神经系统检查应用价值最高。

表1-8　CT和MRI检查前准备

检查方法	检查前准备
腹部平扫	检查前禁食6～8小时
盆腔检查	前1小时需要清洁灌肠
造影增强扫描	经静脉注入水溶性有机碘剂后再进行扫描

（3）其他影像学检查

①数字减影血管造影（DSA）：简单、安全，适用于不能直接插管造影的动脉硬化患者。

②介入放射学：治疗性血管造影、经皮穿刺减压术、经皮穿刺活检。

3. 超声检查　检查前准备见表1-9。

表1-9　超声检查前准备

检查方法	检查前准备
胆囊、胃肠及胰腺	空腹
子宫、膀胱、前列腺	多饮水，保持膀胱充盈

4. 放射性核素检查及意义

（1）脏器显像及功能检查：见表1-10。

表1-10　放射性核素检查前准备及意义

检查方法	检查前准备	临床意义
脑平面显像	患者服用过氯酸钾400mg	用于血-脑屏障受损害的病变，如脑肿瘤、急性脑血管病硬脑膜下出血
心肌显像	使用显像剂^{201}TI（铊）者，需在检查前4小时开始禁食； 使用显像剂^{99m}Tc-MIBI在注射药物后30分钟进脂肪餐	心肌梗死和心肌缺血的部位和范围
甲状腺吸碘功能测定	停服含碘食物及药物，停用甲状腺片、抗甲状腺药物2周，抗结核药、溴剂、激素和避孕药。检查日晨空腹服Na^{131}I后，禁食2小时	诊断甲状腺功能亢进症、甲状腺功能减退症等
胆系造影	禁食6小时，检查胆囊收缩功能时，胆囊显影后进脂肪餐	

（2）放射免疫分析检查

①检查前准备：检查前日晚进食油腻食物及饮酒，检查日晨采取空腹静脉血，采血时速度不宜过快，采血毕及时送检。β_2微球蛋白测定时，弃晨尿后饮水300ml，间隔30～60分钟收集尿液，同时

静脉采血，以准确反映肾小球的滤过功能和肾小管的重吸收功能。

②实验项目及临床意义

a．甲亢、甲减诊断：三碘甲状腺原氨酸（FT_3）、甲状腺素（FT_4）。

b．高血压：血管紧张素Ⅰ（AT- Ⅰ）、血管紧张素Ⅱ（AT- Ⅱ）。

c．肾功能、血液病、肿瘤：β_2 微球蛋白（β_2-Mi）。

d．原发性肝癌、胚胎性肿瘤：甲胎球蛋白（AFP）。

1．神经反射的检查不包括

A．巴宾斯基征　B．膝腱反射　C．布鲁津斯基征

D．腹壁反射　E．提睾反射

2．慢性肝炎并发腹水的患者，腹部检查结果可能是

A．听诊有气过水音　B．叩诊有移动性浊音　C．触诊有实物感

D．视诊腹部平坦　E．听诊肠鸣音增强

3．反映骨髓造血功能的化验是

A．血红蛋白量　B．红细胞计数　C．血小板计数

D．网织红细胞计数　E．白细胞计数

4．镜检大量脓细胞提示

A．细菌性痢疾　B．肠胃炎　C．溃疡病

D．胰腺炎　E．肠炎

5．大便隐血试验前 3 天可以摄取

A．动物血　B．大量绿叶蔬菜　C．牛奶

D．瘦肉　E．动物内脏

6．初步评估肾功能的检查是

A．尿蛋白定量测定　B．酚红试验　C．尿白细胞计数

D．内生肌酐清除率　E．尿素氮测定

7．患者，男，28 岁。反复出现右季肋部胀痛，并伴寒战、高热，为明确诊断首选的检查是

A．CT　B．B 超　C．血、尿淀粉酶

D．白细胞计数　E．胃酸游离度

8．患者，男，57 岁。拟行心导管检查，护士介绍其检查的目的，但应除外

A．计算心排血量　B．心血管造影术　C．描记心外心电图

D．测量心脏各部分的压力　E．采集血标本测量各部分的氧饱和度

（9 - 10 题共用备选答案）

A．酮症酸中毒　B．泌尿系感染　C．上消化道出血

D．贫血　E．肾脏疾病

9．尿酮体阳性见于

10．血红蛋白＜110g/L 见于

答案：1．C。2．B。3．D。4．A。5．C。6．D。7．B。8．C。9．A。10．D。

第2节 呼吸系统疾病

一、常见症状护理

（一）咳嗽、咳痰

用药护理：痰多、排痰困难、老年体弱者慎用强镇咳药，以免抑制咳嗽反射。

（二）咯血

1．止血药 大咯血者遵医嘱使用血管加压素（垂体后叶素）静脉滴注，观察有无恶心、便意、心悸、面色苍白等不良反应。冠心病、高血压、心力衰竭及妊娠者禁用。

2．镇咳药 咳嗽剧烈者给予可待因口服或皮下注射。但年老体弱、痰多、肺功能不全者慎用。

3．镇静药 烦躁不安者肌注地西泮。禁用吗啡、哌替啶，以免抑制呼吸。

二、急性上呼吸道感染

1．辅助检查

（1）病毒感染者白细胞计数正常或偏低，中性粒细胞比例降低，淋巴细胞比例增高。病毒分离和血清学检查可明确病原。

（2）细菌感染者白细胞计数和中性粒细胞比例增高，核左移。在使用抗菌药物前行咽拭子培养可发现致病菌。

2．治疗要点 积极抗感染和对症处理。病毒感染者常选用利巴韦林等抗病毒药物；细菌感染者应用抗菌药物治疗，常选用青霉素类、头孢菌素类或大环内酯类。

三、支气管哮喘

1．辅助检查

（1）痰液检查涂片：可见大量嗜酸性粒细胞。

（2）呼吸功能检查：发作期第 1 秒用力呼气容积（FEV_1）、第 1 秒用力呼气容积占用力肺活量比值（$FEV_1/FVC\%$）均减少，残气容积、功能残气量和肺总量增加，残气容积 / 肺总量增高。判断气流受限最重要的指标是 $FEV_1/FVC\% < 70\%$ 或 FEV_1 低于正常预计值 80%。

（3）胸部 X 线检查：发作时两肺透明度增加（短暂肺气肿），合并感染时肺纹理增粗。

（4）动脉血气分析：可有不同程度的低氧血症。引起反射性过度通气导致 $PaCO_2$ 降低，表现为呼吸性碱中毒。重症哮喘气道严重阻塞，可有 PaO_2 降低而 $PaCO_2$ 增高，表现为呼吸性酸中毒。如缺氧明显，可合并代谢性酸中毒。

（5）特异性变应原检测：缓解期检测，有利于判断变应原。

（6）血常规：发作时嗜酸性粒细胞增高。

2．治疗要点

（1）脱离变应原：是防治哮喘最有效的方法。避免和消除过敏原及各种诱发因素，发作时应尽快使患者脱离变应原。

（2）药物治疗：哮喘治疗药物分为控制性药物（需长期使用的药物）和缓解性药物（按需使用的药物），见表 1-11。

表1-11　支气管哮喘治疗常用药物

药物种类	常用药物	药理机制	临床应用
β_2受体激动剂	沙丁胺醇（舒喘灵） 特布他林	舒张气道平滑肌，减少肥大细胞等释放颗粒和介质，缓解哮喘症状	吸入法为首选； 沙丁胺醇是轻度哮喘的首选药
糖皮质激素	倍氯米松 布地奈德 氟替卡松 甲泼尼龙 氢化可的松	是目前控制哮喘最有效的抗炎药物，机制为抑制气道变应性炎症，降低气道的高反应性	吸入法：是目前推荐长期抗炎治疗哮喘的首选方法； 口服给药：用于吸入法无效或需要短期加强者； 静脉给药：适用于哮喘持续状态、重症或用支气管舒张药不能缓解者
茶碱类	氨茶碱 茶碱缓释片	舒张支气管平滑肌，强心，利尿等	口服：适用于夜间哮喘； 静脉给药：适用于危重症哮喘
抗胆碱药	异丙托溴铵	与气道平滑肌上的M_3受体结合，舒张支气管	吸入法； 对夜间哮喘及痰多患者更有效
抗变态反应药	色甘酸钠	稳定肥大细胞膜，抑制过敏反应介质释放	预防运动及过敏性哮喘发作
白三烯调节剂	孟鲁斯特	抗炎，舒张支气管平滑肌	单独应用可控制哮喘发作，尤其适用于阿司匹林、运动及过敏性鼻炎引起的哮喘

（3）抗感染：有呼吸道感染者，可应用磺胺类或青霉素等抗菌药。

（4）哮喘的长期治疗：哮喘急性发作经治疗控制症状后，其哮喘的慢性病理基础仍然存在，因此必须以患者的病情严重程度为基础，根据其控制水平制订合理的长期治疗方案。

3. 用药护理

（1）β_2 受体激动剂：易产生耐受性，不宜长期规律单独使用，应按需服药。口服沙丁胺醇或特布他林时，注意观察心悸和骨骼肌震颤等不良反应。

（2）糖皮质激素：长期使用应注意不良反应，如声音嘶哑、白色念珠菌感染、骨质疏松、消化道溃疡等。指导患者正确的吸入方法，两种吸入剂同时使用时，一般先用 β_2 受体激动剂，后用糖皮质激素。

（3）茶碱类：该类药的血药浓度与中毒浓度接近，用量过大或静脉注射过快易引起严重心律失常，出现头晕、心悸、血压剧降、抽搐，严重者导致心脏骤停。氨茶碱有较强碱性，局部刺激性较强，不宜肌内注射，急性心肌梗死及血压降低的患者禁用，妊娠、发热、小儿或老年人及心、肝、肾功能异常者慎用。

（4）抗胆碱药：可引起口干等不良反应，注意多饮水。早期妊娠者及青光眼、前列腺肥大的患者应慎用。

（5）色甘酸钠：咽喉不适，恶心，呛咳，胸部紧迫感。

（6）疾病知识及预防指导：指导患者遵医嘱正确用药，慎用阿司匹林等易诱发哮喘的药物，不应自行停药或更改药物剂量。提高患者治疗的依从性和自我管理能力，缓解期应加强体育锻炼，加强保暖，注意避免上呼吸道感染。学会记录哮喘日记，并用峰流速仪监测最大呼气峰流速，学会如何进行紧急自我处理。

四、慢性阻塞性肺疾病

1．辅助检查

（1）血常规：慢阻肺合并细菌感染时，外周血白细胞增高，核左移。

（2）痰液检查：痰培养可查出病原菌。

（3）X 线检查：两肺纹理增粗、紊乱。肺气肿时两肺野透亮度增加，肋间隙增宽。X 线胸片对确定肺部并发症及与其他肺疾病鉴别具有重要意义。

（4）动脉血气分析：PaO_2 下降，$PaCO_2$ 升高。可出现呼吸性酸中毒，pH 降低。

（5）肺功能检查：是判断气流受限的主要客观指标，对 COPD 的诊断、严重程度评价、疾病进展状况、预后及治疗反应判断等都有重要意义。

① COPD 时，残气容积增加，残气容积 / 肺总量＞ 45%。

②吸入支气管扩张药后的第 1 秒用力呼气量 / 肺活量（FEV_1/FVC）＜ 70% 可确定为不能完全可逆的气流受限，是 COPD 诊断的一项敏感指标，可检出气流轻度受限。

③第 1 秒用力呼气容积占预计值百分比（FEV_1 预计值）＜ 80% 是中、重度气流受限的良好指标。

2．治疗要点

（1）稳定期治疗

①教育与管理：戒烟，脱离污染环境。

②支气管扩张药：β_2 受体激动剂沙丁胺醇、特布他林、沙美特罗、福莫特罗，抗胆碱药异丙托溴铵和茶碱类药。

③糖皮质激素：吸入制剂有沙美特罗加氟替卡松、福莫特罗加布地奈德，可减少急性发作频率，增加运动耐量，提高生活质量。

④祛痰药：如盐酸氨溴索、N- 乙酰半胱氨酸等。

⑤长期家庭氧疗：指征为 PaO_2 ≤ 55mmHg，或 SaO_2 ≤ 88%，有或没有高碳酸血症；合并肺动脉高压、右心衰竭者 PaO_2 为 55 ～ 70mmHg，或 SaO_2 ＜ 89% 也是氧疗的指征。氧疗的目的是使患者在静息状态下，达到 PaO_2 ≥ 60mmHg 和（或）使 SaO_2 升至 90% 以上。

（2）急性加重期治疗

①控制性氧疗：发生低氧血症者可用鼻导管或面罩吸氧。一般吸入氧流量 1 ～ 2L/min，氧浓度 28% ～ 30%，避免吸入浓度过高引起二氧化碳潴留。

②抗感染治疗：根据病原菌及药敏结果选用抗菌药，如 β 内酰胺类、大环内酯类或喹诺酮类。

③平喘、祛痰、止咳：解痉平喘药有 β_2 受体激动剂、氨茶碱、异丙托溴铵、糖皮质激素等。祛痰药有盐酸氨溴索、溴己新等。对年老体弱及痰多者，不应使用可待因等强镇咳药。

3．用药护理 注意观察药物疗效和不良反应。给予镇静药时注意观察有无抑制呼吸中枢现象。

五、慢性肺源性心脏病

1．辅助检查

（1）血常规：红细胞和血红蛋白增高，合并感染时白细胞总数增高，中性粒细胞比例增加。

（2）血气分析：失代偿期可出现低氧血症和高碳酸血症。

（3）X 线检查：急性肺部感染体征、肺动脉高压征、肺部基础疾病体征等。右下肺动脉干扩张，中心肺动脉扩张，外周分支纤细。

（4）心电图检查：诊断慢性肺心病的主要依据是电轴右偏、肺型 P 波、右束支传导阻滞及低电压图形等。

（5）超声心动图检查：主要表现为右心房增大，右心室肥厚、增大等，诊断肺心病的阳性率高。

2. 治疗要点　肺心病的治疗以治肺为本、治心为辅为原则。

（1）急性加重期

①控制感染：抗菌药物的选择应根据感染环境、痰培养和药物敏感结果确定。常用抗菌药物有青霉素类、氨基糖苷类、喹诺酮类及头孢菌素类等。注意有无真菌感染的可能。

②维持呼吸道通畅：合理氧疗，采用低浓度、低流量持续给氧，氧流量 1 ~ 2L/min，24 小时持续不间断地吸氧。同时，应给予扩张支气管、祛痰等治疗，必要时给予无创正压通气或气管插管有创正压通气治疗。

③控制和纠正心力衰竭：心力衰竭一般在控制感染、改善缺氧后得到改善。若上述治疗无效，需使用利尿药、正性肌力药或扩血管药物。选用温和的利尿药，小剂量、短疗程使用，如氢氯噻嗪，大剂量利尿可致痰液黏稠不易咳出。正性肌力药的选用应慎重，因肺心病缺氧易致洋地黄中毒，原则上选用作用快、排泄快的洋地黄类药物，小剂量静脉给药；注意不应依据心率快慢作为洋地黄毒性反应的观察指标，因缺氧和低钾血症都可使心率加快。钙通道阻滞剂有一定的降低肺动脉压效果，能减轻右心负荷。

④控制心律失常及抗凝治疗：可用普通肝素或低分子肝素抗凝。

（2）缓解期：可采用中西医结合治疗的方法，坚持长期家庭氧疗，营养支持，同时增强免疫力，避免诱发因素。

六、支气管扩张症

1. 辅助检查

（1）X 线检查：囊状支气管扩张的气道表现为显著的囊腔，腔内可存在气液平面，典型者可见蜂窝状透亮阴影或沿支气管的卷发状阴影。纵切面可显示“双轨征”，横切面显示“环形阴影”，并可见气道壁增厚。

（2）胸部 CT：是确诊支气管扩张的检查，可显示扩张的征象，明确病变部位、范围及性质。

（3）纤维支气管镜检查：有助于发现患者的出血部位或阻塞原因。

2. 治疗要点

（1）治疗基础疾病。

（2）控制感染：感染急性加重时须针对性地应用抗生素，根据痰培养结果选择敏感抗生素，常用药物有阿莫西林、克拉霉素或头孢类抗生素，铜绿假单胞菌感染可联合应用氨基苷类或喹诺酮类抗菌药，如有厌氧菌混合感染可加用甲硝唑、替硝唑等。

（3）清除气道分泌物

①体位引流和理疗：常用振动、拍背和体位引流等。加强痰液引流是减少肺部继发感染和全身中毒症状最关键的措施，根据病变部位采取相应体位引流，头低足高位。

②雾化吸入：常用生理盐水、α- 糜蛋白酶和脱氧核糖核酸酶等，有喘息者加用支气管扩张药。

③祛痰药：常用复方甘草合剂、盐酸氨溴索或溴己新。盐酸氨溴索（沐舒坦）可促进呼吸道内黏稠分泌物的排出，减少黏液的滞留，显著促进排痰。溴己新有较强的溶解黏痰作用，降低痰液黏度。

（4）外科治疗：仅限于支气管扩张局限而内科治疗仍顽固反复者或大咯血者。

3. 用药护理　遵医嘱使用抗生素、祛痰药和支气管舒张药，指导患者掌握药物的疗效、剂量、用法和不良反应。

七、肺 炎

1. 辅助检查

（1）血常规：白细胞计数升高至（10 ～ 30）×10^9/L，中性粒细胞比例＞ 0.8，可见中毒颗粒及核左移。

（2）X 线检查：早期仅见肺纹理增粗，实变期可见斑片状或大片状均匀一致的浸润阴影。

（3）痰培养：发现肺炎链球菌即可明确诊断。

2. 治疗要点

（1）支持和对症治疗：卧床休息，增加营养，高热患者给予物理降温，低氧血症患者给予吸氧，胸痛患者给予少量镇痛药。

（2）控制感染：首选青霉素，对青霉素过敏或耐药者，应用喹诺酮类或头孢菌素类抗菌药。抗菌药疗程一般为 5 ～ 7 天，或热退后 3 天停药，或由静脉用药改口服，维持数天。

（3）休克型肺炎的抢救：广谱抗生素早期、联合、大剂量给药的同时，补充血容量，纠正酸中毒，给予血管活性药物和糖皮质激素。

3. 用药护理 降温时避免使用阿司匹林等解热药，必要时酌情小剂量应用，以免大量出汗导致虚脱。

八、肺结核

1. 辅助检查

（1）痰结核杆菌检查：痰中找到结核杆菌是确诊肺结核最特异的方法，也是制订化疗方案和判断化疗效果的重要依据，以直接涂片镜检最常用。

（2）结核菌素（PPD）试验：常用于结核感染的流行病学指标，也是卡介苗接种后效果的验证指标。

（3）X 线检查：可早期发现肺结核。有助于明确诊断，判断分型，指导治疗及了解病情变化。

（4）纤维支气管镜检查：对诊断有重要价值。

2. 治疗要点

（1）化学药物治疗：是治疗和控制疾病、防止传播的主要手段。

①治疗原则：早期、联合、适量、规律和全程治疗。

②一线化疗药物：全杀菌剂：异烟肼、利福平；半杀菌剂：链霉素、吡嗪酰胺；抑菌剂：乙胺丁醇。

③化疗方案：分为强化和巩固两个阶段。总疗程 6 ～ 8 个月，初治强化期 2 个月，巩固期 4 个月；复治强化期 3 个月，巩固期 5 个月。

（2）对症治疗

①全身中毒症状：经有效抗结核治疗 1 ～ 3 周可消退，无须特殊治疗。症状严重者短期加用糖皮质激素，以减轻炎症和变态反应。

②咯血：痰中带血或小量咯血者，应卧床休息，口服止血药。注意年老体弱、肺功能不全者慎用强镇咳药，防止抑制咳嗽和呼吸。中、大量咯血应严格卧床，保持呼吸道通畅。大量咯血者静脉给予垂体后叶素。

（3）手术治疗。

3. 用药护理 注意观察抗结核药物的主要不良反应（表 1-12）。

表1-12　常用抗结核药物不良反应

药　物	不良反应
链霉素	耳毒性和肾毒性：听力障碍、眩晕、口周麻木、肾损害及过敏反应
利福平	胃肠道不适、肝损害（ALT升高和黄疸）、过敏反应
异烟肼	周围神经炎、肝损害（ALT升高）
吡嗪酰胺	药物性肝炎（ALT升高和黄疸）、高尿酸血症常见，皮疹、胃肠道反应少见
对氨基水杨酸	胃肠道反应、过敏反应、肝损害
乙胺丁醇	球后视神经炎、胃肠道反应

九、自发性气胸

1. 辅助检查

（1）X 线检查：可见患侧透光度增强，无肺纹理，肺被压向肺门，呈球形高密度影，纵隔和心脏移向健侧。

（2）胸部 CT：比 X 线检查更加准确。可见胸膜腔内极低密度气体影，有不同程度的肺组织萎缩改变。

2. 治疗要点

（1）一般治疗：卧床休息，适当吸氧。根据患者病情给予镇静、镇痛、镇咳、扩张支气管等处理。

（2）排气治疗：促进患侧肺复张是自发性气胸的首要治疗目标。消除病因，避免诱因，减少复发。

十、原发性支气管肺癌

1. 辅助检查

（1）影像学检查：是最基本、最主要、应用最广泛的检查方法，中央型肺癌可有不规则的肺门增大阴影，周围型肺癌可见边缘不清或呈分叶状。

（2）痰脱落细胞检查：是简易有效的普查和早期诊断方法，找到癌细胞即可确诊。

（3）纤维支气管镜检查：是诊断肺癌最可靠的手段。

2. 治疗要点　小细胞癌主要进行化学治疗和放射治疗。非小细胞癌（鳞癌、腺癌、大细胞癌）采取以手术治疗为主，辅以化学治疗和放射治疗的综合治疗。

（1）手术治疗：是肺癌最重要和最有效的治疗手段，早期肺癌的首选。

（2）放射治疗：小细胞癌最敏感，其次为鳞癌，腺癌最低。

（3）化学治疗：小细胞癌疗效较好，采用联合、间歇、短程用药。

（4）其他：靶向治疗、免疫治疗及中医中药治疗。

十一、慢性呼吸衰竭

1. 辅助检查

（1）血 pH：代偿性酸中毒或碱中毒时，pH 正常。失代偿性酸中毒时 pH ＜ 7.35；失代偿性碱中毒时，pH ＞ 7.45。

（2）电解质：呼吸性酸中毒合并代谢性酸中毒时，可伴高钾血症。合并代谢性碱中毒时，可伴低钾和低氯血症。

2. 治疗要点 处理原则是保持呼吸道通畅，迅速纠正缺氧，改善通气，积极治疗原发病，消除病因，纠正酸碱平衡失调及维持重要脏器的功能。

（1）缓解支气管痉挛：使用支气管扩张药，常用药物有氨茶碱、β_2受体激动剂等。

（2）控制感染：选用有效抗菌药，如第三代头孢菌素、氟喹诺酮类等。

（3）呼吸中枢兴奋药：最常用的是尼可刹米（可拉明），洛贝林（山梗菜碱）。

（4）氧疗：给予低浓度（＜35%）持续吸氧，不可给予高浓度氧，因高浓度氧可解除缺氧对外周化学感受器的刺激，使呼吸受到抑制，造成通气恶化。

3. 用药护理 遵医嘱正确使用抗生素，注意预防“二重感染”。给予支气管舒张药、呼吸兴奋药，注意输液速度不宜过快，以免因呼吸兴奋药过量，导致颜面潮红、面部肌肉震颤、烦躁不安等现象，一旦出现应遵医嘱减量或停药，并协助医生处理。对烦躁不安的患者慎用吗啡等镇静药，以免引起呼吸抑制。应用呋塞米快速利尿时，可能使原有大量痰液突然减少、黏稠度增加而使排痰困难加重，应注意预防。

1. 大咯血窒息首要的抢救措施是
A. 清除呼吸道内积血　B. 机械通气　C. 高压氧
D. 可拉明（尼可刹米）　E. 手术止血

2. 淋巴细胞增多见于
A. 支气管哮喘　B. 寄生虫病　C. 病毒感染
D. 皮肤病　E. 化脓菌感染

3. 查血见白细胞核左移应考虑的是
A. 病情好转　B. 病已痊愈　C. 转向白血病
D. 缺氧严重　E. 感染严重

4. 中性粒细胞增多见于
A. 阿米巴痢疾　B. 急性白血病　C. 支气管哮喘
D. 活动性肺结核　E. 军团菌肺炎

5. 预防运动和过敏原诱发的哮喘最有效的药物是
A. 氨茶碱　B. 异丙托溴铵　C. 沙丁胺醇
D. 乙胺丁醇　E. 色甘酸钠

6. 可应用于支气管痉挛时的药物是
A. 10% 葡萄糖酸钙　B. 50% 葡萄糖　C. 氨茶碱
D. 2% 乳酸钠　E. 极化液

7. 慢性阻塞性肺气肿的肺功能检查结果是
A. 潮气量增加　B. 肺活量增加　C. 肺总量减少
D. 残气量增加　E. 第 1 秒用力呼气量增加

8. 慢性阻塞性肺气肿急性发作期不宜使用
A. 青霉素　B. 氨茶碱　C. 可待因

D．祛痰剂　　E．必嗽平

9．X 线胸片检查可见不规则的蜂窝状透亮阴影，阴影内有液平面，提示疾病为
A．气胸　　B．大叶性肺炎　　C．支气管扩张症
D．支气管哮喘　　E．慢性支气管炎

10．支气管扩张合并咯血时治疗一般禁忌
A．抗生素　　B．止血药　　C．镇咳药
D．镇静药　　E．支气管舒张药

11．支气管扩张伴厌氧菌混合感染时需加用
A．庆大霉素　　B．环丙沙星　　C．阿莫西林
D．头孢噻肟　　E．甲硝唑

12．患者，男，50 岁。咯血 1 天，量约 500ml，色鲜红，体检：面色略苍白，心率 102 次 / 分，血压 98/75mmHg（13/10kPa），右肺闻及湿啰音，应首选的治疗是
A．输血　　B．口服可待因　　C．青霉素
D．肌注维生素 K　　E．垂体后叶素

13．患者，男，18 岁。自儿童时期起哮喘即反复发作，昨天上午因受凉感冒而致哮喘再次发作，目前控制哮喘发作最有效的抗炎药是
A．茶碱类　　B．色甘酸钠　　C．抗胆碱能药
D．糖皮质激素　　E．β_2 受体激动剂

14．患者，男，46 岁。因寒战高热、咳嗽、胸痛来医院就诊。胸透右上肺有云絮状阴影。查痰肺炎球菌（+）。该患者的血象应是
A．嗜酸性细胞增加　　B．淋巴细胞增加　　C．中性粒细胞增加
D．大单核细胞增加　　E．嗜碱性细胞增加

15．患者，女，25 岁。午后低热伴盗汗 2 个月，体检无异常发现，胸片示两上肺片状阴影，伴不规则透亮区，拟诊肺结核。下列最有助于确诊肺结核的依据是
A．呼吸道症状　　B．肺部体征　　C．PPD 试验阳性
D．血沉明显增高　　E．痰结核菌（+）

16．患者，男，24 岁。结核菌素（PPD）试验后 72 小时局部硬结的直径为 21mm，其结果应判定为
A．阴性　　B．弱阳性　　C．阳性
D．强阳性　　E．极强阳性

17．患者，男，68 岁。长期咳痰，感呼吸困难，动脉血气分析结果示：$PaO_2 < 60mmHg$（8.0kPa），$PaCO_2 > 50mmHg$（6.7kPa），应考虑该患者为
A．肺源性心脏病　　B．支气管哮喘　　C．Ⅱ型呼吸衰竭
D．Ⅰ型呼吸衰竭　　E．阻塞性肺气肿

答案：1．A。2．C。3．E。4．E。5．E。6．C。7．D。8．C。9．C。10．D。11．E。12．E。13．D。14．C。15．E。16．E。17．C。

第3节　循环系统疾病

一、心力衰竭

（一）慢性心力衰竭

1. 辅助检查

（1）血浆脑钠肽：是心力衰竭诊断及预后判断的重要指标，未经治疗者水平正常可排除心力衰竭，而已经治疗者水平高则提示预后差。

（2）X 线：是确诊心力衰竭肺淤血的主要依据。肺静脉压力增高表现为肺门血管影增强，肺动脉压力增高表现为右下肺动脉增宽，肺间质水肿表现为肺野模糊。Kerley B 线表现为肺野外侧清晰可见的水平线状影，由肺小叶间隔内积液所致，是慢性肺淤血的特征性表现。

（3）超声心动图：是心力衰竭诊断中最有价值的检查，简便、无创，且适合于床旁检查。通过测量收缩末及舒张末的容量差，来计算左心室射血分数（正常应＞50%）。左心室射血分数是评价心脏功能的主要指标。超声心动图还可以测量各心腔大小改变、评估心脏舒张功能等。

（4）心电图检查：可提供既往心肌梗死、左心室肥厚及心律失常等信息。

（5）放射性核素检查：可相对准确地判断心腔大小和左心室射血分数，计算左心室最大充盈速率。

（6）有创性血流动力学检查：经静脉将漂浮导管插入至肺小动脉，计算心脏指数和肺小动脉楔压，直接反映左心功能。正常心脏指数应＞ $2.5L/（min \cdot m^2）$，肺小动脉楔压＜ 12mmHg。

2. 治疗要点

（1）病因治疗：治疗原发疾病，去除诱发因素。

（2）一般治疗

①减轻心脏负荷：失代偿期患者应休息，限制体力活动，减轻焦虑情绪，降低心脏负荷。

②给氧：仅用于急性心衰。无肺水肿的患者给氧反而会使血流动力学情况恶化。

（3）药物治疗原则：已经从传统采用强心、利尿、扩血管药物，转变为采用神经内分泌抑制剂，并积极应用非药物的器械治疗。治疗目标不仅是改善症状，提高生活质量，更重要的是延缓心肌重构的发展，从而降低心衰的病死率和住院率。

（4）利尿药：合理使用利尿药是其他心力衰竭药物治疗取得成功的基础，但单独使用利尿药并不能有效治疗心力衰竭。分排钾和保钾两类。

①排钾利尿药

a. 袢利尿药：首选呋塞米（速尿）、布美他尼等，利尿作用强，适用于有明显液体潴留和肾功能不全的患者。

b. 噻嗪类利尿药：常用药为氢氯噻嗪（双氢克尿噻），口服利尿、降压，仅适用于轻度液体潴留、伴高血压且肾功能正常的患者。

②保钾利尿药：醛固酮受体拮抗剂类药物有螺内酯（安体舒通）、依普利酮。肾小管上皮细胞钠通道阻滞剂类药物氨苯蝶啶、阿米洛利。

（5）血管紧张素转换酶抑制剂（ACEI）：常用药物有卡托普利、依那普利、福辛普利等。ACEI是目前治疗和改善慢性心力衰竭预后的首选药。

（6）β 受体阻滞剂：常用药物有美托洛尔（倍他乐克）、比索洛尔、卡维地洛等。

（7）醛固酮受体拮抗剂：常用药物有螺内酯、依普利酮等。醛固酮除具有保钠排钾的作用外，还可促进心肌纤维化和重构，使心衰恶化。因此，醛固酮受体拮抗剂可抑制心肌纤维化和重构，改善预后，降低病死率。

（8）血管紧张素Ⅱ受体拮抗剂（ARB）：常用药物有氯沙坦、缬沙坦、坎地沙坦等。ARB 与 ACEI 的药理作用基本相同，当患者因 ACEI 引起的干咳不能耐受时，可改用 ARB。

（9）洋地黄类药物：又称为强心苷，作为正性肌力药的代表，可显著缓解轻、中度心力衰竭患者的症状，提高运动耐量，改善生活质量，但对降低心力衰竭患者的病死率无明显改善。

①药理作用：在增强心肌收缩力的同时，不增加心肌耗氧量，是临床最常用的强心药物。强心苷还有减慢心率的作用。

②常用药物

a．地高辛：常用其口服制剂，适用于中度或慢性心力衰竭的维持治疗。

b．毛花苷丙（毛花苷 C，西地兰）：常用其静脉注射制剂，适用于急性心力衰竭或慢性心力衰竭加重时。

③适应证：已使用 ACEI（或 ARB）、β 受体阻滞剂、醛固酮受体拮抗剂和利尿药之后，心力衰竭的症状仍不能改善者，尤其适用于心力衰竭伴心室率快的房颤患者。

④禁忌证：绝对禁忌证为强心苷中毒或过量者。重度二尖瓣狭窄、严重房室传导阻滞、肥厚型梗阻性心肌病等禁用。急性心肌梗死等缺血性心脏病、肺源性心脏病应慎用。

⑤强心苷治疗心力衰竭有效的指标：呼吸困难缓解，水肿消退，尿量增加，发绀减轻。

（二）急性心力衰竭

1．体位　取坐位，双腿下垂以减少静脉回流，减轻肺淤血，降低心脏前负荷。

2．吸氧　使氧饱和度≥ 95%，高流量氧气吸入，氧流量为 6 ～ 8L/min，使肺泡内压力增高，减少肺泡内毛细血管渗出液产生；同时给予 20% ～ 30% 乙醇湿化，因乙醇能减低肺泡内泡沫的表面张力，使泡沫破裂消散，从而改善肺泡通气，迅速缓解缺氧症状。

3．基础用药

（1）镇静药：阿片类药物如吗啡静脉注射，可减少急性肺水肿患者的焦虑及呼吸困难引起的痛苦。此类药物还具有扩血管的功能，主要降低心脏前负荷，同时降低交感系统兴奋性。

（2）强心药：毛花苷丙缓慢静脉注射。

4．利尿药　袢利尿药如呋塞米、布美他尼等，先静脉推注，继而连续静脉滴注。除可减轻容量负荷，还具有扩张静脉的作用。

5．血管扩张药　通过降低心室充盈压和全身血管阻力，减轻心脏负荷。扩张容量血管（小静脉）可减轻心脏前负荷，扩张外周阻力血管（小动脉）可减轻心脏后负荷。收缩压＞ 110mmHg 是使用该类药物的前提，90 ～ 110mmHg 应慎用，＜ 90mmHg 应禁用。静脉滴注，常使用硝酸甘油和硝普钠，一般不推荐使用钙通道阻滞剂（CCB）和 ACEI 类药物。

（1）硝酸甘油：主要扩张小静脉，降低心脏前负荷。特别适合急性冠脉综合征伴心力衰竭的患者。

（2）硝普钠：扩张小动脉和小静脉，降低心脏后、前负荷。特别适合严重心衰、由心脏后负荷增加所导致的心力衰竭。

6．非洋地黄类正性肌力药

（1）β 受体兴奋剂：常用药物有多巴胺和多巴酚丁胺。特别适用于急性心肌梗死伴心力衰竭者。应短时间使用，主要帮助慢性心力衰竭加重时的患者渡过难关，长时间使用反而增加病死率。

（2）磷酸二酯酶抑制剂：常用药有米力农和氨力农。适用于重症或顽固性心衰时的短期治疗，长期使用病死率反而更高。

7．血管收缩药　收缩外周血管，调整血液到重要脏器。常用去甲肾上腺素、肾上腺素等。应用血管收缩药的前提是已使用正性肌力药后仍存在心源性休克及低血压。

（三）心力衰竭的用药护理

1. **利尿药** 应从小剂量开始，间断使用，液体潴留纠正后可短期停用利尿药，防止电解质紊乱和利尿药抵抗。

（1）袢利尿药、噻嗪类利尿药

①主要不良反应是易引起低钠、低钾、低氯、低钙、低镁血症性碱中毒，其中低钾血症最危险。应用排钾利尿药时严密观察水、电解质变化，低钾血症易诱发洋地黄中毒和心律失常，故应同时补充氯化钾或与保钾类利尿药同时使用。含钾丰富的食物有深色蔬菜、柑橘、瓜果、大枣、菇类、豆类等。

②可引起高尿酸血症，痛风患者慎用。

（2）保钾利尿药：使用后定期监测血钾和肾功能，如血钾＞5.5mmol/L，应减量或停用。螺内酯可引起男性乳房增生，停药后可消失。

2. **ACEI** 与血管紧张素Ⅱ被抑制有关的不良反应有首剂低血压、高钾血症、肾功能损害等；与缓激肽积聚有关的不良反应有无痰干咳、血管神经性水肿等。无痰干咳是ACEI较常见的不良反应，也是被迫停药的主要原因。出现血管神经性水肿应立即停药。此外，ACEI还有低血糖、引起胎儿畸形，皮疹，白细胞减少及恶心、呕吐等消化道反应和头晕、头痛等中枢神经系统反应。治疗应从小剂量开始，耐受后逐渐加量，直至达到目标剂量，终生用药，避免突然撤药。应注意监测血压、血钾及肾功能情况。

3. **β受体阻滞剂** 常见恶心、呕吐、轻度腹泻等胃肠道反应，偶见过敏性皮疹。应用不当还可引起低血压、液体潴留及心衰恶化、窦性心动过缓、房室传导阻滞等；诱发哮喘是其严重的不良反应，机制是阻滞β_2受体，使支气管收缩。故支气管哮喘、心动过缓、房室传导阻滞、重度心力衰竭患者禁用。长期应用还可影响脂肪代谢和糖代谢，血脂异常及糖尿病患者慎用。为避免初始用药抑制心肌收缩力而可能加重或诱发心衰的不良影响，起始剂量须小，递加剂量须慢，达到目标剂量后长期维持，才能发挥其治疗心衰的作用。突然停药可致反跳现象，应避免。

4. **强心苷** 治疗剂量和中毒剂量接近，易发生中毒，使用后应重点观察其中毒反应。

（1）心脏毒性反应：是强心苷较严重的毒性反应，主要表现为各种心律失常。

①快速心律失常：最常见和最早出现的是室性期前收缩，如二联律、三联律甚至室颤。

②慢速心律失常：房室传导阻滞或窦性心动过缓。

③心电图特征性表现：ST段出现鱼钩样改变。

（2）加强用药监测：严格遵医嘱用药，用药前应先测量心率。静脉给药时务必稀释后缓慢静注，观察患者用药后的反应，同时监测心律、脉率、心电图及血压变化。当患者心律或脉搏节律由规则变为不规则，或由不规则变为规则（如长期心房颤动患者的不规则心律在使用强心苷后心律变得规则），心率或脉搏＜60次/分，均提示强心苷中毒，应暂停用药并通知医生。

（3）毒性反应处理：一旦发现中毒，应立即停用强心苷，严格卧床，半卧位；同时停用排钾利尿药，积极补钾，快速纠正心律失常。

①快速心律失常：给予苯妥英钠或利多卡因抗心律失常。一般不使用电复律，因易致室颤。

②缓慢心律失常：使用阿托品治疗。

（4）配伍禁忌：注意不与奎尼丁、普罗帕酮（心律平）、维拉帕米（异搏定）、胺碘酮、钙剂、阿司匹林等药物合用。与钙剂合用时，需间隔4小时，以免导致心律失常。

二、心律失常

1. **窦性心律失常**

（1）窦性心动过速治疗：针对病因，去除诱发因素。刺激迷走神经可使其频率逐渐减慢。必要时

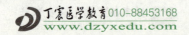

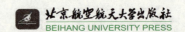

可应用 β 受体阻滞剂如美托洛尔或钙通道阻滞剂地尔硫䓬治疗。

（2）窦性心动过缓治疗：无症状时一般无须治疗。如因心率过慢、出现排血量不足的症状，可使用阿托品、异丙肾上腺素等药物，或者采用心脏起搏治疗。

2. 期前收缩

（1）房性期前收缩：通常不需要特殊治疗，主要的措施是充分休息，放松心情，劝导患者戒烟、限酒，避免饮用浓茶和咖啡。触发室上性心动过速时可应用 β 受体阻滞剂、普罗帕酮等。

（2）室性期前收缩

①无器质性心脏病：室性期前收缩并不会增加心脏性死亡的危险性，如无明显症状可不必使用药物治疗；如心悸症状明显，影响工作及生活者，治疗以对症为主，避免诱发因素如烟酒、浓茶、咖啡，药物可选用 β 受体阻滞剂、美西律、普罗帕酮等。

②急性心肌缺血：急性心肌梗死 24 小时内心室颤动与室性期前收缩并无直接联系，因此，出现室性期前收缩后不主张预防性应用利多卡因等抗心律失常药。如合并窦性心动过速，早期应用 β 受体阻滞剂可减少心室颤动的危险。严重心力衰竭并发室性期前收缩，应警惕有无洋地黄中毒或电解质紊乱（低钾、低镁）。

3. 扑动和颤动

（1）转复并维持窦性心律：首选胺碘酮，因其很少引起致命性心律失常，特别适合于器质性心脏病的患者。奎尼丁、普罗帕酮可诱发致命性心律失常，现已很少用。

（2）控制心室率：治疗药物有 β 受体阻滞剂、钙通道阻滞剂（维拉帕米、地尔硫䓬）或洋地黄类药物。

（3）直流电复律：是终止房扑最有效的方法。房颤伴急性心力衰竭或低血压时，应紧急施行电复律治疗。

（4）抗凝治疗：房扑和房颤的栓塞发生率高，尤其对合并瓣膜病者，应给予华法林抗凝。

4. 心律失常的用药护理

（1）胺碘酮：化学结构与甲状腺素相似，其作用与不良反应与甲状腺素受体有关。可抑制多种离子通道，主要用于抗心律失常，可减慢心脏传导；还可治疗心绞痛，具有舒张血管平滑肌、扩张冠状动脉、降低心肌耗氧量的作用。对房扑、房颤、室上速、室速均有效，还常用于急性心肌梗死后心律失常的治疗。常见不良反应有窦性心动过缓、房室传导阻滞，静脉给药时低血压常见，很少引起致命性心律失常，故应用较广。心外毒性最严重的为肺纤维化，长期使用可致死亡，应严密监测呼吸功能，及早发现肺损伤。长期应用还可发生角膜色素沉积，停药可恢复，不影响视力。少数患者可出现甲状腺功能亢进或减退。胃肠道反应有恶心、呕吐、便秘等。静脉给药时应选择大血管，观察穿刺局部情况，防止药液外渗。

（2）利多卡因：为钠通道阻滞剂，对因缺血或洋地黄中毒引起的心律失常有较强的抑制作用，对房性心律失常效果差，常用于治疗室性心律失常，如室性期前收缩、室速和室颤。肝功能不全的患者静脉注射过快，可出现头晕、嗜睡。大剂量可引起房室传导阻滞和低血压。眼球震颤是利多卡因中毒的早期症状。

（3）奎尼丁：对心脏毒性较严重，避免夜间给药，白天给药剂量较大时，应严密监测血压、心律变化，如血压明显下降、心率减慢或心律不规则，须暂停用药，报告医生。奎尼丁还会引起恶心、呕吐、腹痛、腹泻等消化道不良反应。

（4）腺苷：静脉快速推注，注射后迅速降低窦性心率，减慢房室传导，主要用于室上速的治疗。静脉注射速度过快可引起短暂心脏停搏。治疗剂量可有胸部压迫感、呼吸困难、面色潮红等反应。支气管哮喘患者禁用。

三、心脏瓣膜病

1. 辅助检查

（1）超声心动图：是明确诊断瓣膜病最可靠的方法，可评估二尖瓣的病理改变和狭窄的严重程度，还可提供房室大小、心室功能、室壁厚度和运动、肺动脉压等方面的信息。

（2）心电图检查：重度二尖瓣狭窄患者可出现二尖瓣型 P 波，P 波宽度＞ 0.12 秒，伴切迹。

（3）X 线检查：左心缘变直，左心房增大，肺动脉段隆起，主动脉结缩小，间质性肺水肿。左心房、右心室显著增大时，心影呈梨形（二尖瓣型心脏）。

2. 治疗要点

（1）内科治疗：早期以内科治疗为主。预防风湿性心瓣膜病最根本的措施是积极防治 A 组 β 型溶血性链球菌感染，控制病情进展，改善心功能，防治并发症。有风湿活动的患者应长期应用苄星青霉素。β 受体阻滞剂和非二氢吡啶类钙通道阻滞剂可改善运动耐量；避免重体力活动，预防感染性心内膜炎，出现心力衰竭、心律失常等并发症时，给予相应治疗。

（2）介入或外科治疗：外科手术或介入手术是治疗心脏瓣膜病的根本性措施。主要的手术方法有经皮球囊瓣膜成形术、瓣膜修补术、瓣膜分离术及人工瓣膜置换术。

（3）并发症治疗

①二尖瓣狭窄并发急性心力衰竭时，不主张使用洋地黄，仅在急性房颤伴快速心室率时可静注毛花苷丙，减慢心室率。

②慢性房颤可考虑电复律治疗，电复律前、后应口服华法林，预防血栓栓塞。药物复律可给予 β 受体阻滞剂如艾司洛尔、非二氢吡啶类钙通道阻滞剂如地尔硫䓬。

3. 用药护理　遵医嘱用药，如应用抗心律失常、抗血小板聚集及抗凝药物，预防附壁血栓形成和栓塞。一旦发生栓塞，立即报告医师，遵医嘱给予溶栓、抗凝治疗，配合抢救。应用阿司匹林和华法林时，应密切观察有无出血倾向，如鼻出血、牙龈出血、血尿、柏油样便等，定期复查凝血酶原时间。

四、冠状动脉粥样硬化性心脏病

（一）稳定型心绞痛

1. 辅助检查

（1）心电图检查：是诊断心绞痛最常用的方法。发作期可见 ST 段压低≥ 0.1mV，T 波倒置。

（2）冠状动脉造影：可发现狭窄性病变的部位及程度，管腔直径狭窄达 50% ～ 70% 出现症状。

2. 治疗要点

（1）发作时治疗

①休息与给氧：一般停止活动后症状即逐渐消失。持续给氧，流量 2 ～ 4L/min。

②药物治疗：硝酸酯类药物是最有效、作用最快终止心绞痛发作的药物，可扩张冠状动脉，降低冠脉阻力，增加冠状动脉血流量；同时扩张外周静脉，减少静脉回流心脏的血量，减轻心脏容量负荷和需氧量，从而缓解心绞痛。硝酸甘油 0.5mg，舌下含化，1 ～ 2 分钟开始起效，30 分钟后作用消失。硝酸异山梨酯（消心痛）舌下含化 2 ～ 5 分钟起效，作用持续 2 ～ 3 小时。

（2）缓解期治疗

①避免诱发因素：调整生活方式，饮食不宜过饱，戒烟限酒，避免精神紧张，保持适当体力活动，一般不需要卧床休息。

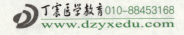

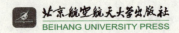

②药物治疗

a. 改善缺血，减轻症状：β受体阻滞剂可减慢心率，减弱心肌收缩力，降低血压，从而降低心肌耗氧，提高运动耐量。硝酸酯类药物可减少心肌耗氧和改善心肌灌注。钙通道阻滞剂可抑制心肌收缩，减少心肌耗氧，解除冠脉痉挛。

b. 预防心肌梗死，改善预后：阿司匹林、氯吡格雷可抑制血小板聚集。他汀类药物如洛伐他汀、普伐他汀、辛伐他汀等降低血脂，延缓斑块进展。β受体阻滞剂、血管紧张素转换酶抑制剂可显著降低心血管病死亡的危险。

③血管重建：经皮冠状动脉介入治疗，冠状动脉旁路移植术。

3. 用药护理 硝酸酯制剂常有头部胀痛、面色潮红、心悸等血管扩张的不良反应，嘱患者含药后应立即平卧，以防直立性低血压的发生；静脉用药时要控制滴速，不可擅自调节，随时监测血压变化。随身携带硝酸甘油，以备发作时急救。硝酸甘油见光易分解，应避光放在棕色瓶内。药瓶开封后每 6 个月更换一次，确保疗效。

（二）急性心肌梗死

1. 辅助检查

（1）心电图检查：是急性心肌梗死最有意义的辅助检查。特征性改变在面向透壁心肌坏死区的导联上出现宽而深的 Q 波（病理性 Q 波），ST 段弓背向上抬高，T 波倒置。而在背向梗死区的导联上出现 R 波增高，ST 段压低，T 波直立并增高。多数患者 T 波倒置和病理性 Q 波永久存在。

（2）血清心肌坏死标志物：是诊断心肌梗死的敏感指标。

①肌钙蛋白（cTn）：cTnT 或 cTnI 的出现和增高是反映心肌急性坏死的指标。cTn 是诊断心肌坏死最特异和敏感的首选标志物，是诊断急性心梗最有意义的心脏生物标志物。但因其持续时间长（7 ～ 14 天），对判断是否有新的梗死不利。

②肌酸激酶同工酶（CK-MB）：发生急性心梗后，CK-MB 升高较早（4 ～ 6 小时），恢复也较快（3 ～ 4 天），对判断心肌坏死的临床特异性也较高，适用于诊断再发心梗，其峰值是否前移还可判定溶栓治疗后梗死冠脉是否再通。因 CK-MB 广泛存在于骨骼肌，特异性较肌钙蛋白差。

③肌红蛋白：在急性心梗后出现最早、最敏感，恢复也快，但特异性不强。

④其他：肌酸磷酸激酶（CPK）、乳酸脱氢酶（LDH）、天冬氨酸氨基转移酶（AST）等特异性和敏感性均较差，已不用于诊断急性心梗。

（3）其他实验室检查：可有反应性白细胞增高、中性粒细胞分类增高、C 反应蛋白增高、血沉增快等。

2. 治疗要点 及早发现，尽早住院，加强住院前的就地处理。力争在患者入院 10 分钟内完成首份心电图，30 分钟内开始溶栓，90 分钟内完成球囊扩张。尽快恢复心肌的血液灌注，防止梗死扩大。及时处理严重心律失常、泵衰竭和各种并发症，防止猝死，使患者度过急性期，尽可能多地保留有功能的心肌。

（1）住院后初步处理

①吸氧：改善心肌缺氧，减轻疼痛。氧流量为 4 ～ 6L/min。对发生严重肺水肿者应采用持续面罩加压给氧或气管插管并机械通气。

②监护：在冠心病监护病房密切监测心电图、生命体征及血氧饱和度。除颤仪随时备用。

③迅速有效止痛：吗啡静脉注射或哌替啶（度冷丁）肌内注射。

（2）溶栓治疗：具有快速、简便、经济、易操作的特点。无条件实施经皮冠状动脉介入治疗的患者，应立即（30 分钟内）行溶栓疗法。在发病 3 小时内行溶栓治疗，梗死血管的开通率增高，病死率明显降低。常用药物有链激酶、尿激酶、人重组组织型纤溶酶原激活剂（阿替普酶）等，联合肝素治疗，防止再闭塞。

（3）经皮冠状动脉介入治疗（PCI）：具备介入治疗条件的医院，在患者抵达急诊室明确诊断之后，对需施行直接PCI者边给予常规治疗和做术前准备，边将患者送至心导管室，能在患者住院90分钟内施行PCI。

（4）抗血小板治疗：阿司匹林、氯吡格雷抑制血小板聚集。

（5）抗凝治疗：凝血酶是使纤维蛋白原转变为纤维蛋白最终形成血栓的关键环节，因此抑制凝血酶至关重要。普通肝素可作为溶栓治疗最常用的辅助用药。

（6）抗心肌缺血治疗

①硝酸酯类药物：扩张冠状动脉，增加心肌血供；扩张外周静脉，减轻心脏前负荷。不宜用于明显的低血压患者。

②β受体阻滞剂：通过降低交感神经兴奋性、减慢心率，降低体循环血压和减弱心肌收缩力，以减少心肌耗氧量和改善缺血区的氧供需失衡，缩小心肌梗死面积；还可预防室颤等恶性心律失常，对降低急性期病死率的疗效非常确切。

③血管紧张素转换酶抑制剂（ACEI）：通过影响心肌重构、减轻心室过度扩张而减少充血性心力衰竭的发生，降低远期病死率。

（7）抗心律失常治疗

①无症状室早和非持续性室速：一般不需要抗心律失常药物治疗。

②持续性室速和室颤：治疗同心肺复苏。

③室上性快速心律失常：房颤可增加脑卒中和心衰的危险，治疗原则为控制心室率和转复窦性心律，可选用钙通道阻滞剂如维拉帕米、β受体阻滞剂等。

④缓慢心律失常：窦性心动过缓可使用阿托品。严重的窦性心动过缓和房室传导阻滞应安装临时心脏起搏器。

（8）急性心力衰竭治疗：发病24小时内不可使用洋地黄，因其有增加室性心律失常的危险。合并快速房颤时，可选用胺碘酮治疗。

3. 用药护理

（1）吗啡或哌替啶：注意有无呼吸抑制、血压下降等表现。

（2）抗栓药、抗凝药及溶栓药：应用阿司匹林、氯吡格雷、肝素等药物，使用过程中应严密观察有无出血倾向。应用尿激酶等溶栓药物应严密监测出凝血时间和纤溶酶原，注意观察有无皮肤和牙龈出血。行冠状动脉旁路手术术前3天停用抗凝药，防止术中出血不止。

（3）他汀类药物：可引起肝损害和肌病，用药期间应严密监测血清转氨酶及肌酸激酶。

五、病毒性心肌炎

1. 辅助检查

（1）实验室检查：血清肌酸激酶及其同工酶增高，肌钙蛋白增高。病毒中和抗体效价测定恢复期较急性期增高4倍。白细胞增高、血沉增快、C反应蛋白增高。

（2）心电图检查：常见各种心律失常，包括室性期前收缩、室上性和室性心动过速，可有R波降低，病理性Q波出现。心肌受累明显时可出现ST-T段改变，T波降低。

2. 治疗要点 为自限性疾病，尚无特殊治疗手段，主要是减轻心脏负担，改善心肌代谢，促进心肌修复。

（1）抗病毒治疗：早期应用利巴韦林、阿昔洛韦、干扰素等药物，但疗效不确定。

（2）营养心肌、促进心肌代谢治疗：大剂量维生素C以葡萄糖稀释成10%～25%的浓度静脉注射；能量合剂治疗的药物有三磷酸腺苷、辅酶A等。1,6二磷酸果糖可改善心肌能量代谢，促进受损心肌修复。辅酶Q_{10}具有保护心肌和清除自由基的作用。丹参或黄芪等中药治疗。重症患儿可使用大剂量丙种球蛋白。

3. 用药护理　心肌炎患儿对洋地黄类药物敏感，易中毒，应减少药量。

六、原发性高血压

1. 辅助检查　包括血液生化（钾、空腹血糖、总胆固醇、甘油三酯、高密度脂蛋白胆固醇、低密度脂蛋白胆固醇和尿酸、肌酐等）、全血细胞计数、血红蛋白和红细胞比积、尿液检查、心电图、动态血压监测等。

2. 治疗要点

（1）治疗基本原则：高血压常伴有其他危险因素、靶器官损害或临床疾病，需要进行综合干预。大多数患者需长期甚至终生坚持治疗。定期测量血压，规范治疗，尽可能坚持长期平稳有效地控制血压。

（2）治疗目标：最大限度地降低心脑血管并发症发生和死亡的总体危险，对低、中危患者进行更积极的治疗，以防止或延缓此疾病发展进入高危阶段。一般情况下应将血压降至140/90mmHg以下，合并糖尿病、心力衰竭、冠心病或肾脏疾病者应降至130/80mmHg，老年收缩期高血压患者一般控制在150mmHg以下。

（3）非药物治疗：即治疗性生活方式干预。健康的生活方式在任何时候、对任何高血压患者（包括正常高值血压）都是有效的治疗方法。1级高血压的治疗以促进身心休息为主，经过数周的生活方式干预后，血压仍≥140/90mmHg时，再开始降压药物治疗。

①减少钠盐摄入：＜6g/d。增加钾盐摄入。

②控制体重：体重指数（BMI）＜24kg/m^{2}为正常。男性腰围＜90cm，女性＜85cm。

③合理膳食：少吃或不吃肥肉和动物内脏，多食新鲜蔬菜和水果。

④不吸烟，限制饮酒。每天白酒＜50ml，啤酒＜300ml。

⑤体育运动：每天体力活动约30分钟，每周有3次以上有氧体育锻炼。

⑥减轻精神压力，保持心理平衡。

（4）药物治疗：遵循4个原则，即从小剂量开始，优先选择长效制剂，联合2种或2种以上药物，个体化治疗。治疗的主要对象为2级或2级以上高血压、高血压合并糖尿病或已有心脑肾等靶器官损害及经生活方式干预效果不理想的患者。老年人、病程较长、已有靶器官损害或并发症的患者，降压速度应适度缓慢。目前常用的一线降压药物有5类。

①利尿药：常用药有氢氯噻嗪。尤其适用于老年高血压、单独收缩期高血压或伴心力衰竭患者，也是难治性高血压的基础药物之一。

②β受体阻滞剂：常用药有美托洛尔、阿替洛尔等（××洛尔）。

③钙通道阻滞剂（CCB）：又称为钙拮抗剂、钙离子拮抗剂。常用药有二氢吡啶类的硝苯地平（××地平）和非二氢吡啶类的维拉帕米、地尔硫䓬等。扩张外周阻力血管，可用于治疗高血压。

④血管紧张素转换酶抑制剂（ACEI）：如卡托普利（××普利）、依那普利、贝那普利、福辛普利等。另外ACEI还具有保护血管内皮细胞、增敏胰岛素受体等作用，从而改善胰岛素抵抗，减少尿蛋白，特别适合伴有心力衰竭、蛋白尿、糖耐量异常等情况的高血压患者。

⑤血管紧张素Ⅱ受体拮抗剂（ARB）：常用药有氯沙坦（××沙坦）、缬沙坦、厄贝沙坦等。可

以避免 ACEI 类药物的不良反应。

除以上 5 类药物外，还有抑制交感神经的药物如利血平和可乐定，直接松弛血管平滑肌的药物肼屈嗪等，α_1 受体阻滞剂哌唑嗪等。但以上药物因不良反应较严重，已不主张单独使用。

（5）高血压急症的治疗：实施抢救，持续监测血压，立即进行降压治疗以阻止靶器官进一步损害。数分钟至 1 小时血压降低幅度不超过治疗前水平的 25%，在随后的 2 ～ 6 小时内降至 160/100mmHg 左右，24 ～ 48 小时内降至正常水平。

①硝普钠：通常为首选药物；可同时扩张动脉和静脉，分别降低心脏的后、前负荷。

②硝酸甘油：常用于高血压急症伴急性心力衰竭或急性冠脉综合征时。

③尼卡地平：钙通道阻滞剂，主要用于高血压急症伴急性脑血管病时。

④拉贝洛尔：兼有 α 受体阻滞作用的 β 受体阻滞剂。主要用于高血压急症伴妊娠或肾功能衰竭时。

⑤地尔硫䓬：钙通道阻滞剂。可控制快速室上性心律失常。

⑥脱水药：甘露醇，快速静滴。

⑦镇静药：伴烦躁、抽搐者应用镇静类药物。

（6）高血压亚急症的治疗：可在 24 ～ 48 小时将血压缓慢降至 160/100mmHg。

3. 用药护理

（1）钙通道阻滞剂：常见不良反应为颜面潮红、头痛、眩晕、心悸、踝部及胫前水肿、牙龈增生等，踝部及胫前水肿非因水钠潴留，而是由毛细血管扩张所致。

（2）硝普钠：不良反应有恶心、呕吐、精神不安、肌肉痉挛、头痛、皮疹、发热等。口服不吸收，静脉给药后 5 分钟即见效，停药后作用仅维持 3 ～ 5 分钟，故只可静脉滴注。

1．高血钾症患者典型的心电图表现是

A．P 波高尖　　B．T 波高尖　　C．u 波突出

D．ST 段降低　　E．PR 间期缩短

2．洋地黄类药物中毒后的处理措施中，不正确的

A．停用排钾利尿药　　B．停用洋地黄类药物　　C．补充钾盐

D．纠正心律失常　　E．对快速性心律失常可用阿托品治疗

3．治疗急性肺水肿不恰当的是

A．取坐位，两腿下垂　　B．口服地高辛　　C．高流量吸氧

D．静脉滴注氨茶碱　　E．皮下注射吗啡

4．房室交界性早搏心电图特点的不包括

A．QRS 波群提前出现

B．提前出现的 QRS 波群形态与窦性的 QRS 波群基本相同

C．提前出现的 QRS 波群之前、之中，或之后可见逆行 P 波

D．PR 间期＜ 0.12 秒，RP 间期＜ 0.20 秒

E．早搏后多有一个完全代偿间歇

5．期前收缩首选的治疗药物是

A．洋地黄　　B．异丙肾上腺素　　C．麻黄素

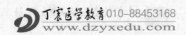

D．阿托品　　E．利多卡因

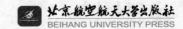

6．三度房室传导阻滞，心室率为 40 次 / 分，伴有阿 - 斯综合征发作，首选的治疗方法是
A．洋地黄　B．异丙肾上腺素　C．麻黄素
D．阿托品　E．安装人工心脏起搏器

7．首选胺碘酮治疗的疾病是
A．急性心绞痛　B．高血压　C．窦性心动过速
D．室早二联律　E．肺源性心脏病

8．心室颤动患者进行心肺复苏的首选药物是
A．碳酸氢钠　B．阿托品　C．利多卡因
D．肾上腺素　E．氧化钙

9．主动脉瓣狭窄最有价值的检查是
A．冠脉造影　B．X 线检查　C．心电图检查
D．MRI　E．超声心动图检查

10．不能通过心电图检查反映的情况是
A．心律失常　B．心肌供血不足　C．血钾升高
D．束支传导阻滞　E．瓣膜病变

11．感染性心内膜炎最重要的辅助检查是
A．心电图　B．超声心动图　C．X 线检查
D．血培养　E．免疫学检查

12．化验检查结果属于冠心病危险因素的是
A．血清总胆固醇下降　B．血清甘油三酯下降
C．血清高密度脂蛋白胆固醇增高　D．血清低密度脂蛋白胆固醇增高
E．血清肌酸磷酸激酶降低

13．心肌梗死的典型心电图异常不包括
A．病理性 Q 波　B．ST 段升高　C．T 波倒置
D．高耸状 T 波　E．ST 段水平压低

14．在诊断心肌梗死时，不属于血清酶辅助诊断的是
A．肌酸磷酸激酶　B．天冬氨酸氨基转移酶　C．乳酸脱氢酶
D．碱性磷酸酶　E．肌酸激酶同工酶

15．心肌梗死患者使用极化液的目的是
A．镇痛　B．增加血氧饱和度　C．增加血容量
D．抗心律失常　E．增加心肌兴奋性

16．心绞痛最有效的急救药物是
A．硝酸甘油　B．速效救心丸　C．地西泮
D．卡托普利　E．洋地黄类

17．可促进心肌代谢的药物为
A．辅酶 A　B．胺碘酮　C．米力农

D. 卡维地洛　　E. 螺内酯（安体舒通）

18. 高血压患者伴有阻塞性肺疾病的降压药禁用

A. 硝苯地平　　B. 维拉帕米　　C. 卡托普利

D. 哌唑嗪　　E. 阿替洛尔

答案：1. B。2. E。3. B。4. C。5. E。6. E。7. D。8. D。9. E。10. E。11. D。12. D。13. E。14. D。15. D。16. A。17. A。18. E。

第4节　消化系统疾病

一、胃　炎

（一）急性单纯性胃炎

1. 辅助检查　胃肠炎患者粪便常规检查为阳性。

2. 治疗要点　针对病因进行治疗，可暂时禁食，鼓励饮水，严重者可能发生水、电解质、酸碱平衡紊乱，注意观察，疼痛剧烈者遵医嘱用药。

（二）急性糜烂性胃炎

1. 辅助检查

（1）粪便检查：大便隐血试验阳性。

（2）胃镜检查。

2. 治疗要点　针对病因进行治疗，避免诱发因素，可使用保护胃黏膜药物。

（三）慢性胃炎

1. 辅助检查

（1）幽门螺杆菌检测：^{13}C- 或 ^{14}C- 尿素呼气试验，是幽门螺杆菌检查最常用的方法，不依赖内镜，准确性较高，是检测的金标准之一。取活组织做病理检查时也可查幽门螺杆菌，方法为快速尿素酶试验、胃黏膜组织切片染色镜检及细菌培养等。

（2）胃镜及活组织检查：胃镜检查是慢性胃炎最可靠的诊断方法，胃镜下取活组织还可作出病理诊断。

（3）血清学检查：自身免疫性胃炎壁细胞抗体和内因子抗体阳性。

2. 治疗要点　原则是消除病因、缓解症状、控制感染、防治癌前病变。

（1）根除幽门螺杆菌：联合应用多种药物治疗，可有效根治幽门螺杆菌。

①标准三联疗法：质子泵抑制剂＋克拉霉素＋阿莫西林或甲硝唑（二选一）。

②经典四联疗法：质子泵抑制剂＋铋剂＋四环素＋甲硝唑。四联疗法中的两种抗生素还可以选择阿莫西林、克拉霉素、呋喃唑酮、左氧氟沙星等药物。

（2）胃肠动力药：由十二指肠 - 胃反流引起的慢性胃炎，治疗常用助消化、改善胃肠动力的药物。

（3）自身免疫性胃炎引起的恶性贫血：应用维生素 B_{12}。

（四）急、慢性胃炎

禁用或慎用阿司匹林、糖皮质激素如强的松等药物，减少对胃黏膜的损伤。

二、消化性溃疡

1. 辅助检查

（1）幽门螺杆菌检测。

（2）胃镜及活组织检查：胃镜检查是消化性溃疡最可靠的首选诊断方法，也是最可靠和最有价值的检查方法。胃镜下可直接观察溃疡部位、病变大小、性质，取活组织还可作出病理诊断。消化性溃疡出血24～48小时行急诊纤维胃镜检查，可判断溃疡的性质、出血的原因，确定出血部位，还可以在内镜下进行止血治疗。

（3）X线钡剂检查：龛影是溃疡的直接征象，是诊断溃疡较可靠的依据。

（4）胃液分析：主要用于胃泌素瘤的辅助诊断。胃溃疡患者胃酸分泌正常或稍低于正常，十二指肠溃疡患者则常有胃酸分泌增高。

（5）大便隐血试验：隐血试验阳性提示溃疡有活动。如胃溃疡患者隐血试验持续阳性，且伴疼痛节律性改变，提示有癌变的可能。溃疡处于缓解期时，大便隐血试验可为阴性。

2. 治疗要点

（1）药物治疗：目的在于去除病因、控制症状、促进溃疡愈合、预防复发和防治并发症。见表1-15。

（2）手术治疗：胃大部切除术是消化性溃疡的主要术式，适用于非手术治疗无效或并发穿孔、出血、幽门梗阻、癌变者。

3. 用药护理　见表1-13。

4. 急性穿孔护理

（1）最重要的护理措施是禁食和胃肠减压。胃肠减压可抽出胃肠道内容物和气体，减少消化道内容物继续流入腹腔，减少胃肠内积液、积气，减少胃酸、胰液等消化液分泌，改善肠壁血运。

（2）无休克者取半卧位，使腹腔内渗液流入盆腔，有利于炎症局限和引流，减轻中毒症状，减轻腹胀对呼吸和循环的影响，放松腹肌，减轻疼痛。合并休克者应采取平卧位。

表1-13　消化性溃疡治疗用药

类　别	药　物	机制及作用	不良反应	服药时间
H_2受体拮抗剂	××替丁（西咪/法莫/雷尼）	阻止组胺与H_2受体相结合，抑制胃酸分泌	头晕、嗜睡、腹泻、腹胀、皮疹、肝损害、骨髓抑制、心律失常	餐中或餐后即刻/睡前，与抗酸药间隔1小时以上
质子泵抑制剂	××拉唑（奥美/兰索/艾司奥美）	抑制H^+-K^+-ATP酶，是最强的抑制胃酸分泌药	头晕（避免开车及其他高度集中注意力的工作）、荨麻疹、口苦	晨起吞服或早晚各服1次，不可咀嚼
铋剂	枸橼酸铋钾 胶体果胶铋	形成胃黏膜保护屏障，兼有抗Hp的作用	便秘和粪便变黑，恶心，一过性转氨酶升高，过量蓄积会引起神经毒性，需经肾脏排泄，有肾毒性	餐前半小时，不可与抗酸药同时服
胃黏膜保护药	硫糖铝	保护胃黏膜，刺激内源性前列腺素合成，增加黏膜血流量	便秘、口干、眩晕、嗜睡	餐前1小时及睡前嚼服

（续 表）

类 别	药 物	机制及作用	不良反应	服药时间
弱碱抗酸药	氢氧化铝 铝碳酸镁（达喜）	使胃内酸度降低	胃肠不适、消化不良、便秘，避免与奶制品同服	餐前0.5～1小时或疼痛嚼服 餐后1～2小时或睡前嚼服
促胃肠动力药	西沙必利 多潘立酮（吗丁啉）	$5\text{-}HT_4$受体激动剂（西） 多巴胺受体拮抗剂（多） 促进胃肠动力，治疗反流性疾病	心律失常甚至猝死（西） 头晕、嗜睡、泌乳（多）	早餐前或睡前（西） 餐前半小时（多）
硝咪唑类	甲硝唑/替硝唑	抗厌氧菌/抗滴虫/抗阿米巴原虫	胃肠道反应为主，苦味、金属味感，干扰乙醛代谢，服药期间严格禁酒	餐后半小时
青霉素类	阿莫西林	敏感菌所致的呼吸道、尿路、胆道感染；抗肺炎链球菌、幽门螺杆菌效果好	恶心、呕吐、腹泻等消化道反应和皮疹为主，少数有血清转氨酶升高	餐后
大环内酯抗生素	克拉霉素/红霉素/阿奇霉素	治疗葡萄球菌、肺炎链球菌、肺炎支原体、流感嗜血杆菌、淋球菌等感染	呕吐、腹泻、腹痛，肝功能损害	多于餐后，但阿奇霉素空腹

（3）监测生命体征，密切观察腹痛、腹膜刺激征及肠鸣音的变化。建立静脉通路，遵医嘱合理使用抗生素控制感染，给予镇痛治疗，缓解患者恐惧心理。吸氧，高热患者给予降温，加强营养支持。静脉补充液体和电解质，维持有效循环血量。进行抗休克治疗的同时做好急症手术准备。

（4）急性出血护理：取平卧位，下肢抬略高，以保证脑部供血；呕吐时头偏向一侧，防止窒息或误吸。密切监测生命体征，特别注意观察血压变化。具体措施见本章第十节上消化道出血。

（5）幽门梗阻护理：不完全梗阻者给予无渣半流食，完全梗阻者术前禁食。观察呕吐情况，给予输液和营养支持，纠正低氯低钾性碱中毒。完全梗阻者术前3天每晚用300～500ml温等渗盐水洗胃，以减轻胃壁水肿和炎症，利于术后吻合口愈合。

三、溃疡性结肠炎

1．辅助检查

（1）血液检查：血红蛋白降低。白细胞在活动期增高。血沉增快和C反应蛋白增高是溃疡性结肠炎活动期的标志。重症患者可有血清白蛋白降低。

（2）粪便检查：肉眼可见黏液和脓血，镜检可见多量红细胞和脓细胞。粪便病原学检查的目的是排除感染性结肠炎，是诊断本病的重要步骤，需反复多次。

（3）结肠镜检查：是本病诊断和鉴别诊断最重要的检查，可直接观察病变黏膜并取组织活检行病理学检查，患者黏膜脆、易出血，活检时应注意。

（4）X线钡剂灌肠检查：黏膜皱襞粗乱或有细颗粒改变，也可呈多发性小龛影或充盈缺损，肠管缩短、变硬，结肠袋消失，呈铅管状。病情严重者不宜做此检查，以免诱发中毒性巨结肠。

2．治疗要点　控制急性发作，促进黏膜愈合，维持症状缓解，减少病情复发，防治并发症。

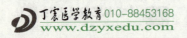

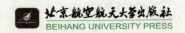

（1）5- 氨基水杨酸：在胃肠道几乎不被吸收，对肠道炎症的治疗效果显著。柳氮磺吡啶是治疗溃疡性结肠炎的首选，适用于轻型、中型或经糖皮质激素治疗已缓解的重型患者。同类药物还有奥沙拉嗪和美沙拉嗪。

（2）糖皮质激素：对急性发作者的疗效较好。适用于应用氨基水杨酸制剂疗效不佳的轻、中型患者，特别是重型活动期患者及急性暴发型患者。常用药物有泼尼松口服，氢化可的松、甲泼尼龙静脉给药，琥珀酸氢化可的松、地塞米松保留灌肠等。

（3）免疫抑制药：巯嘌呤、环孢素等。

（4）腹痛、腹泻治疗：抗胆碱药物阿托品可减轻平滑肌痉挛，缓解腹痛。止泻可给予地芬诺酯。重症患者禁用，以免诱发中毒性巨结肠。

（5）手术治疗：并发大出血、肠穿孔、中毒性巨结肠、结肠癌或经内科治疗无效者。

3. 用药护理　柳氮磺吡啶的不良反应有恶心、呕吐、食欲减退、头痛等，餐后服药可减轻胃肠道反应；另外有皮疹、粒细胞减少、再生障碍性贫血等，服药期间应定期复查血象。

四、肝硬化

1. 辅助检查

（1）血液检查：代偿期多正常，失代偿期红细胞或“三系”血细胞减少。合并感染时，白细胞计数可升高。凝血酶原时间延长。

（2）尿液检查：代偿期多正常，失代偿期常有蛋白尿、血尿和管型尿。有黄疸时尿中可出现胆红素，尿胆原增加。

（3）肝功能检查：代偿期正常或轻度异常，失代偿期转氨酶常有轻、中度增高，肝细胞受损时多以 ALT（GPT）增高较显著，但肝细胞严重坏死时 AST（GOT）增高会比 ALT 明显。白蛋白降低，球蛋白增高，白蛋白 / 球蛋白比值降低或倒置。

（4）免疫功能检查：血清 IgG 显著增高；T 淋巴细胞数常低于正常。病毒性肝炎肝硬化者，乙型、丙型或丁型肝炎病毒标记可呈阳性。

（5）腹水检查：一般为漏出液。若合并自发性腹膜炎时，可呈渗出液。腹水呈血性，应怀疑癌变可能。

（6）影像学检查：X 线钡剂检查显示食管下段虫蚀样充盈缺损，胃底菊花样充盈缺损。B 超、CT 和 MRI 检查可显示肝、脾、肝内门静脉、肝静脉及腹水情况。

（7）内镜检查：上消化道内镜检查可观察有无食管 - 胃底静脉曲张，以及曲张的程度和范围，并明确上消化道出血的病因和部位。腹腔镜检查可直接观察肝、脾情况，并穿刺做活组织检查明确诊断。

2. 治疗要点　代偿期治疗旨在延缓肝功能失代偿，预防肝细胞性肝癌；失代偿期治疗主要是对症治疗，改善肝功能及处理并发症。

（1）药物治疗：进行抗肝炎病毒治疗，去除或减轻病因，避免应用损害肝脏的药物，适当使用保肝药物，如葡萄糖醛酸内酯、维生素及助消化药物，但不宜滥用，以免加重肝脏负担。

（2）腹水的治疗

①限制钠、水的摄入：限制钠盐 1.2 ～ 2.0g/d，24 小时液体入量＜ 1000ml。若合并低钠血症，应限制在 500ml 以内。

②利尿药：是目前临床应用最广泛的治疗腹水方法。首选醛固酮受体拮抗剂螺内酯，因肝硬化患者醛固酮浓度升高，使肾小管对钠的重吸收增加。同时应合用排钾利尿药呋塞米。

③提高血浆胶体渗透压：定期输注血浆、新鲜血或白蛋白。

④放腹水、输注白蛋白：适用于无并发症（如肝性脑病）、肝代偿功能尚可、凝血功能正常的难

治性腹水者，在1～2小时内放腹水4～6L，同时每升腹水补充白蛋白6～8g。

⑤腹水浓缩回输：将放出的腹水经超滤或透析浓缩后，回输至患者静脉内，已较少使用。

⑥经颈静脉肝内门腔分流术：通过介入手术在肝内门静脉属支与肝静脉间建立分流通道，降低门静脉压力。

3. 用药护理 注意利尿速度不宜过快，每天体重减轻不超过0.5（无水肿）～1kg（有下肢水肿），防止诱发肝性脑病和肝肾综合征。

五、原发性肝癌

1. 辅助检查

（1）甲胎蛋白（AFP）：是诊断肝癌的特异性指标，是肝癌的定性检查，有助于诊断早期肝癌，广泛用于普查、诊断、判断治疗效果及预测复发。血清AFP＞400μg/L，并能排除妊娠、活动性肝病、生殖腺胚胎瘤等，即可考虑肝癌的诊断。

（2）B超检查：是肝癌筛查和早期定位的首选检查，具有方便易行、经济、无创等优点。能显示直径为1cm以上的肿瘤，可作为高危人群的普查手段。

（3）CT和MRI：具有较高的分辨率，可提高直径＜1.0cm小肝癌的检出率，是诊断及确定治疗策略的重要手段。

（4）选择性肝动脉造影：是创伤性检查，必要时才采用。作为肝癌诊断的重要补充手段，常用于小肝癌的诊断。

（5）肝穿刺或组织检查：细针穿刺行组织学检查是确诊肝癌最可靠的方法。

2. 治疗要点 早期诊断，早期采用以手术切除为主的综合治疗，是提高肝癌长期治疗效果的关键。

（1）手术治疗：以手术切除为首选，是目前根治原发性肝癌的最有效方法。

（2）肿瘤消融：具有微创、安全、简便和易于多次施行的特点。适合于瘤体较小而又无法或不宜手术切除者，特别是肝切除术后早期肿瘤复发者。

（3）肝动脉化疗栓塞（TACE）：是肝癌非手术疗法中的首选方法。

（4）其他治疗：包括放射治疗、分子靶向治疗、生物治疗、中医中药治疗等。

3. 手术护理

（1）术前护理：行各种术前检查及碘过敏试验。术前1天给予易消化饮食，术前6小时禁食、禁水。术前半小时可遵医嘱给予镇静药并测量血压。

（2）术后护理：取平卧位，术后24～48小时卧床休息。穿刺部位压迫止血15分钟再加压包扎，沙袋压迫6～8小时，保持穿刺侧肢体伸直24小时，并观察穿刺部位和肢体远端皮肤情况。禁食2～3天，从流质饮食开始，少量多餐。术后4～8小时体温可升高，持续约1周，高温者应采取降温措施。术后1周后，因肝缺血影响肝糖原储存和蛋白质合成，遵医嘱静脉补充白蛋白和葡萄糖液。

六、肝性脑病

1. 辅助检查

（1）血氨：慢性肝性脑病，尤其是门体分流性脑病，常有血氨增高。急性肝性脑病血氨多正常。

（2）脑电图检查：2～4期表现为节律变慢，对0期和1期的诊断价值较小。

（3）心理智能测验：主要用于筛选轻微肝性脑病。

2. 治疗要点

（1）及早识别和去除诱因：纠正电解质和酸碱平衡紊乱；止血和清除肠道积血；预防和控制感染；

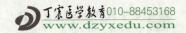

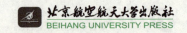

避免使用镇静药及损害肝功能的药物。

（2）减少肠内毒物的生成和吸收

①开始数天内禁食蛋白质，因蛋白质进行入体内后可分解产生 NH_3。

②使用生理盐水或弱酸溶液（如稀醋酸溶液）清洁灌肠或导泻。

③口服乳果糖或乳梨醇：酸化肠道，有利于不产尿素酶的乳酸杆菌生长，使肠道细菌产氨减少。同时，肠道的酸性环境可减少氨的吸收，促进血液中的氨渗入肠道并排出体外。乳果糖也可稀释后保留灌肠。

④口服抗菌药：抑制肠内细菌生长，减少氨的形成和吸收。常用的抗菌药有利福昔明、新霉素、甲硝唑。利福昔明是非氨基糖苷类肠道抗菌药，具有广谱、强效的抑制肠道细菌生长作用，口服不吸收，只在胃肠道局部起作用。

（3）促进有毒物质的代谢清除

① L- 鸟氨酸 -L- 天冬氨酸：鸟氨酸可通过鸟氨酸循环（尿素循环）合成尿素而降低血氨，天冬氨酸可促进谷氨酰胺合成酶的活性。

② L- 精氨酸、谷氨酸钾或谷氨酸钠：以往在临床应用广泛，但疗效无法证实。精氨酸为酸性，适用于碱中毒时。

（4）减少或拮抗假神经递质：支链氨基酸制剂可竞争性抑制芳香族氨基酸进入大脑，从而减少假神经递质的形成。

（5）其他治疗：肝移植，人工肝，药用炭（活性炭）、树脂等血液灌流可清除血氨。

3. 用药护理　避免应用催眠镇静药、麻醉药和对肝脏有毒性作用的药物等。出现烦躁不安或抽搐时，禁用吗啡、水合氯醛、哌替啶及巴比妥类药物，可用地西泮、氯苯那敏等，使用量为常规用量的 1/3 ～ 1/2，并减少给药次数。

七、急性胰腺炎

1. 辅助检查

（1）血常规检查：白细胞计数和中性粒细胞明显增高，核左移。

（2）淀粉酶测定：是胰腺炎早期最常用和最有价值的检查方法。血清淀粉酶在发病后数小时开始升高，8 ～ 12 小时标本最有价值，24 小时达高峰，持续 4 ～ 5 天后恢复正常。血清淀粉酶超过正常值 3 倍即可诊断。尿淀粉酶于 24 小时才开始升高，48 小时达高峰后缓慢下降，1 ～ 2 周后逐渐降至正常。淀粉酶升高的幅度和病情严重程度不成正比。

（3）血清脂肪酶测定：血清脂肪酶常在发病后 24 ～ 72 小时开始升高，持续 7 ～ 10 天。脂肪酶超过正常值 3 倍即可诊断。

（4）C 反应蛋白（CRP）：是组织损伤和炎症的非特异标志物，发病 48 小时＞ 150mg/L 提示病情较重。

（5）其他生化检查：持续空腹血糖＞ 10mmol/L 提示可能有胰腺坏死，预后不良。血钙降低程度与病情严重程度成正比，＜ 1.5mmol/L 提示预后不良。

（6）影像学检查：腹部超声为常规初筛检查，腹部 X 线片显示“哨兵袢”和“结肠切割征”为胰腺炎的间接指征。增强 CT 扫描是最具诊断价值的影像学检查，能鉴别是否合并胰腺组织坏死。

2. 治疗要点　治疗原则为减轻腹痛，减少胰液分泌，防治并发症。

（1）减少胰液分泌：减少胰液分泌是治疗急性胰腺炎最主要的措施，而减少胰液分泌最主要的措施是禁食、禁水和胃肠减压。

①禁食、禁水、胃肠减压：减少胃酸分泌，从而降低胰液分泌，减轻自身消化，减轻腹胀，降低

腹内压。

②抗胆碱药及抑制胃酸分泌药：如阿托品、山莨菪碱（654-2）、H_2 受体拮抗剂或质子泵抑制剂等。

③抑制胰腺外分泌：生长抑素、奥曲肽可抑制生长激素释放，还可抑制胃酸、胰腺内分泌（胰岛素和胰高血糖素）及外分泌（胰酶），对胰腺有保护作用。生长抑素、奥曲肽还常用于严重急性上消化道出血如消化性溃疡出血、食管-胃底静脉曲张破裂出血的治疗，ERCP和胰腺手术前的预防性用药。

（2）解痉止痛：在诊断明确的情况下给予解痉止痛药，常用药物有山莨菪碱、阿托品等。但抗胆碱药可诱发或加重肠麻痹，严重腹胀和肠麻痹者不宜使用。严重腹痛者可遵医嘱肌内注射哌替啶，但禁用吗啡，以免引起 Oddi 括约肌痉挛，加重病情。

（3）抗感染：早期使用对革兰阴性菌和厌氧菌敏感的抗生素，如喹诺酮类、头孢类或甲硝唑。还可应用 33% 硫酸镁或芒硝导泻清洁肠道，减少肠内细菌过生长，促进肠蠕动。

（4）静脉输液和营养支持：补充液体，抗休克，纠正水、电解质和酸碱平衡紊乱，加强营养支持。禁食期主要靠完全肠外营养，病情缓解后应尽早过渡到肠内营养。

（5）抑制胰酶活性：仅用于重症胰腺炎的早期，常用药物有抑肽酶、加贝酯。

（6）内镜下 Oddi 括约肌切开术、取石术：适用于胆源性胰腺炎，可迅速缓解症状，改善预后，防止急性胰腺炎复发。

（7）并发症的处理：对急性坏死型胰腺炎伴腹腔内大量渗液者，或伴急性肾衰竭者，给予腹膜透析治疗；急性呼吸窘迫综合征者及时做气管切开或机械通气；并发糖尿病者可进行胰岛素治疗。

八、结核性腹膜炎

1．辅助检查

（1）血液检查：病程长且有活动性病变患者有轻度至中度贫血。活动期血沉增快。

（2）腹水检查：鉴别腹水病因有重要价值。结核性腹膜炎患者腹水为渗出型，多为草黄色或草绿色，少数为淡血色，偶有乳糜样，静置后可有自然凝固块。结核分枝杆菌培养的阳性率很低（＜15%）。

（3）结核菌素试验：结果为强阳性对诊断有帮助。

（4）X 线检查：有辅助价值，查可发现肠粘连、肠结核、肠瘘、肠腔外肿块等征象。

（5）腹腔镜检查：对诊断困难者有价值，但腹腔有广泛性粘连者禁用。活检组织病理检查具有确诊价值。

2．治疗要点

（1）抗结核药物治疗：及早给予合理、足够疗程的抗结核化学药物治疗，是治疗本病的关键，以达到早日康复、避免复发和防止并发症的目的。渗出型强调全程规则治疗；粘连型或干酪型必要时可加强抗结核化疗的联合应用（以四联为宜）及适当延长抗结核治疗的疗程。

（2）放腹水治疗：可减轻症状。

（3）手术治疗：适用于诊断困难或并发严重、并发完全性肠梗阻、治疗不见好转者。

（4）辅助治疗：注意休息及营养的补充，以增加机体抵抗力，调整全身情况。

3．用药护理 向患者及家属告知抗结核药多有耳毒性、肾毒性、胃肠道反应等不良反应，注意定期检查。坚持用药，不可私自停药或更改服用剂量。

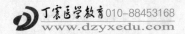

九、上消化道出血

1．辅助检查

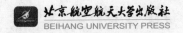

（1）血常规：出血 3 ～ 4 小时后出现贫血。急性出血者为正细胞正色素性贫血，慢性失血为小细

胞低色素性贫血。出血 24 小时内网织红细胞增高，出血停止后逐渐恢复正常。白细胞计数在出血后 2 ～ 5 小时增高，出血停止后 2 ～ 3 天降至正常。

（2）氮质血症：大量血液中的蛋白质在肠道被吸收，血中尿素氮浓度增高，称为肠氮质血症。在出血后数小时血尿素氮增高，24 ～ 48 小时达高峰，一般不超过 14.3mmol/L，3 ～ 4 天降至正常。

（3）大便隐血试验：阳性。

（4）内镜检查：是诊断上消化道出血病因、部位和出血情况的首选检查方法。一般在上消化道出血后 24 ～ 48 小时进行胃镜或结肠镜检查，可直接观察病灶情况，明确病因，并进行紧急止血治疗。

（5）X 线钡剂造影检查：适用于有胃镜检查禁忌证或不愿进行胃镜检查者，应在出血停止数天及病情基本稳定后进行。

（6）选择性动脉造影：选择性血管造影适用于内镜未能发现病灶、估计有消化道动脉性出血者，若见造影剂外溢，则是消化道出血最可靠的征象。

2. 治疗要点

（1）急救措施：卧位休息，保持呼吸道通畅，必要时吸氧，活动性出血期间禁食。

（2）补充血容量：立即配血，可以先输平衡溶液或葡萄糖盐水，必要时及早输入浓缩红细胞或全血，保持血红蛋白在 90 ～ 100g/L 为佳。肝硬化患者需输新鲜血，以免诱发肝性脑病。

（3）止血措施

①非曲张静脉上消化道大量出血：以消化性溃疡出血最常见。

a．药物止血：常用 H_2 受体拮抗剂或质子泵抑制剂，抑制胃酸分泌，大出血时静脉给药。

b．内镜治疗：适用于活动性出血或暴露血管的溃疡，注射肾上腺素或硬化剂、电凝及使用止血夹等。

c．介入治疗：通过血管介入栓塞胃十二指肠动脉。

②曲张的食管 - 胃底静脉破裂出血

a．药物止血：常用血管活性药物，如生长抑素、奥曲肽及血管加压素（垂体后叶素），减少门静脉血流量，降低门静脉压而控制出血。其中，生长抑素和奥曲肽是治疗食管 - 胃底静脉曲张出血的最常用药物。

b．气囊压迫止血：在药物治疗无效的大出血时暂时使用。因患者痛苦、并发症多、早期再出血率高，不可长期使用，不推荐为首选措施。

c．内镜止血：常通过注射硬化剂、套扎食管曲张静脉等方法止血。

1．诊断慢性胃炎最可靠的方法是

A．病史及临床表现　B．胃肠钡餐造影　C．血清抗体测定

D．纤维胃镜检查　E．胃液酸度分析

2．可出现血清胃泌素慢性增高的疾病是

A．慢性胃体胃炎（A 型胃炎）　B．慢性胃窦胃炎（B 型胃炎）

C．上消化道出血　D．十二指肠球部溃疡

E．单纯性胃炎

3．胃穿孔时典型的 X 线改变是

A．双侧肺受压　B．胃萎缩　C．膈下游离气体

D．胃扩张　E．胃内有液平面

4．可破坏胃黏膜屏障的药物是
A．枸橼酸铋钾　B．法莫替丁　C．吲哚美辛
D．雷尼替丁　E．西沙必利

5．消化性溃疡治疗用药中，抑酸作用最强的药物是
A．法莫替丁　B．奥美拉唑　C．碳酸氢钠
D．硫糖铝　E．枸橼酸铋钾

6．溃疡性结肠炎药物治疗首选
A．口服抗生素　B．硫唑嘌呤　C．乳酸杆菌制剂
D．糖皮质激素　E．柳氮磺吡啶

7．最有助于肝硬化诊断的检查是
A．血清转氨酶测定　B．凝血酶原时间测定　C．血清碱性磷酸酶测定
D．血清直接胆红素测定　E．白蛋白与球蛋白比值测定

8．肝硬化患者腹水多为
A．渗出液　B．漏出液　C．乳糜淋巴液
D．血性液　E．脓性渗出液

9．治疗顽固性腹水较好的方法是
A．应用利尿药　B．甘露醇导泻　C．腹腔穿刺放腹水
D．定期输新鲜血　E．腹水浓缩回输

10．抑制肝昏迷患者大脑中假神经递质的形成，首选的治疗是
A．静滴谷氨酸钠　B．口服甲硝唑　C．弱酸溶液进行灌肠
D．限制蛋白质摄入　E．静滴氨基酸混合液

11．急性胰腺炎最有意义的检查是
A．血、尿淀粉酶　B．B超　C．甲胎蛋白
D．CT　E．碱性磷酸酶

12．患者，男，52岁。反复中上腹部闷痛18年，餐后明显。近半年来腹痛无规律性，食欲减退，体重减轻12斤。粪便潜血试验阳性。可能的诊断是
A．消化性溃疡　B．胃溃疡出血　C．胃溃疡癌变
D．十二指肠溃疡并出血　E．慢性胃炎

答案：1．D。2．A。3．C。4．C。5．B。6．E。7．E。8．B。9．C。10．E。11．A。12．C。

第5节 泌尿系统疾病

一、常见症状护理

1. 常见症状

（1）白细胞尿、脓尿和菌尿：新鲜离心尿液每高倍视野白细胞＞ 5 个，或新鲜尿液白细胞计数＞40 万个，称为白细胞尿或脓尿。中段尿涂片镜检每个高倍视野均可见细菌，或尿培养菌落计数超过 10^5/ml 称为菌尿，仅见于泌尿系统感染。

（2）管型尿：肾小球发生病变后，由蛋白质、细胞及其碎片在肾小管内凝聚而成，包括细胞管型、颗粒管型、透明管型等。白细胞管型是活动性肾盂肾炎的特征，红细胞管型提示急性肾小球肾炎，蜡样管型提示慢性肾衰竭。

2. 肾源性水肿的用药护理 遵医嘱使用利尿药、糖皮质激素或其他免疫抑制药等，注意药物的疗效及不良反应。长期使用利尿药应定期监测血清电解质和酸碱平衡情况。

二、慢性肾小球肾炎

1. 辅助检查

（1）尿液检查：蛋白尿＋～+++，24 小时尿蛋白定量 1 ～ 3g。镜下可见多形性红细胞和红细胞管型。

（2）血液检查：早期血常规多正常或轻度贫血。晚期红细胞计数和血红蛋白明显下降。

（3）肾功能检查：内生肌酐清除率明显下降，血尿素氮、血肌酐增高。

（4）B 超检查：双肾缩小，皮质变薄。

（5）肾穿刺活体组织检查：可确定慢性肾炎的病理类型。

2. 治疗要点 目的在于防止和延缓肾功能进行性减退，改善症状及防治严重合并症，而不以消除尿蛋白和血尿为目标。一般不使用激素和细胞毒药物，多采取综合治疗。

（1）控制高血压和减少尿蛋白：是两个重要的治疗环节，因高血压和蛋白尿可加速肾小球硬化，促进肾功能恶化。血压最好控制在＜ 130/80mmHg，尿蛋白＜ 1g/d。首选药物为血管紧张素转换酶抑制剂（ACEI）或血管紧张素Ⅱ受体拮抗剂（ARB），既可降低血压，又能减少蛋白尿，保护肾脏功能。

（2）休息与饮食：休息可增加肾血流量，增加尿量，改善肾功能，减少蛋白尿。肾功能不全者采取优质低蛋白、低磷饮食，以减轻肾小球高灌注、高压力和高滤过状态，延缓肾小球硬化和肾功能减退。

（3）利尿：水肿较明显者，选用氢氯噻嗪、呋塞米等利尿药。

（4）抗血小板药物：可改善微循环，降低尿蛋白，延缓肾功能衰退。

（5）避免加重肾脏损害的因素：避免妊娠、感染、劳累及肾毒性药物等。

3. 用药指导 遵医嘱长期正确用药，使用降压药时不宜降压过快、过低，注意观察药物疗效和不良反应。避免应用有肾毒性作用的药物如氨基糖苷类（庆大霉素、链霉素、卡那霉素、妥布霉素、新霉素、阿米卡星）、磺胺类、两性霉素 B、第一代头孢菌素等。

三、原发性肾病综合征

1. 辅助检查

（1）尿液检查：尿蛋白定性 +++ ～ ++++，尿蛋白定量＞ 3.5g/d，尿中有红细胞、颗粒管型。

（2）血液检查：血浆白蛋白＜ 30g/L，血胆固醇、甘油三酯、低密度脂蛋白及极低密度脂蛋白均增高，血沉明显增快。

（3）肾功能检查：血尿素氮、肌酐可升高，内生肌酐清除率降低。

（4）肾活检病理检查：可以明确肾小球的病变类型，指导治疗及判断预后。

（5）B超检查：双肾正常或缩小。

2．治疗要点

（1）一般治疗：注意休息，合理饮食。

（2）对症治疗

①利尿消肿：噻嗪类利尿药与保钾利尿药合用。

②减少尿蛋白：血管紧张素转换酶抑制剂（ACEI）或血管紧张素Ⅱ受体拮抗剂（ARB），可直接降低肾小球内高压，减少尿蛋白。

（3）抑制免疫与炎症反应

①糖皮质激素：抑制免疫炎症反应，减少醛固酮和抗利尿激素分泌，是原发性肾病综合征首选的治疗药物。

②细胞毒药物：以环磷酰胺最常用，常与激素合用。

③环孢素A：适用于激素及细胞毒药物治疗无效的难治性肾病综合征。

（4）并发症防治

①感染：用激素治疗时无须预防性使用抗生素，以免诱发真菌双重感染。一旦发生感染，及时应用敏感、强效及无肾毒性的抗生素治疗。

②血栓及栓塞：当血浆白蛋白＜20g/L时，提示存在高凝状态，可预防性应用肝素并辅以抗血小板药。

③急性肾衰竭：利尿无效且达到透析指征时应进行血液透析。

（5）中医中药治疗：雷公藤具有抑制免疫和系膜细胞增生、减少尿蛋白的作用。

3．用药护理

（1）利尿药：定期复查电解质，遵医嘱补钾，肾衰竭者禁用保钾利尿药。注意利尿不宜过快、过猛，以免血容量不足而加重血液高凝，诱发血栓、栓塞并发症。

（2）糖皮质激素：严格遵医嘱用药，长期使用应注意有无消化道溃疡、继发感染、骨质疏松、高血压、糖尿病、满月脸及向心性肥胖等不良反应。用药应遵循起始足量、缓慢减药、长期维持的原则。可采取全天量顿服或维持用药期间两天量隔天一次顿服，以减轻不良反应。中程疗法总疗程6个月，长程疗法9个月。

（3）环磷酰胺：不良反应有出血性膀胱炎、骨髓抑制、胃肠道反应、中毒性肝损害、脱发及性腺抑制（尤其男性）等。

（4）环孢素A：长期应用存在肝肾毒性、高血压、高尿酸血症、多毛及牙龈增生等不良反应，停药后易复发。

四、肾盂肾炎

1．辅助检查

（1）尿常规：可见白细胞管型，对肾盂肾炎有诊断价值，但不会出现大量蛋白尿。

（2）血常规：急性期血白细胞计数增高，中性粒细胞核左移，血沉增快。

（3）细菌培养：可采用清洁中段尿、导尿及膀胱穿刺尿做细菌培养，其中膀胱穿刺尿培养结果最可靠。尿细菌定量培养≥10^5/ml为真性菌尿，可确诊尿路感染。10^4～10^5/ml为可疑阳性，需复查。＜10^4/

ml 则可能是污染。

（4）肾功能检查：慢性肾盂肾炎肾功能受损时可出现肾小球滤过率下降、血肌酐升高等。

2. 治疗要点

（1）急性肾盂肾炎

①一般治疗：休息，多饮水，勤排尿，保持每天尿量在 2500ml 以上。保持外阴清洁，也是最简单的预防措施。

②抗菌药物治疗：应用抗菌药物，首选对革兰阴性杆菌有效的药物，如喹诺酮类（氧氟沙星等）、青霉素及头孢菌素类。一般疗程为 10 ～ 14 天，尿检阴性后再用药 3 ～ 5 天。如尿菌仍阳性，则应参考药敏试验结果选用敏感性药物继续治疗 4 ～ 6 周。治愈后不提倡长期应用抗菌药物，以免诱发耐药。

③碱化尿液：碳酸氢钠片口服，以碱化尿液，增强药物抗菌活性，避免尿路结晶形成。

（2）慢性肾盂肾炎：治疗的关键是积极寻找并去除易感因素，提高机体免疫力；急性发作时的治疗原则同急性肾盂肾炎。

3. 高热患者的用药护理　遵医嘱应用抗菌药物，口服复方磺胺甲噁唑时嘱患者多饮水，并同时服用碳酸氢钠，以碱化尿液、增强疗效、减少磺胺结晶形成，避免引起肾损伤。可进行物理降温，必要时按医嘱药物降温。

五、慢性肾衰竭

1. 辅助检查

（1）血常规：红细胞计数和血红蛋白浓度降低，白细胞与血小板正常或偏低。

（2）尿液检查：尿量正常但夜尿增多，尿渗透压降低。尿比重测定是判断肾功能最简单的方法，严重者尿比重固定在 1.010 ～ 1.012。蜡样管型对诊断有意义。

（3）肾功能检查：内生肌酐清除率降低出现较早，血肌酐、尿素氮、尿酸增高。

（4）影像学检查：双肾缩小。

2. 治疗要点

（1）早期防治：治疗原发病和去除导致肾功能恶化的因素，是慢性肾衰竭防治的基础，也是保护肾功能和延缓慢性肾脏疾病进展的关键。

（2）饮食治疗：限制蛋白饮食是治疗的重要环节，能减少含氮代谢产物生成，减轻症状及相关并发症，延缓病情进展。适当应用必需氨基酸，避免负氮平衡。

（3）对症治疗

①高血压：严格、有效控制血压是延缓慢性肾衰竭进展的重要措施之一。肾素依赖型应首选血管紧张素转换酶抑制剂（ACEI）或血管紧张素 II 受体拮抗剂（ARB）。

②感染：结合细菌培养和药物敏感试验，及时应用无肾毒性或毒性低的抗生素治疗。

③代谢性酸中毒：在纠正酸中毒过程中同时补钙，防止低钙引起的手足抽搐。

④贫血：重组人红细胞生成素是治疗肾性贫血的特效药，血红蛋白＜ 100g/L 可开始使用。

（4）透析疗法：适用于尿毒症患者经药物治疗无效时。

（5）肾移植：是目前最佳的肾脏替代疗法，为治疗终末期肾衰竭最有效的方法。

3. 用药护理　遵医嘱正确用药，注意观察药物疗效和不良反应。应用促红细胞生成素皮下注射时，应定期更换注射部位。避免应用庆大霉素等有肾毒性作用的药物。

1．镜下血尿是指每个高倍视野红细胞数达到
A．1个 B．2个 C．3个
D．4个 E．5个

2．若要确定慢性肾小球肾炎的病理类型，需进行的检查是
A．尿液检查 B．肾活组织检查 C．CT
D．肾功能检查 E．放射性核素检查

3．蛋白尿是指24小时蛋白定量大于
A．0.01g B．0.15g C．0.25g
D．0.35g E．0.05g

4．肾功能初步评估的检查是
A．血尿素氮测定 B．血肌酐测定 C．内生肌酐清除率
D．酚红试验 E．红细胞排泄率

5．尿毒症性贫血的治疗方法不包括
A．适当输入少量新鲜血 B．注射红细胞生成素 C．口服铁剂
D．口服叶酸 E．给予足量的动物蛋白饮食

6．患者，男，31岁。头痛、乏力5个月，视物模糊5天。查体：血压180/100mmHg，尿蛋白（++），尿红细胞20个/Hp，眼底视网膜动脉痉挛，黄斑部有渗出与出血，视乳头无水肿。B超示双肾体积缩小。最可能的诊断是
A．肾性高血压 B．肾动脉狭窄 C．急进性肾炎
D．原发性高血压肾损害 E．恶性高血压肾损害

7．患者，男，46岁。因发热、腰痛、尿频、尿急、尿痛就医，诊为急性肾盂肾炎。尿化验的特点是
A．颗粒管型（++） B．大量红细胞 C．蜡样管型
D．蛋白（++） E．尿白细胞＞5个/Hp

8．患者，女，23岁。尿频、尿急、尿痛已经2天，查尿沉渣有大量白细胞，应考虑
A．急性肾盂肾炎 B．慢性肾炎 C．肾病综合征
D．肾衰早期 E．肾衰晚期

9．患者，女，28岁。原有慢性肾盂肾炎，未坚持治疗，近半年来血压上升，伴眼睑水肿，此时查尿液最重要的变化是
A．大量白细胞 B．大量蛋白 C．大量颗粒管型
D．乳糜尿 E．血红蛋白尿

10．患者，男，60岁。尿毒症病史5年，近日病情加重。检查：血肌酐1040mmol/L，血压150/95mmHg，立即给予血液透析，透析过程中患者出现头痛、恶心、呕吐，血压210/119mmHg。措施不当的是
A．延长透析时间 B．必要时给予镇静剂 C．静脉注射高渗糖
D．静脉注射高渗钠 E．采用高钠、碳酸氢盐透析液

答案：1．C。2．B。3．B。4．C。5．E。6．A。7．E。8．A。9．A。10．A。

第 6 节　血液及造血系统疾病

一、贫　血

（一）缺铁性贫血

1. 辅助检查

（1）血象：典型血象为小细胞低色素性贫血，血红蛋白降低较红细胞更明显，白细胞、血小板正常或减低。

（2）骨髓象：增生活跃或明显活跃，以中、晚幼红细胞为主，骨髓铁染色可反映体内储存铁情况，可作为诊断缺铁的金指标。

（3）其他：血清铁和铁蛋白降低，血清铁蛋白检查能早期诊断储存铁缺乏，血清可溶性转铁蛋白受体测定是目前反映缺铁性红细胞生成的最佳指标。

2. 治疗要点

（1）去除病因：是根治贫血，防止复发的关键环节。

（2）补充铁剂：首选口服铁剂，如硫酸亚铁、富马酸亚铁等。也可用铁剂肌内注射。

3. 用药护理

（1）口服铁剂的护理：最常见的不良反应是恶心、呕吐、胃部不适和黑便等胃肠道反应，应从小剂量开始，于两餐之间服用。可与维生素 C 或各种果汁同服，但避免与茶、咖啡、牛奶、植酸盐等同服，以免影响铁吸收。口服液体铁剂使用吸管，服后漱口，避免牙齿染黑。

（2）注射铁剂的护理：需深层肌内注射并经常更换注射部位，减少疼痛与硬结形成。注射时应注意不要在皮肤暴露部位注射。抽取药液后，更换针头注射。可采用“Z”形注射法，以免药液溢出导致皮肤染色。注射后 10 分钟至 6 小时内，密切观察不良反应，主要有注射局部肿痛、硬结形成、皮肤发黑和过敏反应等。

（3）疗效判断：一般补充铁剂 12 ～ 24 小时后患者自觉症状好转，精神症状减轻，食欲增加。网织红细胞能最早反映其治疗效果，用药 1 周左右开始上升，10 天左右达到高峰。2 周后血红蛋白开始升高，通常 1 ～ 2 个月恢复至正常。铁剂治疗应在血红蛋白恢复正常后继续服用 3 ～ 6 个月，以增加铁储存。

（二）再生障碍性贫血

1. 辅助检查

（1）血象：呈正细胞正色素性贫血，全血细胞减少，但三系细胞减少的程度不同。网织红细胞绝对值低于正常。白细胞计数减少，以中性粒细胞减少为主。血小板减少。

（2）骨髓象：为确诊再障的主要依据，骨髓颗粒极少，脂肪滴增多。

2. 治疗要点

（1）去除病因：去除或避免可能导致骨髓损害的因素，禁用对骨髓有抑制的药物。

（2）支持和对症治疗

①加强保护措施，预防感染，重型再障需保护性隔离，避免诱发或加重出血。

②止血，输血，应用广谱抗生素，再根据细菌培养结果，选择敏感抗生素。

（3）免疫抑制治疗：常用抗淋巴 / 胸腺细胞球蛋白和环孢素。

（4）促进骨髓造血：雄激素为治疗非重型再障的首选药物，常用司坦唑醇、十一酸睾酮和丙酸睾酮等，疗效判断指标为网织红细胞或血红蛋白升高。

（5）造血干细胞移植：年龄 40 岁以下，无感染及其他并发症是最佳移植对象。

3. 用药护理 丙酸睾酮为油剂，不易被吸收，注射局部易形成硬块，需采用长针头深层、缓慢、分层注射，经常更换注射部位，发现硬块要及时理疗。长期应用的不良反应有肝功能损害和女性男性化，如毛须增多、声音变粗、痤疮、女性闭经等。

二、特发性血小板减少性紫癜

1. 辅助检查

（1）血象：血小板减少，功能一般正常。红细胞和血红蛋白下降，白细胞多正常。

（2）骨髓象：巨核细胞数量正常或增加，有血小板形成的巨核细胞显著减少，粒、红两系正常。

（3）其他：束臂试验阳性，出血时间延长，血块回缩不良。

2. 治疗要点 糖皮质激素为首选药物；静脉输注丙种球蛋白；脾切除：适用于糖皮质激素无效者；输血和输血小板：适用于血小板＜ 20×10^9/L，出血严重而广泛，疑有或已存在颅内出血者。

3. 用药护理 餐后服药，长期使用糖皮质激素会引起身体外形的变化、胃肠道出血、诱发感染、骨质疏松等。

三、白血病

（一）急性白血病

1. 辅助检查

（1）血象：多数患者白细胞计数增多，少数白细胞数正常或减少。血涂片检查数量不等的原始和幼稚白细胞是血象检查的主要特点。有不同程度的正常细胞性贫血。早期血小板轻度减少或正常，晚期极度减少。当血小板计数＜ 20×10^9/L 时应警惕颅内出血。

（2）骨髓象：是确诊白血病的主要依据和必做检查，对临床分型、指导治疗、疗效判断和预后评估等意义重大。多数患者骨髓象增生明显活跃或极度活跃，以原始细胞和幼稚细胞为主，正常较成熟的细胞显著减少。

（3）其他：细胞化学、免疫学等检查有助于确定白血病的类型。

2. 治疗要点

（1）对症治疗

①紧急处理高白细胞血症：当白细胞＞ 100×10^9/L 时，应紧急使用血细胞分离机。

②防治感染：严重感染是白血病主要的死亡原因，患者宜住隔离病室或无菌层流室。

③控制出血：血小板＜ 20×10^9/L 者，输浓缩血小板悬液或新鲜血。

④纠正贫血：积极争取白血病缓解是纠正贫血最有效的方法。严重贫血可吸氧、输浓缩红细胞，维持 Hb ＞ 80g/L。

⑤预防尿酸肾病：由于化疗药物造成大量白血病细胞破坏，血清及尿液中尿酸浓度明显增高，尿酸结晶的析出可阻塞肾小管，严重者可致肾衰竭。应要求患者多饮水，最好 24 小时持续静脉补液，使每小时尿量＞ 150ml/m^2 并保持碱性尿。还可给予别嘌醇抑制尿酸合成。

（2）化学药物治疗：是目前白血病治疗最主要的方法，也是造血干细胞移植的基础，可分为诱导缓解及缓解后治疗两个阶段。长春新碱（VCR）和泼尼松（P）组成的 VP 方案是急性淋巴细胞白血病的基础用药。急性髓系白血病最常用的是去甲氧柔红霉素（IDA）、阿糖胞苷（A）组成的 IA 方案和柔红霉素（DNR）、阿糖胞苷（A）组成的 DA 方案。

（3）中枢神经系统白血病的防治：可行药物鞘内注射，常用药物是甲氨蝶呤、阿糖胞苷，可同时加地塞米松。

（4）其他：骨髓或外周干细胞移植。

3. 化疗不良反应的护理

（1）预防组织坏死：多数化疗药物对组织刺激大，多次静脉注射可引起静脉炎。若药液外渗可引起局部组织坏死、蜂窝织炎，故仅用于静脉注射。首选中心静脉或深静脉置管，若使用外周浅表静脉，宜选择粗直的大血管。静脉给药前，最重要的注意事项是告知患者，并要求签署化疗同意书。此后用生理盐水冲管，确保针头在静脉内，推注速度要慢，边推边抽回血，以保证药液无外渗。输注完毕后再用生理盐水冲管后拔针。联合应用多种药物时，先用刺激性弱的药物。

若静脉穿刺处疼痛，首先考虑是否发生药液外渗。药液一旦外渗，应立即停止给药，保留针头接注射器回抽后，注入解毒剂再拔针，之后应用地塞米松或利多卡因局部封闭，间断冰敷 24 小时，肢体抬高 48 小时，报告医师并记录。

（2）保护静脉：药物适当稀释，以减轻对血管壁的刺激。长期治疗需制订静脉使用计划，左、右臂交替使用。发生静脉炎的局部血管禁止输液，患处避免受压，给予热敷，硫酸镁湿敷或理疗。

（3）骨髓抑制：抗肿瘤药物多数均有不同程度的骨髓抑制不良反应，应定期查血象，每次疗程结束后复查骨髓象。化疗期间最主要的观察项目就是血常规，如白细胞＜3.5×10^9/L，或血小板＜80×10^9/L 时，应暂停化疗，预防感染。白细胞＜1×10^9/L，实行保护隔离。血小板＜20×10^9/L，绝对卧床休息，协助做好生活护理。

（4）预防感染：对重度骨髓抑制者，置于无菌室或层流无菌室内。若无层流室，置于单人病房，定期严格消毒，禁止探视，避免交叉感染。加强口腔、皮肤及肛周护理。

（5）胃肠道反应：化疗期间给予清淡、易消化和富有营养的饮食，少食多餐。出现恶心、呕吐时，应暂缓或停止进食，加强口腔护理。呕吐频繁可用止吐镇静药。必要时静脉补充营养。

（6）常见化疗药不良反应：见表 1-14。

表1-14　常见化疗药不良反应及护理

常见不良反应	常见药物	护理措施
心脏毒性	柔红霉素 多柔比星（阿霉素） 高三尖杉酯碱	用药前后监测心率、心律及血压，用药时缓慢静滴，速度＜40滴/分
肝功能损害	巯嘌呤 甲氨蝶呤 门冬酰胺酶	观察有无黄疸，定期监测肝功能
出血性膀胱炎	环磷酰胺（烷化类）	多饮水，每天超过3000ml，以稀释尿中药物浓度
周围神经炎 手足麻木感	长春新碱	停药后可逐渐消失
口腔黏膜溃疡	甲氨蝶呤	加强口腔护理，每天2次，用0.5%普鲁卡因含漱
脱　发	大多数化疗药	化疗结束后可再生，戴冰帽，减少药物到达毛囊

（二）慢性髓系白血病

1. 辅助检查

（1）血象：白细胞数显著增加，各阶段中性粒细胞均增多，以中幼、晚幼、杆状核粒细胞为主。晚期血红蛋白和血小板明显降低。

（2）骨髓象：增生明显或极度活跃。以粒细胞为主，中幼、晚幼粒细胞明显增多，原始粒细胞＜10%。巨核细胞正常或增多，晚期减少。

（3）染色体检查及其他：绝大多数慢粒患者血细胞中出现 Ph 染色体。少数患者 Ph 染色体呈阴性，预后较差。

2. 治疗要点 着重于慢性期早期治疗，避免疾病转化，力争细胞遗传学和分子生物学水平的缓解。

（1）分子靶向治疗：首选伊马替尼，需终身服用。

（2）化疗药物：首选羟基脲，其次为白消安（马利兰）。

（3）α 干扰素：治疗效果较好，多数患者可获缓解。

（4）靛玉红：为我国独创，是从青黛中提取的成分。

（5）异基因造血干细胞移植：是唯一可治愈慢粒的方法。

3. 化疗药物不良反应护理

（1）伊马替尼：消化道反应、水肿、肌肉骨骼疼痛、肝损害。

（2）靛玉红：腹泻、腹痛、便血。

1. 确诊缺铁性贫血的化验项目是
A. 网织红细胞 B. 红细胞总数 C. 血红蛋白
D. 血清铁 E. 血清铁蛋白

2. 贫血时，成年男性血红蛋白低于
A. 100g/L B. 110g/L C. 120g/L
D. 130g/L E. 140g/L

3. 治疗慢性再生障碍性贫血的首选药物是
A. 糖皮质激素 B. 免疫抑制药 C. 造血因子
D. 雄激素 E. 雌激素

4. 特发性血小板减少性紫癜的血小板计数一般
A. $<20\times10^9/L$ B. $<30\times10^9/L$ C. $<40\times10^9/L$
D. $<50\times10^9/L$ E. $<60\times10^9/L$

5. 特发性血小板减少性紫癜的首选治疗药物是
A. 免疫抑制药 B. 全血 C. 血小板
D. 大剂量免疫球蛋白 E. 糖皮质激素

6. 区别急性与慢性白血病的主要依据是
A. 白细胞计数分类情况 B. 贫血程度
C. 骨髓象中白血病细胞的成熟程度 D. 白血病细胞的剧增的程度
E. 发病年龄

7. 急性非淋巴细胞白血病目前常用标准的化疗诱导缓解方案是
A. VAP 方案　　B. VP 方案　　C. DA 方案
D. VADP 方案　　E. VDP 方案

8. 患者，男，36 岁。突发高热，严重贫血及皮肤广泛瘀斑，最有助于确诊的检查是
A. 大便潜血　　B. CT　　C. 尿化验
D. 骨髓象　　E. B 超

9. 患者，女，38 岁。近 2 天来无明显诱因出现高热，体检除显著贫血貌外，无特殊阳性体征。实验室检查：外周血象全血细胞减少，网织红细胞明显减少；骨髓象提示骨髓增生低下。该患者最可能的诊断是
A. 白血病　　B. 缺铁性贫血　　C. 再生障碍性贫血
D. 巨幼红细胞性贫血　　E. 脾功能亢进

10. 患者，女，30 岁。主诉头晕 1 个月余。查血常规红细胞 3×10^{12}/L，血红蛋白 78g/L，白细胞 2×10^{9}/L，血小板 50×10^{9}/L，应考虑是
A. 化脓感染　　B. 再生障碍性贫血　　C. 缺铁性贫血
D. 急性白血病　　E. 过敏性紫癜

11. 患者，女，25 岁。诊断为血小板减少性紫癜 1 个月，血小板 15×10^{9}/L，首选的治疗措施是
A. 糖皮质激素　　B. 脾切除　　C. 免疫抑制药
D. 输注血小板悬液　　E. 输注丙种球蛋白

12. 患者，男，18 岁。诊断为中枢神经系统白血病，该病最常用的药物是
A. 柔红霉素　　B. 长春新碱　　C. 甲氨蝶呤
D. 环磷酰胺　　E. 阿糖胞苷

答案：1. E。2. C。3. D。4. A。5. E。6. C。7. C。8. D。9. C。10. B。11. A。12. C。

第7节　内分泌代谢性疾病

一、弥漫性毒性甲状腺肿甲状腺功能亢进症

1. 辅助检查

（1）血清促甲状腺素（TSH）：是诊断甲亢的首选指标，可作为单一指标进行甲亢筛查。

（2）血清甲状腺激素测定：血清 T_3、T_4 增高是甲亢最有意义的检查。血清游离 T_4（FT_4）和游离 T_3（FT_3）能更准确地反映甲状腺的功能状态。

（3）基础代谢率（BMR）测定：基础代谢率 % =（脉压 + 脉率）－ 111。正常值为 ±10%，+20% ～ +30% 为轻度甲亢，+30% ～ +60% 为中度甲亢，+60% 以上为重度甲亢。测定应在禁食 12 小时、睡眠 8 小时以上，静卧空腹状态下进行。

（4）三碘甲状腺原氨酸抑制试验（T_3 抑制试验）：用于鉴别单纯性甲状腺肿和甲亢。也可作为抗甲状腺药物治疗甲亢的停药指标。

2. 治疗要点

（1）一般治疗：注意休息，补充足够热量和营养，如糖、蛋白质和B族维生素。失眠可给苯二氮䓬类镇静药。心悸明显者可给β受体阻滞剂。

（2）硫脲类抗甲状腺药物：适用于病情轻、甲状腺轻至中度肿大及不宜手术和放射性碘治疗的患者，如儿童、青少年、年老体弱或兼有重要脏器疾病者。其作用机制为通过抑制甲状腺内过氧化物酶系及碘离子转化为新生态碘或活性碘，抑制酪蛋白的碘化和耦联，使氧化碘不能与甲状腺球蛋白结合，从而阻断甲状腺激素的合成。主要药物有咪唑类的甲巯咪唑（他巴唑）和硫氧嘧啶类的丙硫氧嘧啶，优先选择甲巯咪唑，因丙硫氧嘧啶肝毒性较强。但因甲巯咪唑可致胎儿皮肤发育不良，妊娠期（1～3个月）甲亢应首选丙硫氧嘧啶。

（3）^{131}I治疗：现已成为欧美国家治疗成人甲亢的首选疗法，简单、经济，治愈率高。适用于：甲状腺肿大Ⅱ度以上；对抗甲状腺药物过敏；药物治疗或手术治疗后复发；甲亢合并心脏病；甲亢伴白细胞减少、血小板减少或全血细胞减少；甲亢合并肝、肾等脏器功能损害；拒绝手术治疗或者有手术禁忌证。禁用于妊娠和哺乳期妇女、肝肾功能差及活动性结核等。永久性甲状腺功能减退是^{131}I治疗甲亢后的主要并发症，常难以避免。

（4）手术治疗：是治疗甲亢的有效方法。

（5）碘剂：小剂量碘剂是合成甲状腺激素的原料，可预防单纯性甲状腺肿；但大剂量碘剂可产生抗甲状腺作用，通过抑制蛋白水解酶，减少甲状腺球蛋白分解，主要抑制甲状腺激素的释放，且作用迅速，还可抑制其合成。碘剂还可减少甲状腺的血流量，使腺体充血减少，因而缩小变硬。仅在手术前和甲状腺危象时使用。常用药物有复方碘化钠或碘化钾液（卢戈液）。

（6）β受体阻滞剂：作用机制是从受体部位阻断儿茶酚胺的作用，改善甲亢所致的心率加快、心肌收缩力增强等交感神经激活症状，还可抑制外周T_4转化为T_3。常用药为普萘洛尔。

（7）甲状腺危象的防治：去除诱因，积极治疗甲亢是预防甲状腺危象的关键。首选丙硫氧嘧啶，作用迅速，可抑制外周组织将T_4转变为T_3。给予抗甲状腺药物1小时后使用碘剂。糖皮质激素静滴可防止肾上腺皮质功能低下，必要时可选用腹膜透析、血液透析或血浆置换等，迅速降低血浆甲状腺激素浓度。

（8）浸润性突眼的防治：轻度以局部治疗和控制甲亢为主，如戴有色眼镜或棱镜，使用人工泪液，抬高床头，戒烟。中度和重度在上述治疗基础上强化治疗。视神经受累是本病最严重的表现，可导致失明，应给予糖皮质激素、眶放射治疗和眶减压手术。

3. 用药护理 护士应指导患者正确用药，不可自行减量或停药，并密切观察药物的不良反应，及时处理。

（1）硫脲类抗甲状腺药物：不良反应有粒细胞减少、皮疹、皮肤瘙痒、中毒性肝病和血管炎等。粒细胞缺乏是最严重的不良反应，可发生在服药的任何时间，表现为发热、咽痛、全身不适等，严重者可出现菌血症或脓毒症，甚至死亡。治疗中应定期复查血象，如白细胞＜3.0×10^9/L或中性粒细胞＜1.5×10^9/L应停药，并遵医嘱给予促进白细胞增生药。严密监测肝功能，预防暴发性肝坏死。一般药疹用抗组胺药控制，不必停药。严重皮疹则应立即停药。

（2）^{131}I：治疗前和治疗后1个月内避免服用含碘的药物和食物。空腹服用，2小时内不可进食固体食物，服药后24小时内避免咳嗽、咳痰，以减少^{131}I丢失。服药后多饮水，增加排尿，并注意定期复查，以免导致永久性甲状腺功能减退。服药后第1周避免用手按压甲状腺。服药后患者的排泄物、衣服、被褥及用具等需单独存放，待放射作用消失后再做清洁处理。

（3）β受体阻滞剂：用药过程中须注意观察心率，以防心动过缓。有哮喘病史的患者禁用。

（4）甲状腺危象的用药护理：及时、准确给药，迅速建立静脉通路。注意碘剂过敏反应，如出现

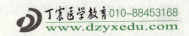

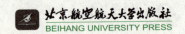

口腔黏膜发炎、腹泻、恶心、呕吐、鼻出血等症状，应立即停药，通知医师配合处理。准备好抢救药物，如镇静药、血管活性药物、强心药等。

二、糖尿病

1. 辅助检查

（1）尿糖测定：尿糖阳性是诊断糖尿病的重要线索。但尿糖阳性只提示血糖值超过肾糖阈（大约10mmol/L），尿糖阴性不能排除糖尿病可能。

（2）血糖测定：空腹及餐后 2 小时血糖升高是诊断糖尿病的主要依据，是判断糖尿病病情和控制情况的主要指标（表 1-15）。

表1-15　糖尿病血糖测定标准（mmol/L）

	正常血糖	糖尿病前期	诊断糖尿病
空腹血糖	3.9～6.0	6.1～6.9	≥7.0
OGTT或餐后2小时血糖	＜7.8	7.8～11.0	≥11.1
诊断糖尿病的标准	有糖尿病症状加空腹血糖≥7.0 或随机血糖≥11.1 或OGTT、餐后2小时血糖≥11.1		

（3）口服葡萄糖耐量试验（OGTT）：适用于血糖高于正常范围而又未达到诊断糖尿病标准者。OGTT 在无任何热量摄入 8 小时后，清晨空腹进行，成人口服 75g 葡萄糖，溶于水，5 ～ 10 分钟饮完，2 小时后测静脉血浆葡萄糖（表 1-17）。注意 OGTT 受试者不喝茶及咖啡，不吸烟，不做剧烈运动，以免影响测定的准确性。

（4）糖化血红蛋白（HbA1c）测定：可反映取血前 8 ～ 12 周血糖的总水平，可稳定而可靠地反映患者的预后。HbA1c ≥ 6.5% 可作为诊断糖尿病的参考。

（5）血浆胰岛素和 C 肽测定：主要用于胰岛 B 细胞功能（包括储备功能）的评价。

（6）尿蛋白测定：已确诊的糖尿病患者，均应密切随访尿蛋白，尤其尿微量白蛋白，是诊断糖尿病肾病的标志，尿微量白蛋白排泄率（UAER）是早期诊断糖尿病肾病最有价值的检查。血肌酐常不能准确反映糖尿病患者的肾功能状态，因糖尿病患者营养不良和肌容量减少，肌酐产生量下降。

2. 治疗要点　糖尿病应坚持早期、长期、综合治疗及治疗方法个体化的原则，以适当的饮食治疗和运动锻炼为基础，根据病情结合药物治疗。

（1）饮食治疗：控制饮食是治疗糖尿病最基本的措施，凡糖尿病患者都需要饮食治疗。饮食治疗应以控制总热量为原则，实行低糖、低脂（以不饱和脂肪酸为主）、适当蛋白质、高纤维素（可延缓血糖吸收）、高维生素饮食。

①制订总热量：根据患者理想体重、工作性质、生活习惯计算每天所需总热量。理想体重（kg）＝身高（cm）－ 105。成年人休息状态下每天需要热量 25 ～ 30kcal/kg，轻体力劳动 30 ～ 35kcal/kg，中等体力劳动 35 ～ 40kcal/kg，重体力劳动 40kcal/kg 以上。儿童、孕妇、乳母、营养不良及消耗性疾病患者相应增加 5kcal/kg，过重或肥胖者相应减少 5kcal/kg。

②食物组成：总热量糖类占 50% ～ 60%，蛋白质 10% ～ 15%，保证优质蛋白摄入超过 50%，脂肪不超过30%，饱和脂肪、多不饱和脂肪与单不饱和脂肪的比例应为1 ∶ 1 ∶ 1，胆固醇摄入量＜300mg/d。每克糖类和蛋白质可提供热量 4kcal，每克脂肪可提供热量 9kcal。

③热量分配：应定时定量，按每日三餐1/5、2/5、2/5或各1/3分配，对注射胰岛素或口服降糖药且病情有波动的患者，可于两餐中或睡前加餐，但应包括在总热量中。

（2）运动锻炼：成年糖尿病患者每周至少150分钟（如每周运动5天，每次30分钟）中等强度（心率=170－年龄，运动时有点用力，心搏和呼吸加快但不急促）的有氧运动。最佳的运动时间是餐后1小时。适宜的运动方式包括快走、打太极拳、骑车、乒乓球、羽毛球和高尔夫球等。运动前后要加强血糖监测，血糖＞14mmol/L，应减少活动，增加休息。

（3）口服药物治疗：2型糖尿病一经诊断，首选生活方式干预和二甲双胍治疗。生活方式干预是2型糖尿病的基础治疗措施，应贯穿于糖尿病治疗的始终。如果单纯生活方式（饮食和运动）不能使血糖控制达标，应开始药物治疗。口服药物联合治疗而血糖仍不达标者，可加用胰岛素治疗。口服降糖药可分为以促进胰岛素分泌为主要作用的药物（磺脲类、格列奈类）和通过其他机制降低血糖的药物（双胍类、噻唑烷二酮类、葡萄糖苷酶抑制剂）等（表1-16）。

（4）胰岛素治疗

①适应证：1型糖尿病终身替代治疗；2型糖尿病患者在生活方式和口服降糖药联合治疗的基础上，血糖仍未达到控制目标；各种严重的糖尿病急性或慢性并发症；手术、妊娠和分娩；新发病且与1型糖尿病鉴别困难的消瘦糖尿病患者；新诊断的2型糖尿病伴有明显高血糖；或在糖尿病病程中无明显诱因出现体重显著下降者；某些特殊类型糖尿病。

②制剂类型：胰岛素制剂一般为皮下或静脉注射液体，按作用快慢和维持作用时间长短可分为速效、短效、中效、长效、预混胰岛素5类。

③使用原则：胰岛素应在一般治疗和饮食治疗的基础上进行。从小剂量开始，根据血糖水平逐渐调整至合适剂量，应力求模拟生理性胰岛素分泌模式。

表1-16 常用口服降糖药物的药理作用及适用情况

药物分类	常用药物	药理作用	适用情况
双胍类	二甲双胍 苯乙双胍	减少肝脏葡萄糖输出； 抑制肝脏糖异生（非糖物转化为糖的过程）； 增加外周组织（如骨骼肌）对葡萄糖的摄取、利用和无糖酵解； 延缓葡萄糖从胃肠道吸收入血； 改善外周组织对胰岛素的敏感性，降低胰岛素抵抗	2型糖尿病首选二甲双胍，是联合用药中的基础用药
磺酰脲类	格列本脲（优降糖） 格列吡嗪 格列喹酮 格列美脲	主要通过刺激胰岛B细胞分泌胰岛素，增加体内的胰岛素水平而降低血糖	残存一定胰岛功能者；新诊断的2型糖尿病非肥胖患者、用饮食和运动治疗控制血糖不理想时
格列奈类	瑞格列奈 那格列奈	刺激胰岛素的早时相分泌而降低餐后血糖	控制餐后高血糖
噻唑烷二酮类	罗格列酮 吡格列酮	增强靶组织对胰岛素的敏感性，改善胰岛素抵抗，而降低血糖	肥胖、胰岛素抵抗明显者
葡萄糖苷酶抑制剂	阿卡波糖（拜唐苹） 米格列醇 伏格列波糖	抑制小肠α-葡萄糖苷酶而延缓糖类的吸收，降低餐后高血糖	以糖类为主要食物成分和餐后血糖升高的患者

（5）手术治疗。

（6）胰腺和胰岛移植。

（7）DKA 治疗

①补液：是治疗的首要和关键环节。应先快后慢，并根据血压、心率、尿量及周围循环状况决定输液量和输液速度。

②胰岛素治疗：一般采用小剂量胰岛素静脉注射，调整血糖。

③纠正电解质及酸碱平衡失调：治疗前血钾低于正常或血钾正常、尿量＞ 40ml/h 立即补钾。血钾正常、尿量＜ 30ml/h，应暂缓补钾，待尿量增加后再开始补钾。

④处理诱因和防治并发症：包括休克、严重感染、心力衰竭、心律失常、肾衰竭、脑水肿、急性胃扩张等。

（8）HHS 治疗：治疗原则基本同 DKA。严重失水时，补液量可达到 6000 ～ 10 000ml/24h。

3. 用药护理

（1）口服降糖药护理　遵医嘱按时用药，不可擅自增减药物剂量或停药。用药期间监测血糖，观察药物不良反应及注意事项（表 1-17）。

（2）胰岛素治疗护理：准确执行医嘱，做到制剂、剂量准确，按时注射。

表1-17　常用口服降糖药物的不良反应及用药注意事项

药物分类	给药原则	不良反应
双胍类	餐中或餐后服，小剂量开始，每天最大剂量不超过2g	主要不良反应为恶心、呕吐、腹胀、腹泻、腹痛、消化不良等胃肠道反应，乳酸性酸中毒罕见但最严重。双胍类药物单独应用极少引起低血糖
磺酰脲类	从小剂量开始，于早餐前半小时口服	低血糖反应最重要，常见于用药剂量过大、进食少、活动量大者及老年人，还可出现体重增加、胃肠道反应、皮疹、肝功能损害等
格列奈类	餐前即刻服用	低血糖反应，体重增加
噻唑烷二酮类	每天1次，固定时间	单独使用时不会导致低血糖反应，常有体重增加、水肿； 罗格列酮还可导致心血管事件、脑卒中、骨折等，已禁用； 吡格列酮长期应用有增加膀胱癌的风险
葡萄糖苷酶抑制剂	与第一口饭嚼服	单独服用不会发生低血糖反应，不会增加体重，甚至有使体重下降的趋势。主要不良反应为胃肠道反应

（3）低血糖反应护理：服用胰岛素促泌剂和注射胰岛素等药物后，通常在没有进餐的情况下，可出现心悸、疲乏、饥饿感、出冷汗、脉速、恶心、呕吐，重者抽搐、昏迷，甚至死亡。发生低血糖反应后，意识清楚者可用白糖以温水冲服。意识障碍者静脉注射 50% 葡萄糖溶液 20 ～ 40ml，清醒后再进食，防止再昏迷。

1．鉴别甲亢与单纯性甲状腺肿最佳选择是

A．基础代谢率测定　　B．甲状腺摄 ^{131}I 率　　C．血清总 T_3、总 T_4 测定

D．T_3 抑制试验　　E．促甲状腺激素释放激素兴奋试验

2．甲状腺功能亢进的化验是

A．甘油三酯增高　　B．三碘甲状腺原氨酸增高

C．β_1 微球蛋白增高　　D．磷酸肌酸激酶减少

E．谷丙转氨酶减少

3．甲状腺功能亢进的老年患者，不适用的检查是

A．基础代谢率测定　　B．T_3 抑制试验　　C．促甲状腺素测定

D．甲状腺自身抗体测定　　E．血清总 T_3、T_4 测定

4．诊断糖尿病的化验最有价值的是

A．空腹血糖尿糖测定　　B．血脂测定　　C．葡萄糖耐量试验

D．餐后 2 小时血糖　　E．糖化血红蛋白

5．患者，女，36 岁。颈前弥漫性肿大，疑为甲亢。对诊断意义不大的检查是

A．基础代谢率　　B．甲状腺摄 ^{131}I 率测定　　C．声带检查

D．颈部 X 线　　E．测血肌酐

6．患者，女，28 岁。甲状腺功能亢进病史半年，妊娠 3 个月，甲状腺功能亢进症状加重，治疗宜选用

A．甲状腺全切除术　　B．放射性 ^{131}I 治疗　　C．丙硫氧嘧啶

D．普萘洛尔　　E．碘剂

7．患者，女，40 岁。糖尿病病史 4 年，突然昏睡，确诊为糖尿病酮症酸中毒，该患者尿液检查显示

A．尿蛋白（+）　　B．尿糖（−）　　C．镜下脓尿

D．镜下血尿　　E．尿酮体（+）

8．患者，男，68 岁。确诊糖尿病肾病 2 年，夜间阵发性呼吸困难 1 周，血压 170/100mmHg，双肺底湿啰音，心率 100 次 / 分，双下肢水肿，血尿素氮 35mmol/L，肌酐 1210 μ mol/L，此时最宜采用的治疗措施是

A．积极补充血容量　　B．5% 碳酸氢钠 250ml 静脉滴注

C．50% 葡萄糖静脉滴注　　D．血液透析

E．强心、利尿、扩血管

答案：1．D。2．B。3．B。4．D。5．E。6．C。7．E。8．D。

第8节　风湿性疾病

一、系统性红斑狼疮

1．辅助检查

（1）一般检查：呈正色素性正细胞性贫血，白细胞和血小板减少。活动期血沉增快，C 反应蛋白升高。蛋白尿、血尿及管型尿，肝肾功能异常等。

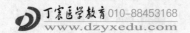

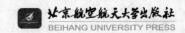

（2）免疫学检查：血清中可查到多种自身抗体，其临床意义是 SLE 诊断的标记、疾病活动性的指标及提示可能出现的临床亚型。

①抗核抗体：可见于几乎所有的 SLE 患者，是 SLE 首选的筛选检查，但特异性低。

②抗 Sm 抗体：特异性高达 99%，是 SLE 的标志抗体之一，与活动性无关，有助于早期和不典型患者的诊断或回顾性诊断。

③抗双链 DNA 抗体：特异性高达 95%，是 SLE 的标志抗体之一，多见于活动期，其滴度与疾病活动性密切相关，与疾病预后有关。

（3）其他：CT、X 线等影像学检查有助于早期发现器官损害。肾病理对狼疮肾炎的诊断、治疗和估计预后均有意义。

2. 治疗要点　尚不能根治，肾上腺皮质激素加免疫抑制药是主要的治疗方案。

（1）一般原则：急性活动期应卧床休息，避免强阳光曝晒和紫外线照射，积极控制感染，治疗并发症，避免使用可能诱发狼疮的药物（如避孕药等）。缓解期可适当工作，注意避免过劳。

（2）轻型狼疮：症状轻微，无重要脏器损害、发热及关节痛者可用非甾体抗炎药（阿司匹林等），以皮肤损害为主者可用抗疟药（如氯喹）。

（3）重型狼疮：病情严重、病情活动程度较高及实验室检查明显异常。

①糖皮质激素：是目前治疗重症 SLE 的首选药，具有显著抑制炎症反应和抗免疫作用。在炎症急性期可减轻充血、水肿和渗出，减少炎症介质释放，改善红、肿、热、痛等症状；在炎症慢性期可防止组织粘连和瘢痕，减轻炎症后遗症。一般给予泼尼松规律用药，病情稳定后 2 周或疗程 6 周内，缓慢减量。

②细胞免疫抑制药：有助于更好地控制 SLE 活动，减少复发，减少长期激素的需要量和不良反应。首选环磷酰胺或霉酚酸酯，维持应用 6 个月以上。

（4）急性暴发性危重 SLE

①激素冲击治疗：应用大剂量甲泼尼龙静脉滴注 3 ～ 5 天，适用于肺泡出血、急性肾衰竭、癫痫发作或明显精神症状、严重溶血性贫血等重要脏器急性进行性损伤时。

②血浆置换：适用于危重患者或经多种治疗无效者。

（5）缓解期治疗：病情缓解后，调整用药，并长期维持缓解治疗，保护重要脏器功能和减少药物不良反应。

3. 用药护理　遵医嘱准确用药，不可自行增减或停用药物，以免反跳。非甾体抗炎药最主要的不良反应是胃肠道反应，宜餐后服用。大剂量甲泼尼龙冲击治疗时，宜加用氢氧化铝凝胶，防止急性上消化道出血。

二、类风湿关节炎

1. 辅助检查

（1）血液检查：轻、中度贫血，白细胞计数及分类多正常。活动期血小板增高。血沉增快、C 反应蛋白增高，与本病的活动性相关。

（2）免疫学检查：类风湿因子的滴度与本病活动性和严重性成正比，临床主要检测的类风湿因子的抗体类型为 IgM。还可检查抗角蛋白抗体谱和免疫复合物。

（3）关节滑液检查：正常人关节腔内的滑液量≤ 3.5ml。关节有炎症时滑液量增多，黏稠度差，滑液中白细胞明显升高，以中性粒细胞为主。

（4）X 线检查：有助于诊断类风湿关节炎、监测疾病进展和判断疾病分期，以手指及腕关节的 X 线平片最有价值。

（5）类风湿结节活检：有助于本病的诊断。

2. 治疗要点 尚无根治和预防的有效方法，早期诊断和早期治疗是治疗的关键。治疗目标在于控制炎症，减轻关节肿痛、晨僵及关节外症状，控制病情发展，保持受累关节功能，促进已破坏的关节骨修复。

（1）非甾体抗炎药是类风湿关节炎非特异性对症治疗的首选药物，常用阿司匹林，也可应用布洛芬、吲哚美辛、美洛昔康等药物。

（2）改变病情抗风湿药物：首选甲氨蝶呤（MTX），其他常用药物有来氟米特、柳氮磺吡啶、羟氯喹和氯喹、环磷酰胺、环孢素等。常与非甾体抗炎药合用。

（3）糖皮质激素：具有强大的抗炎作用，适用于活动期关节外症状或关节炎明显而非甾体抗炎药无效者，应用小剂量、短疗程糖皮质激素治疗。

3. 用药护理 遵医嘱定时、定量服药，不可自行增减药量或停药。非甾体抗炎药在服用后易出现胃肠道反应，应餐后服药，多饮水。改变病情抗风湿药的不良反应主要有胃肠道反应、脱发、口腔溃疡、肝损害和骨髓抑制等，应密切观察血象变化，加强口腔护理。

1．目前治疗系统性红斑狼疮首选药物是

A．非甾体抗炎药　B．糖皮质激素　C．免疫抑制药

D．抗疟药　E．慢性细胞毒性药物

2．系统性红斑狼疮首选的药物是

A．泼尼松　B．阿司匹林　C．环磷酰胺

D．布洛芬　E．硝苯地平

3．抗幼年类风湿关节炎治疗的主要药物是

A．青霉素　B．红霉素　C．乙酰水杨酸

D．维生素 C　E．维生素 D

4．治疗类风湿关节炎常用的药物<u>不包括</u>

A．吗啡　B．泼尼松　C．氯喹

D．甲氨蝶呤　E．阿司匹林

5．患者，女，28 岁。近半年来全身乏力，低热，关节疼痛。免疫学检查：抗 Sm 抗体阳性。应考虑是

A．类风湿关节炎　B．皮肤炎　C．系统性红斑狼疮

D．慢性关节炎　E．先天性关节畸形

6．患者，女，21 岁。发热，多处关节炎，面部有蝶形红斑，诊断为系统性红斑狼疮。查血化验最具特征性的发现是

A．红细胞花环形成　B．类风湿因子（+）　C．抗核抗体（+）

D．抗 Sm 抗体（+）　E．血沉快

7．患者，女，32 岁。手关节痛 4 年。查体：双手指间肌肉萎缩，手指向尺侧偏移，X 光见关节腔变狭，关节半脱位，血沉 200mm/h。应考虑

A．类风湿关节炎　B．风湿性关节炎　C．系统性红斑狼疮

D．反应性关节炎　E．先天关节畸形

答案：1．B。2．A。3．C。4．A。5．C。6．D。7．A。

第9节　理化因素所致疾病

一、概　论

急性中毒发病急、病情重、变化快，如不及时救治，常危及生命。急性中毒患者的处理原则为：

1. 立即终止接触毒物

2. 清除尚未吸收的毒物

（1）保持呼吸道通畅，清除呼吸道分泌物，呼吸新鲜空气，必要时吸氧治疗，多用于吸入性中毒患者。

（2）接触性中毒患者用大量清水冲洗接触部位的皮肤、毛发、指甲，特殊毒物也可使用酒精、肥皂水等，若为眼部接触毒物，使用药物可发生化学反应，造成损伤，仍应用清水或等渗盐水。冲洗时避免使用热水和擦洗，以防促进局部血液循环，促进毒物的吸收。冲洗时间应达到 15 ～ 30 分钟。

（3）催吐适用于病情较轻、清醒且能合作的患者。

（4）洗胃

①对于毒物不明者，护士在洗胃前应抽取毒物立即送检以明确毒物的种类和性质，然后根据检验结果做对症处理，选择合适的洗胃液清除尚未吸收的毒物。

②急性中毒时宜尽早、彻底洗胃，以清除胃内毒物或刺激物，减少毒物吸收，于服毒 6 小时内洗胃效果最好。

③洗胃时根据患者情况选择合适卧位，每次灌入量以 300 ～ 500ml 为宜，不可超过 500ml。

（5）导泻：常用硫酸钠或硫酸镁。一般不用油脂类药物，以免促进脂溶性毒物吸收。严重脱水及口服强腐蚀性毒物患者禁止导泻。

（6）灌肠：一般用温盐水、清水或肥皂水连续多次灌肠，适用于口服中毒超过 6 小时或导泻无效者（强腐蚀性毒物中毒者除外）。

3. 促进已吸收毒物的排出

（1）利尿：用于原形由肾脏排泄的毒物，包括补液、使用利尿药、碱化或酸化尿液。

（2）吸氧：一氧化碳中毒时，吸氧可加速一氧化碳排出，高压氧疗为其特效疗法。

（3）血液净化：血液透析、血液灌流、血浆置换等。

4. 使用解毒剂

（1）金属中毒

①依地酸钙钠：铅中毒。

②二巯基丙醇：二巯基丙醇其活性巯基可与某些金属物形成无毒、难解离、可溶的螯合物并由尿排出。此外，还能夺取已与酶结合的重金属，使酶恢复活力，达到解毒目的。主要用于治疗砷、汞、金、锑中毒。

③二巯丙磺钠：砷、汞、铜、锑中毒。

④二巯丁二钠：砷、汞、铜、锑、铅中毒。

（2）高铁血红蛋白症：小剂量亚甲蓝（美蓝）。

（3）氰化物中毒：亚硝酸盐－硫代硫酸钠疗法。

（4）有机磷杀虫药中毒：阿托品、碘解磷定、氯解磷定、双复磷等。

（5）中枢神经系统中毒：纳洛酮、氟马西尼等。

5. 对症治疗和护理

（1）积极对症支持治疗是毒物中毒患者重要的抢救措施，如惊厥者使用抗惊厥药物，心脏骤停者立即行心肺复苏，休克者应积极抗休克治疗。

（2）严格遵守有关毒物毒物的防护和管理制度，是预防中毒的重要措施。

二、有机磷农药中毒

1. 辅助检查

（1）全血胆碱酯酶活力测定是诊断有机磷农药中毒的特异性指标，对判断中毒程度、疗效和预后极为重要。胆碱酯酶活性降至正常人的 70% 以下即可诊断。

（2）尿中有机磷代谢产物测定。

（3）血、胃内容物、粪便中有机磷测定。

2. 治疗要点

（1）迅速清除毒物

①立即脱离中毒现场，迅速脱去污染衣服。

②清洗：用肥皂水冲洗皮肤、头发和指甲，禁用热水或乙醇。眼部污染用清水、生理盐水、2% 碳酸氢钠溶液或 3% 硼酸溶液冲洗。

③催吐：昏迷、惊厥、服腐蚀剂者禁用。

④洗胃：口服中毒者要用清水、生理盐水、2% 碳酸氢钠（敌百虫禁用，会增加其毒性）或 1 ∶ 5000 高锰酸钾（对硫磷、乐果禁用）反复洗胃，直至洗出液清亮为止。

⑤导泻：洗胃后常用硫酸镁口服导泻，观察 30 分钟后，可追加用药。一般不用油脂类泻药，以免促进脂溶性毒物的吸收。

（2）紧急复苏：并发肺水肿、呼吸肌麻痹、呼吸中枢衰竭的患者，应清除呼吸道分泌物，及时行气管插管或气管切开，以维持呼吸道通畅。不可应用氨茶碱和吗啡。心脏骤停应行心肺复苏。

（3）抗胆碱药：见图 1-2。

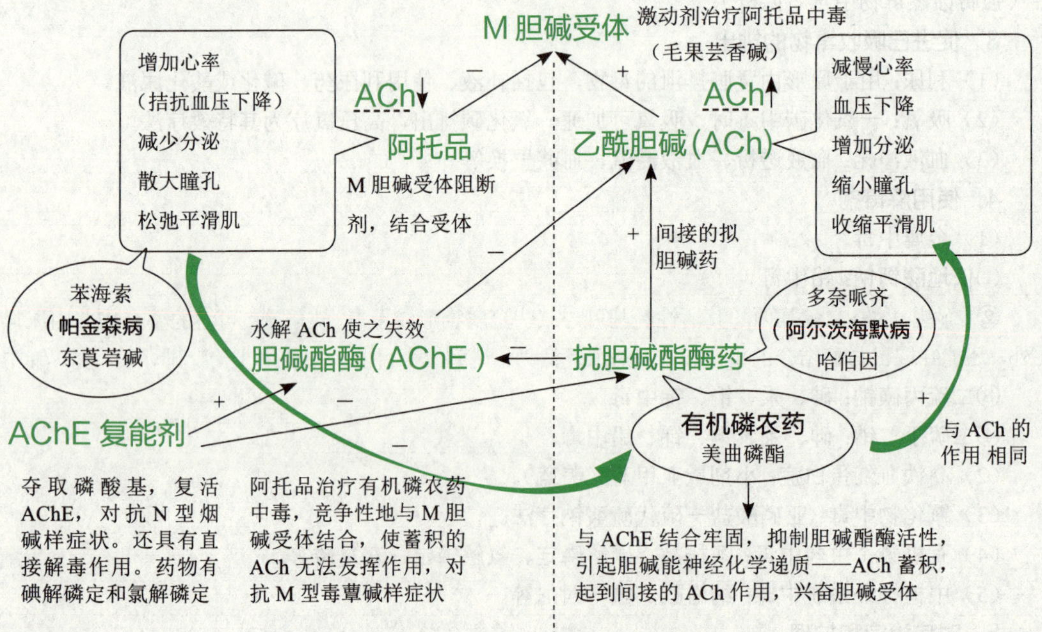

图1-2 抗胆碱药与乙酰胆碱的相互关系

①作用机制：阿托品是最常用的药物。

②药理作用：减少腺体（唾液腺、汗腺、泪腺、呼吸道腺体等）分泌；散大瞳孔；增加心率；松弛内脏（胃肠道、膀胱、尿道、支气管等）平滑肌。

（4）胆碱酯酶复能剂：常用碘解磷定和氯解磷定。

（5）对症治疗：有机磷中毒主要的死亡原因是呼吸衰竭，应保持呼吸道通畅，正确氧疗。发生肺水肿时以阿托品治疗为主。休克者应用血管活性药物。脑水肿者及时使用脱水药。为防止复发，症状消失后至少留院观察 3 ～ 7 天。

3. 用药护理

（1）阿托品的用药原则：早期、联合、足量、反复给药，直至 M 样症状明显好转，或有阿托品化表现为止。

（2）阿托品的用药护理：阿托品不可作为预防用药。阿托品中毒和阿托品化的剂量接近，因此用药过程中应密切观察，阿托品化和阿托品中毒的区别见表 1-18。阿托品中毒可使用毛果芸香碱或新斯的明拮抗。

表1-18　阿托品化和阿托品中毒的鉴别

	阿托品化	阿托品中毒
瞳孔	较前扩大	极度扩大
神志	意识清楚或模糊	烦躁不安、谵妄、抽搐、昏迷
心率	快而有力，≤120次/分	心动过速，甚至室颤
皮肤	颜面潮红，皮肤干燥	颜面紫红，皮肤干燥
体温	正常或轻度升高	高热，＞40℃

（3）胆碱酯酶复能剂的用药原则：在洗胃的同时尽早应用，首次足量、联合、重复用药。轻度中毒可仅用复能剂，中度以上中毒必须合用阿托品，但减少阿托品剂量。

（4）胆碱酯酶复能剂的用药护理：常见不良反应有一过性眩晕、视物模糊、复视、口苦、咽痛、恶心、颜面潮红、血压升高、全身麻木和灼热感等。复能剂稀释后缓慢静注或静滴，如用量过多、注射太快或未经稀释，可抑制胆碱酯酶活力，导致呼吸抑制。复能剂在碱性溶液中易水解为有剧毒的氰化物，应避免与碱性药物配伍使用。碘解磷定刺激性强，注射时确保针头在血管内，不宜肌内给药。

三、急性一氧化碳中毒

1. 辅助检查　血液 COHb 测定是诊断 CO 中毒的特异性指标，需在脱离中毒现场 8 小时内采集标本。脑电图检查可见缺氧性脑病波形。

2. 治疗要点

（1）现场急救：立即切断煤气来源，将患者迅速转移到空气新鲜处，保持呼吸道通畅。

（2）纠正缺氧：氧疗是治疗 CO 中毒最有效的方法。头痛、恶心、COHb 浓度＞ 40% 者可行高压氧舱治疗。高压氧舱是 CO 中毒者最好的给氧方式。无高压氧舱治疗指征者给予高浓度吸氧治疗。

（3）防治脑水肿：给予 20% 甘露醇快速静脉给药。也可应用糖皮质激素减轻脑水肿。控制频繁抽搐的首选药物为地西泮。

（4）防治迟发性脑病的发生。

四、中　暑

1. 辅助检查　血常规白细胞计数增高，以中性粒细胞为主，血小板减少，凝血功能异常。尿常规可见尿蛋白及管型，血尿素氮、乳酸脱氢酶等增高。严重患者可出现肝、肾、胰腺和横纹肌损害。

2. 治疗要点　快速降温是治疗的基础和关键，降温速度决定患者预后。

（1）先兆中暑与轻症中暑：先兆中暑及时脱离高温环境，转移到阴凉通风处，口服淡盐水或含盐清凉饮料，安静休息即可恢复正常。轻症中暑除上述处理外，对有循环功能紊乱者，缓慢静脉滴注5%葡萄糖溶液，加强观察，可在3～4小时恢复。

（2）重症中暑

①热衰竭：纠正血容量不足，补充生理盐水或5%葡萄糖溶液，适当补充血浆。

②热痉挛：补充氯化钠，可静滴生理盐水或葡萄糖盐水。若痉挛性疼痛反复发作，在补钠的基础上缓慢静脉注射10%葡萄糖酸钙。

③热射病：迅速采取各种降温措施（表1-19）。应在1小时内将直肠温度降至38.0℃左右。

表1-19　中暑患者的降温措施

分　类	降温措施
环境降温	转移至通风阴凉处，使用电风扇或空调，维持室温20～25℃
体表降温	冰袋冷敷，冷水或乙醇拭浴，按摩四肢及躯干皮肤，促进血液循环，加速散热
体内降温	热射病伴休克时最适宜的降温措施是动脉快速推注4℃的5%葡萄糖盐水，也可用冰盐水注入胃内或灌肠
药物降温	热射病患者使用解热镇痛药无效，常用氯丙嗪、山莨菪碱和人工冬眠疗法

3. 用药护理　氯丙嗪降温时，严格遵医嘱控制滴速，注意观察血压变化。静脉给药时，输液速度不可过快，以免发生肺水肿。

1. 急性中毒时洗胃清除毒物治疗不妥的是
A. 洗胃宜尽早、彻底　　B. 6小时内进行效果最好
C. 6小时外仍有必要　　D. 每次注入液体不宜超过200ml
E. 洗胃时根据患者情况选择合适卧位

2. 诊断有机磷农药中毒依据不包括
A. 有接触史　　B. 典型症状和体征　　C. 呼气有大蒜气味
D. 碱性磷酸酶测定　　E. 胆碱酯酶活力测定

3. 有机磷农药中毒的诊断不包括
A. 特殊大蒜气味　　B. 典型症状与体征　　C. 胃肠道钡餐检查
D. 有机磷农药接触史　　E. 全血胆碱酯酶活力测定

4. 胆碱酯酶复能剂解除有机磷农药毒性的机制是

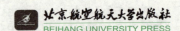

A．缓解烟碱样作用　　B．拮抗毒蕈样作用　　C．增加血氧饱和度
D．减轻中枢神经系统症状　　E．抑制体温调节中枢

5．现场抢救一氧化碳中毒者首选措施是
A．给予吸氧　　B．将其转移到空气流通处
C．使其平卧　　D．给予脱水治疗
E．打开其气道

6．热射病患者暂停降温治疗的指征是肛温降至
A．35℃　　B．36℃　　C．37℃
D．38℃　　E．39℃

答案：1．D。2．D。3．C。4．A。5．B。6．D。

第10节　神经系统疾病

一、急性脑血管疾病

（一）脑血栓形成

1．辅助检查

（1）头颅 CT：是最常用的检查，早期多无改变，24 小时后出现低密度灶脑梗死区。

（2）脑血管造影：是脑血管病变检查的金标准，可显示血栓形成的部位、程度及侧支循环。

（3）脑脊液正常。

2．治疗要点　应遵循超早期、个体化和整体化治疗的原则。

（1）急性期治疗

①早期溶栓：是目前最重要的恢复血流措施。在发病 6 小时内，采用 rt-PA、尿激酶使血管再通，尽快恢复缺血区的血流灌注，缩小梗死灶。

②调整血压：应遵循个体化、慎重、适度原则。急性期血压应维持在较平时稍高的水平，以保证脑部灌注。只有当血压＞ 200/110mmHg 时，才需降压治疗。

③防治脑水肿：严重脑水肿和颅内压增高是急性重症脑梗死的常见并发症和主要死亡原因。常用 20% 甘露醇 125 ～ 250ml 快速静滴，也可用呋塞米、甘油果糖等。

④控制血糖：原有糖尿病或应激反应使血糖升高。当超过 10mmol/L 时，应立即予以胰岛素治疗。

⑤抗血小板治疗：未溶栓者在发病后 48 小时内，服用阿司匹林、氯吡格雷等。

⑥抗凝治疗：用于长期卧床、合并高凝状态者，常用药物有肝素、华法林。

⑦脑保护治疗：常用自由基清除剂、钙通道阻滞剂等。但重症急性期患者，不宜口服桂利嗪和倍他司汀，因其虽有扩血管作用，但不利于脑缺血的改善。

⑧其他治疗：高压氧舱治疗、中医中药治疗、外科或手术治疗等。

（2）恢复期治疗：目的在于促进神经功能恢复，系统地进行运动功能和语言功能的康复锻炼。通常发病 2 周后即进入恢复期。

（二）脑栓塞

1. 辅助检查

（1）头颅 CT：早期多无改变，24 ～ 48 小时后出现低密度灶脑梗死区。

（2）脑血管造影可显示脑栓塞的部位、程度及侧支循环。

（3）脑脊液压力一般正常，大面积梗死压力可增高，应尽量避免此检查。

（4）心电图检查：作为确定心肌梗死和心律失常的依据。

2. 治疗要点

（1）脑栓塞治疗同脑血栓形成。

（2）原发病治疗和抗栓治疗。

（三）脑出血

1. 辅助检查

（1）影像学检查：CT 检查是诊断脑出血的首选方法，具有确诊价值。MRI 和脑血管造影能检出更细微病变。

（2）脑脊液检查：血性脑脊液，压力增高。重症可确诊者不宜进行，防止诱发脑疝。

2. 治疗要点　处理原则是脱水降颅压，调整血压，防止再出血，促进神经功能恢复和防治并发症。

（1）一般治疗：卧床休息 2 ～ 4 周，避免情绪激动和血压升高，吸氧，保持肢体的功能位，预防感染，维持水、电解质平衡等。

（2）降低颅内压：是脑出血急性期处理的重要环节，常用 20% 甘露醇 125 ～ 250ml 静脉滴注。

（3）调控血压：脑出血急性期一般不首先使用降压药物，因患者血压升高是在颅内压增高的情况下，为了保证脑组织供血出现的脑血管自动调节反应，当颅内压下降后，血压也随着下降，故首先应先脱水，降低颅内压。但是，当血压≥ 200/110mmHg 时，为防止出血加重，可在降低颅内压的同时慎重地采用降压治疗，但幅度不可过大，防止发生颅内低灌注。

（4）其他治疗：止血和凝血治疗、手术治疗、亚低温疗法及康复治疗等。

（四）蛛网膜下腔出血

1. 辅助检查

（1）头颅 CT：是首选的检查方法，蛛网膜下腔显示高密度影像。

（2）脑血管造影：是确诊病因的最有价值和最具定位意义的检查。

（3）腰椎穿刺：是最具诊断价值和特征性的检查，脑脊液呈均匀一致血性，压力增高。但对 CT 检查已明确诊断者，不作为常规检查。

2. 治疗要点　治疗原则为防治再出血，降低颅内压，防治脑血管痉挛，减少并发症，治疗原发病和预防复发。

（1）预防再出血：避免血压和颅内压增高的因素。适当调控血压，使用 6- 氨基己酸、氨甲苯酸等抗纤溶药物。头痛和躁动不安者予以镇痛、镇静药。

（2）降低颅内压：常用甘露醇 125 ～ 250ml 快速静脉滴注，30 分钟滴完。

（3）解除脑血管痉挛：维持血容量和血压，避免过度脱水。可应用钙通道阻滞剂，如尼莫地平。

（4）手术治疗：动静脉畸形及颅内动脉瘤可行手术治疗、血管内介入治疗。

3. 用药护理　甘露醇低温出现结晶时，需加温溶解后再用，定期监测肾功能和电解质。尼莫地平可致皮肤发红、多汗、胃肠不适、血压下降等不良反应，应适当控制输液速度。

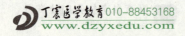

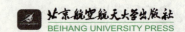

（五）短暂性脑缺血发作

1. 治疗要点

（1）病因治疗：是预防短暂性脑缺血发作复发的关键。

（2）药物治疗

①抗血小板治疗：常用阿司匹林、双嘧达莫、氯吡格雷等。

②抗凝治疗：适用于频繁发作、发作持续时间长、症状逐渐加重且无禁忌者，常用肝素、华法林。

③其他：扩容治疗、溶栓治疗、钙通道阻滞剂、中医药治疗等。

（3）外科治疗

2. 用药护理　按医嘱正确服药，不能随意调整、更改和终止用药，注意观察药物疗效和不良反应。

二、癫　痫

1. 辅助检查

（1）脑电图：是诊断癫痫最重要的检查方法，对发作性症状的诊断有很大价值，有助于明确癫痫的诊断、分型和确定特殊综合征。

（2）头部 CT、MRI 检查：可确定脑结构异常或病变，对癫痫及癫痫综合征诊断和分类有帮助。

（3）脑血管造影：可发现颅内血管畸形和动脉瘤、血管狭窄或闭塞，颅内占位性病变。

2. 治疗要点

（1）病因治疗：对症状性癫痫应积极治疗原发病，对颅内占位性病变首先考虑手术。

（2）发作期治疗：癫痫发作有自限性，多数患者不需特殊处理。给予吸氧，保持呼吸道通畅，对症治疗，降温，运用甘露醇和呋塞米减少脑水肿，同时应预防和控制感染。多次发作首选苯巴比妥肌内注射。

（3）癫痫持续状态治疗

①苯二氮䓬类药物：地西泮、劳拉西泮、氯硝西泮、咪达唑仑等。迅速制止癫痫发作，首选地西泮 10 ～ 20mg 缓慢静脉注射，速度不超过 2mg/min，复发者可在 30 分钟内重复应用。或者以 60 ～ 100mg 在 12 小时内缓慢静脉滴注。苯二氮䓬类药物用药速度过快会抑制呼吸，必要时可同时使用呼吸兴奋药。

② 10% 水合氯醛：成人 25 ～ 30ml，儿童 0.5 ～ 0.8ml/kg，加等量植物油保留灌肠。

③苯妥英钠：250mg 溶于生理盐水 20 ～ 40ml 缓慢静脉注射，速度不超过 50mg/min，时间不少于 5 分钟，每天的极限用量不超过 500mg。体重小于 30kg 小儿按每天 5ml/kg 给药。苯妥英钠溶于葡萄可产生沉淀，应选择生理盐水作为溶媒。

④异戊巴比妥钠：0.3 ～ 0.5g 溶于注射用水 10ml 静注，速度不超过 0.1g/min。

⑤苯巴比妥（鲁米那）：发作控制后，100 ～ 200mg，肌内注射，巩固疗效。

⑥对症处理：保持呼吸道通畅，吸氧，建立静脉通道。

（4）发作间期治疗用药：常用药物有卡马西平、苯妥英钠、乙琥胺、丙戊酸、托吡酯、拉莫三嗪、加巴喷丁等。

①强直性发作、部分性发作和部分性发作继发全面性发作首选卡马西平。

②全面强直 - 阵挛发作、典型失神发作、肌阵挛发作、阵挛性发作首选丙戊酸。

（5）发作间期的药物治疗原则

①半年内发作 2 次以上者，一经诊断即应进行药物治疗。

②从小剂量开始，单一用药为主，尽量避免联合用药。

③坚持长期服药，定时服用，不可随意增减药物剂量、停药或换药，停药应遵医嘱缓慢、逐渐减量，不少于1～1.5年。

④撤换药物时应遵循一增一减的原则，不宜过快，需要有5～10天的过渡期。

⑤强直-阵挛性发作完全控制4～5年后再停药，并定期测量血中药物浓度。

⑥临床无癫痫症状而仅表现为脑电图异常、偶尔发病、年龄小于5岁及每次发作均有发热的儿童，一般不服用抗癫痫药物。

3. 用药护理 多数常见不良反应为短暂性反应，缓慢减量即可明显减少，餐后服药可减少恶心反应。服药前应做血、尿常规和肝肾功能检查。按医嘱坚持长期有规律服药，避免突然停药、减药、漏服药及自行换药。

（1）卡马西平：胃肠道反应、眩晕、复视、骨髓抑制、皮疹及肝损伤等。

（2）苯妥英钠：胃肠道反应、牙龈增生、毛发增多、面容粗糙、粒细胞减少、智能及行为改变等。

（3）丙戊酸：肥胖、震颤、恶心、呕吐、体重增加、毛发减少、肝损害及胰腺炎等。

（4）苯巴比妥：嗜睡、小脑征、复视、认知和行为异常。

（5）托吡酯：震颤、头痛、头晕、小脑征、胃肠道反应、体重减轻等。

（6）拉莫三嗪：头晕、嗜睡、恶心、皮疹等。

（7）加巴喷丁：嗜睡、头晕、复视、健忘、感觉异常等。

三、急性炎症性脱髓鞘性多发性神经病

1. 辅助检查

（1）脑脊液检查：典型的脑脊液检查为细胞数正常而蛋白质明显增高，称蛋白-细胞分离现象。

（2）血清免疫球蛋白IgM显著增高。

（3）神经肌电检查：神经传导速度减慢或正常，运动神经反应电位波幅明显减低。

2. 治疗要点

（1）支持治疗：摄入足够的水、能量及电解质，吞咽困难者给予鼻饲。

（2）呼吸肌麻痹的抢救：及时气管切开或气管插管，必要时使用机械通气以保证有效的通气和换气。

（3）免疫调节治疗：静脉注射大剂量免疫球蛋白，应用24～48小时病情可停止进展。

（4）血浆置换疗法：清除血中抗体及免疫复合物、炎性物质、补体等。

（5）激素疗法。

1. 椎体束病变时可出现的阳性体征是

A. 凯尔尼格征　　B. 戈登征　　C. 布鲁津斯基征

D. 霍夫曼征　　E. 巴宾斯基征

2. 急性脑血管病（除蛛网膜下腔出血）首选的检查项目是

A. 脑脊液检查　　B. CT　　C. MRI

D. 电生理检查　　E. 脑电图

3. 出血性脑血管疾病患者头痛剧烈时应禁用

A. 20%甘露醇　　B. 安定　　C. 吗啡

D. 艾司唑仑　　E. 氟西泮

4. 短暂性脑缺血发作患者服阿司匹林的目的是

A．减轻头痛　　B．退热降温　　C．防止血小板凝集
D．控制感染　　E．降低纤维蛋白含量

5．癫痫最好的给药方法是
A．两种联合用药　　B．单一用药　　C．三种联合用药
D．间断用药　　E．口服用药加静脉给药

6．感染性多发性神经炎患者脑脊液的典型改变是
A．压力增高　　B．均匀血性　　C．氯化物减少
D．糖明显增多　　E．蛋白细胞分离

7．患者，女，40 岁。突然出现剧烈头痛，伴喷射样呕吐，很快出现意识模糊，且脑膜刺激征阳性，诊断蛛网膜下腔出血，主要治疗措施为
A．降低颅内压，使用甘露醇　　B．紧急手术治疗　　C．抗凝治疗
D．止血治疗　　E．营养治疗

8．患者，女，22 岁。因反复激动后出现四肢抽动，呼之不应而就诊。患者每次发作时无尿失禁，无咬伤史，每次持续 2 ～ 3 分钟，共发作 4 次。神经系统检查未见异常，为明确诊断首要的辅助检查是
A．脑磁共振成像检查　　B．脑电图检查　　C．神经肌电图检查
D．脑 CT 检查　　E．脑血流图检查

答案：1．E。2．B。3．C。4．C。5．B。6．E。7．B。8．B。

第2章　外科护理学

第1节　水、电解质、酸碱代谢紊乱

一、水和钠代谢紊乱

不同性质脱水的治疗见表2-1。

表2-1　不同性质脱水的临床特点及治疗

	等渗性	低渗性	高渗性	水中毒
血钠（mmol/L）	135～150	＜135	＞150	
治疗原则	消除病因是关键，补液可选用平衡盐溶液或等渗盐水	静脉输注含盐溶液或高渗盐水，以纠正细胞外液的低渗状态及补充血容量	5%葡萄糖、低渗（0.45%）或等渗氯化钠	立即停止水分摄入，进行脱水治疗，如甘露醇、呋塞米（速尿）等

二、电解质代谢紊乱

1. **钾代谢异常**　钾代谢异常的治疗见表2-2。

表2-2　钾代谢紊乱的临床特点及治疗

	低钾血症	高钾血症
血钾浓度	＜3.5mmol/L	＞5.5mmol/L
心电图	T波低平，ST段下降，QT间期延长，出现u波	T波高尖，PR间期延长，P波下降或消失，QRS波群增宽，ST段升高
治疗原则及护理	①轻度缺钾首选口服补钾，最安全，一般用量3～6g/d，即可使血钾浓度升高1.0～1.5mmol/L ②中度、重度缺钾需静脉补钾，静滴浓度＜0.3%（40mmol/L） ③严重低钾者每天补钾＜15g，速度＜20mmol/h ④尿量＞40ml/h方可补钾特别重要 ⑤禁止静脉推注补钾，补钾浓度过高会抑制心肌致停搏并刺激静脉致疼痛	①立即停止口服和静脉补钾，避免进食水果等含钾高的食物，停用保钾利尿药及含钾的药物 ②静脉缓慢推注10%葡萄糖酸钙或5%氯化钙，对抗钾离子对心肌的抑制作用 ③促进钾向细胞内转移：5%碳酸氢钠碱化细胞外液，快速静滴；葡萄糖加胰岛素快速静滴；支气管扩张药沙丁胺醇吸入 ④加速排钾：排钾利尿药呋塞米，阳离子交换树脂，腹腔或血液透析

2. **磷代谢异常**　人体内的磷 85% 存在于骨骼中，细胞外液中含量很少。磷代谢异常分为低磷血症和高磷血症。

表2-3　磷代谢紊乱的临床特点及治疗

	低磷血症	高磷血症
血磷浓度	＜0.96mmol/L	＞1.62mmol/L
治疗原则及护理	积极处理原发病；对因甲亢引起者，可考虑手术治疗；经静脉或口服补磷	积极处理原发病；减少磷的摄入，针对低钙血症进行治疗

三、酸碱平衡紊乱

1. **代谢性酸中毒治疗要点**　积极治疗腹泻、缺氧、组织低灌注等原发病，轻度代谢性酸中毒多可自行纠正，不必使用碱性药物。重症酸中毒患者首选 5% 碳酸氢钠，加 5% 葡萄糖稀释为 1.4% 碳酸氢钠。酸中毒时，血 Ca^{2+} 增多，即使患者原有低钙血症，也不会出现手足抽搐，但纠正酸中毒后，血 Ca^{2+} 降低，发生低钙血症；快速纠正酸中毒时，可使大量血 K^+ 转移至细胞内，引起低钾血症，故纠正酸中毒的同时应注意补钾、补钙。

2. **代谢性碱中毒治疗要点**　积极治疗原发疾病。由胃液丢失引起的，等渗盐水或葡萄糖盐水是轻症代谢性碱中毒最佳的治疗选择，同时可纠正低氯血症。碱中毒几乎都会合并低钾血症，同时补充氯化钾可以终止反常性酸性尿，加速纠正碱中毒。严重碱中毒时，可应用稀释的盐酸溶液经中心静脉导管缓慢滴入，但不可经外周静脉输入，一旦渗漏会引起软组织坏死，后果严重。

3. **呼吸性酸中毒治疗要点**　积极治疗原发病，改善通气功能。

4. **呼吸性碱中毒治疗要点**　积极治疗原发病。用纸袋罩住口鼻，增大呼吸道死腔，减少 CO_2 呼出。使用呼吸机通气过度者应调整呼吸频率和潮气量。

5. **液体疗法及护理**

（1）补液原则：先盐后糖，先晶后胶，先快后慢，液种交替，见尿补钾。详见第 4 章儿科护理学第 4 节消化系统疾病的相关内容。

（2）补液观察与监测：观察脱水是否改善，注意观察生命体征、精神状态、尿量等。体液过多时应限制入量，脱水利尿。

1．静脉补钾的先决条件是

A．尿量在 40ml/h 以上　B．浓度在 0.3% 以上　C．速度在 60 滴 / 分以下

D．总量在 4~5g/d 以下　E．最多不要超过 6~8g/d

2．为高钾血症患者应用葡萄糖酸钙的目的是

A．防止低钙　B．对抗钾对心肌的抑制作用

C．防止手足抽搐　D．减低毛细血管通透性

E．防止腹泻

3．患者发生代谢性酸中毒，实验室检查的主要改变是

A．血 pH 降低，二氧化碳结合力升高　B．血 pH 降低，二氧化碳结合力降低

C．血 pH 升高，二氧化碳结合力升高　D．血 pH 无变化，二氧化碳结合力降低

E．血 pH 升高，二氧化碳结合力无变化

4．患者，女，34 岁。因持续高热 4 天、食欲下降，未能进食，自述口干、尿少色黄。查体：皮肤弹性下降，眼窝凹陷，尿比重 1.030，血清钠浓度为 159mmol/L。应首先给予

A．20% 甘露醇　B．5% 碳酸氢钠　C．等渗盐水

D．10% 氯化钾　E．5% 葡萄糖溶液

5．患者，女，40 岁。5 天来频繁呕吐，不能进食，神志淡漠，肌肉无力，腹胀，膝腱反射减弱。为确诊主要检查

A．血钠　B．血钾　C．血钙

D．血镁　E．血 pH

6．患者，女，43 岁。因肠梗阻，呼吸深而快，面部潮红准备急诊手术。实验室检查：pH7.29，CO_2CP 降低。诊断代谢性酸中毒，首选治疗药物是

A．5% 碳酸氢钠注射液　B．1.2% 乳酸钠注射液　C．3% 氯化钠注射液

D．10% 葡萄糖酸钙注射液　E．11.2% 乳酸钠注射液

答案：1．A。2．B。3．B。4．E。5．B。6．A。

第2节　外科营养支持

一、概　述

1．血浆蛋白　包括球蛋白、转铁蛋白、前白蛋白等，是营养不良早期诊断和效果评价的敏感指标。

2．氮平衡实验　判断体内蛋白质代谢情况。氮的摄入量大于排出量为正氮平衡，反之为负氮平衡。氮平衡＝摄入氮 [静脉输入氮量或口服蛋白质（g）/6.25] －排出氮（尿中尿素氮 +4g）。

3．免疫指标　淋巴细胞计数、迟发性皮肤超敏实验等。

二、肠内营养

1．供给途径

（1）口服：能经口摄食且耐受者可采用口服。

（2）鼻胃管或鼻肠管：简单易行，临床使用最多的方法。适用于短期（＜ 2 ～ 3 周）营养支持的患者。

（3）胃及空肠造瘘管：适用于长期营养支持的患者。可采用手术或经皮内镜辅助放置胃 / 空肠造瘘管。

2．输注方式

（1）按时多次给予：用注射器将营养液分次缓慢注入，每次 100 ～ 300ml 左右，每天 6 ～ 8 次。

（2）间隙重力滴注：将配制好的营养液经输液管与肠道喂养管连接，借助重力缓慢滴注。每次 250 ～ 500ml，每天 4 ～ 6 次。此方法类似正常饮食，患者有较多自由活动时间。

（3）连续经泵输注：应用输液泵在 12 ～ 24 小时均匀持续输注，是临床上推荐的肠内营养输注方

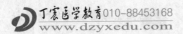

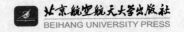

式，便于监控管理，胃肠道不良反应较少，营养效果好。

三、肠外营养

1. 输注途径

（1）经周围静脉肠外营养支持：操作较简单、安全性高、并发症较少，适用于肠外营养时间＜2周、部分补充营养素的患者。

（2）经中心静脉肠外营养支持：适用于长期肠外营养、营养素需要量较多及营养液的渗透压较高的患者。

2. 输注方式

（1）全营养液混合液输注：又称全合一（AIO）营养液，其优点是减少了代谢性并发症的发生，可经周围静脉输注，简化过程和减少感染机会。

（2）单瓶输注：不具备全营养混合液输注条件时，可采用单瓶输注。由于各营养素非同时输注，易造成浪费。

1．符合营养不良的检查结果是
A．血浆白蛋白35g/L　　B．血转铁蛋白2.0g/L　　C．血清总蛋白70g/L
D．24小时氮平衡测试持续负平衡　　E．迟发性皮肤超敏试验（+++）

2．早期确定营养不良的重要检查是
A．生长激素水平测定　　B．血清球蛋白浓度测定　　C．血清胆固醇浓度测定
D．血清胆碱酯酶活性测定　　E．胰岛素样生长因子Ⅰ水平测定

答案：1．D。2．B。

第3节　外科休克

一、概　述

1. 紧急处理　创伤制动，大出血止血，保证呼吸道通畅。安置患者于休克体位，抬高头胸20°～30°，抬高下肢15°～20°，以增加回心血量。尽早建立静脉通路，注意保暖，尽量减少搬动，适当给予镇痛药。

2. 补充血容量　是纠正组织低灌注和缺氧的关键，迅速建立2条以上静脉通路。根据血压、尿量、中心静脉压等监测指标，估算输液量及判断补液效果。一般先补充扩容迅速的晶体液，首选平衡盐溶液，再补充扩容作用持久的胶体液。

3. 积极处理原发病　积极抗休克的同时，及早手术处理原发病。

4. 纠正酸碱平衡失调　休克都存在不同程度的酸中毒。轻度酸中毒无须纠正，微循环改善后即可缓解。休克严重、酸中毒明显、经扩容后效果不佳者，需给予碱性药物，常用5%碳酸氢钠。

5. 应用血管活性药物　常用血管收缩药、血管扩张药及强心药物。血管扩张药使用前必须充分补足血容量。

6. 改善微循环　治疗DIC，诊断明确的DIC应立即用肝素治疗。还可应用抗纤溶药物及抗血

小板聚集药物如阿司匹林等。

7. 应用糖皮质激素和其他药物 适用于感染性休克和严重休克，主张大剂量应用，静脉滴注，一般只用1～2次。

二、低血容量性休克

及时补充血容量、治疗病因和制止继续失血、失液。补液首选等渗盐水。

三、休克的处理措施

1. 补充血容量 原则是及时、快速、足量。常根据血压和中心静脉压指导补液（表2-4）。中心静脉压（CVP）代表右心房或胸段腔静脉内的压力变化，在反映全身血容量及心功能状态方面早于动脉压。CVP的正常值为5～12cmH_2O，＜5cmH_2O提示血容量不足，＞15cmH_2O提示心功能不全，＞20cmH_2O提示存在充血性心力衰竭。严密观察病情变化，定时监测生命体征及中心静脉压改变，注意观察患者意识改变、皮肤颜色及温度。准确记录24小时出入量，为后续治疗的依据。尿量＞30ml/h提示休克好转。

表2-4 血压、中心静脉压与补液的关系

血压	中心静脉压	原因	处理原则
低	低	血容量严重不足	充分补液，加快输液速度
正常	低	血容量不足	适当补液
低	高	心功能不全或血容量相对过多	给予强心药，纠正酸中毒，舒张血管
正常	高	容量血管过度收缩	舒张血管
低	正常	心功能不全或血容量不足	补液试验

2. 用药护理 小剂量、低浓度缓慢使用血管活性药物，直至血压平稳后逐渐停药。注意避免药物外渗，若注射部位出现红肿、疼痛，应立即更换滴注部位，并用普鲁卡因行局部封闭。

3. 预防感染 严格无菌操作；合理使用抗生素；根据病情留置导尿管，以测尿量及比重，了解肾血流灌注情况；尿量＞40ml/h方可补钾。

1．中心静脉压（CVP）的正常值是
A．0.20～0.35kPa（2～4cmH_2O） B．0.35～0.43kPa（3～5cmH_2O）
C．0.43～0.49kPa（4～5cmH_2O） D．0.98～1.47kPa（10～15cmH_2O）
E．0.49～1.18kPa（5～12cmH_2O）

2．治疗休克的基本措施是
A．治疗原发病 B．补充血容量 C．应用血管活性药物
D．纠正代谢紊乱 E．增强心功能

3．对于休克患者的首要处理措施是

A．处理原发病　　B．快速补晶体　　C．快速补胶体
D．应用升压药　　E．纠正酸碱平衡失调

4．肝脾破裂出血导致低血容量性休克，遵医嘱应快速输入
A．营养液　　B．利尿药　　C．镇静剂
D．强心剂　　E．晶体胶体液

5．患者，女，53 岁。休克已 10 小时，中心静脉压 16cmH_2O（1.57kPa），血压 80/60mmHg（10.6/8.0kPa），以此判断发生了
A．肾衰竭　　B．肺衰竭　　C．肝衰竭
D．脑衰竭　　E．心力衰竭

答案：1．E。2．B。3．B。4．E。5．E。

第4节　多器官功能障碍综合征

一、急性呼吸窘迫综合征

1．辅助检查

（1）X 线胸片：类似肺水肿的特点，快速多变。早期无异常，肺纹理可增多；进展期 X 线胸片有广泛性点、片状阴影。

（2）动脉血气分析：是疾病诊断与病情判断的重要检查。PaO_2 降低、$PaCO_2$ 降低、pH 升高是典型的变化。氧合指数（PaO_2/FiO_2）是指在吸入某一氧浓度（FiO_2）时的 PaO_2 与该 FiO_2 的比值，$PaO_2/FiO_2 \leq 300$mmHg 是 ARDS 诊断的必备条件，$PaO_2/FiO_2 \leq 300$mmHg 为轻度低氧血症，$PaO_2/FiO_2 \leq 200$mmHg 为中度，$PaO_2/FiO_2 \leq 100$mmHg 为重度。

（3）肺功能监测：肺顺应性降低，无效腔通气量比例增加。

（4）血流动力学监测：一般仅用于左心衰鉴别时。

2．治疗要点

（1）治疗原发病：积极寻找原发病灶并彻底治疗。

（2）氧疗：迅速纠正缺氧是抢救 ARDS 最重要的措施。一般需高浓度（$>50\%$）、高流量面罩给氧，使 $PaO_2 \geq 60$mmHg 或 $SaO_2 \geq 90\%$。

（3）机械通气：改善肺泡通气功能，尽早进行机械通气，维持适当的气体交换，选用呼气末正压（PEEP）模式。

（4）液体管理：控制输液速度，合理限制液体入量，早期除非有低蛋白血症，不建议输注胶体溶液。失血较多者应给予新鲜血，液体出入量可轻度负平衡。

（5）营养支持治疗：提倡全胃肠营养。根据呼吸、循环及水、电解质、酸碱平衡等及时调整营养治疗方案。

3．用药护理　使用呼吸兴奋药时，应注意观察患者有无面色潮红、烦躁不安、恶心呕吐等剂量过大的表现。

二、急性肾衰竭

1. 治疗要点 尽早明确诊断，及时纠正可逆的病因是恢复肾功能的关键。主要包括尽早识别并纠正可逆病因，维持体液稳定，营养支持，防治并发症及肾脏替代治疗等。透析治疗是治疗高钾血症最有效的方法。

2. 用药护理

（1）高钾血症的护理：当血钾＞6.5mmol/L，应配合医生紧急处理。

① 10% 葡萄糖酸钙 10 ～ 20ml 稀释后缓慢静脉推注（不少于 5 分钟），以拮抗钾离子对心肌的抑制作用。

② 11.2% 乳酸钠或 5% 碳酸氢钠静脉滴注，纠正酸中毒并促进钾离子向细胞内移动。

③ 50% 葡萄糖和胰岛素缓慢静脉注射，促进糖原合成，使钾离子向细胞内移动。

（2）预防感染：遵医嘱适当应用抗生素，做好呼吸道护理及尿管护理。

（3）疾病预防指导：慎用肾毒性药物，避免使用大剂量造影剂。加强劳动防护，避免接触重金属、工业毒物等。误服毒物时，应立即洗胃或导泻，并及时应用有效解毒剂。

（4）病情监测：指导患者避免诱因，自我监测，定期复查肾功能。

三、弥散性血管内凝血

1. 治疗要点

（1）消除诱因，治疗原发病：是终止 DIC 最关键和根本的治疗措施。

（2）抗凝疗法：应在有效治疗原发病的前提下，与补充凝血因子同步进行。

①肝素是 DIC 首选的抗凝治疗药物。

②其他抗凝及抗血小板聚集药物，如阿司匹林、低分子右旋糖酐等。

（3）补充凝血因子和血小板。

（4）抗纤溶治疗。

2. 急救护理 快速开放静脉通道，及时补液。按医嘱给药，纠正酸中毒，维持血压。肝素主要的不良反应是出血，应用时最常见的临床监测指标是部分凝血活酶时间，凝血时间在 20 分钟左右为宜。肝素过量可用鱼精蛋白解救。DIC 患者若使用血液制品，应使用纤维蛋白原。

1. 帮助诊断早期急性呼吸窘迫综合征的 X 线检查是

A. 肺内哑铃状阴影　B. 双肺大片致密阴影　C. 肺纹理增多

D. 肺内斑点状阴影　E. 肺内网状阴影

2. 在 ARDS 治疗中最关键的措施是

A. 抗感染　B. 营养支持　C. 维持有效循环

D. 积极治疗原发病　E. 迅速纠正低氧血症

3. 患者，女，40 岁。因严重感染入院。查体：体温 39.5℃，脉搏 90 次 / 分，呼吸 25 次 / 分，血压 116/80mmHg。血气分析：$PaO_2$55mmHg，$PaCO_2$30mmHg。首先考虑为

A. 急性肾衰竭　B. 急性呼吸窘迫综合征　C. 弥散性血管内凝血

D. 急性肝衰竭　E. 急性心力衰竭

4. 患者，男，45 岁。受凉后严重感染入院。查体：体温 39.5℃，脉搏 88 次 / 分，呼吸 25

次/分，血压125/80mmHg。呼吸困难，听诊双肺可有小水泡音。血气分析：$PaO_2$50mmHg、$PaCO_2$30mmHg。首先考虑为

A．急性呼吸窘迫综合征　B．哮喘发作　C．急性心力衰竭

D．支气管扩张　E．弥散性血管内凝血

5．患者，女，52岁。感染性休克，处于DIC早期，行肝素抗凝治疗，在用药前后要测定

A．凝血时间　B．出血时间　C．白细胞计数

D．红细胞计数　E．血细胞比容

答案：1．C。2．E。3．B。4．A。5．A。

第5节　麻　醉

一、局部麻醉

1．常用局部麻醉药物

（1）酯类：常用药有普鲁卡因、氯普鲁卡因、丁卡因等。酯类局麻药在体内的代谢产物可成为半抗原，引起变态反应，导致少数患者出现过敏。局部浸润麻醉常用普鲁卡因。

（2）酰胺类：常用药有利多卡因、布比卡因等。酰胺类局麻药在体内代谢后不形成半抗原，过敏反应极罕见。

2．局部麻醉药物中毒

（1）预防

①根据需要选择不同浓度、不同剂量的局麻药，防止过量。

②注射局麻药前须行回抽试验，证实无气、无血、无脑脊液后方可注射。

③局麻药液中加肾上腺素，可使局部血管收缩，延长局麻药吸收，减少局麻药用量。但手指、足趾和阴茎等处的局麻手术或甲亢、心律失常、高血压及周围血管疾病等患者，不应加肾上腺素。

（2）治疗：一旦发生应立即停药；支持循环和呼吸功能，给氧；遵医嘱给予地西泮；控制抽搐或惊厥可用2.5%硫喷妥钠。

3．局部麻醉的护理

（1）一般护理：局麻术后休息片刻，无异常反应方可离去。告知患者如有不适随时就诊。

（2）过敏反应及护理

①表现：在使用少量局麻药后，出现荨麻疹、喉头水肿、支气管痉挛、低血压及血管神经性水肿，严重者危及生命。

②处理：一旦发生应立即停药；保持呼吸道通畅，给氧；遵医嘱给予肾上腺素、糖皮质激素及抗组胺药。

二、围麻醉期护理

1．术前用药

（1）镇痛药：提高痛阈，镇静，镇痛。与全身麻醉药起协同作用，减少全身麻醉药的用量。常用

药物有吗啡、哌替啶等。

（2）苯二氮䓬类药物：镇静，催眠，抗惊厥，抗焦虑，预防局麻药毒性。常用药物有地西泮、咪达唑仑等。

（3）巴比妥类药物：主要抑制大脑皮质，有镇静、催眠、抗惊厥作用，并可减少局麻药的毒性反应。常用苯巴比妥（鲁米那）。

（4）抗胆碱药：可抑制呼吸道腺体和唾液腺分泌，以保持呼吸道通畅。还可抑制迷走神经反射，提升心率。常用药物有阿托品、东莨菪碱等，但目前不主张常规使用。

（5）H_2 受体阻断剂：有抗组胺作用，可减少胃液量，提高胃内 pH 值。常用于急腹症及临产妇未能做空腹准备者，可减少术中胃液反流和误吸的风险。

2. 麻醉后苏醒期的护理

（1）气管插管的拔管条件：意识、肌力、自主呼吸、咽喉反射恢复良好，无呼吸困难，鼻腔、口腔及气管内无分泌物。

（2）麻醉恢复室的工作：观察和评价生命体征、转送患者。

三、术后镇痛

1. 传统方法 传统的术后镇痛方法有口服药物，肌内、皮下、静脉注射药物和直肠给药等。缺点较多，如镇痛效果不满意，不能及时止痛，不能个体化用药等。

2. 现代方法 目前以患者自控镇痛法（PCA）较好。患者感到疼痛时，可自行按压 PCA 装置的给药键，按设定的剂量注入镇痛药，以达到止痛效果。

四、全身麻醉

1. 反流与误吸 误吸大量胃内容物后的死亡率极高，完全呼吸道梗阻可立即导致窒息，危及生命；误吸胃液可引起肺水肿和肺不张。预防的主要措施有：术前应禁食、禁水，促进胃排空，提高胃液的 pH 值，加强呼吸道防护；术后去枕平卧，头偏向一侧。全麻清醒的可靠指征是能准确地回答问题。

2. 呼吸道梗阻

（1）上呼吸道梗阻：是指声门以上的呼吸道梗阻。主要原因为舌后坠、异物及口腔分泌物阻塞，喉头水肿或喉痉挛等。

（2）下呼吸道梗阻：是指声门以下的呼吸道梗阻。主要原因为气管导管扭折、导管斜面紧贴在气管壁上、误吸等。轻者出现肺部啰音，重者出现呼吸困难、发绀、心率加快、血压下降。一旦发现，立即报告医生处理。

3. 通气不足 由麻醉药产生的中枢性或外周性呼吸抑制所致。应给予机械通气。吸入麻醉应警惕发生肺膨胀不全。

4. 低氧血症 主要原因为吸入氧浓度过低、气道阻塞、肺不张、肺水肿及误吸等。表现为呼吸急促、发绀、躁动不安等。应及时给氧，必要时给予机械通气。

5. 低血压 多因麻醉过深、失血过多、过敏反应、牵拉内脏引起迷走神经反射等。处理应先减浅麻醉，补充血容量，必要时暂停手术，给予阿托品，待血压平稳后再继续手术。

6. 高血压 主要原因为麻醉过浅、镇痛药用量不足、未能及时控制手术刺激引起的应激反应有关。主要的处理措施是根据手术刺激程度调整麻醉深度。

7. 心律失常 窦性心动过速常为麻醉过浅的表现，应适当加深麻醉。手术牵拉内脏可因迷走神经反射致心动过缓，严重时可致心脏骤停，应暂停手术操作，必要时给予阿托品。

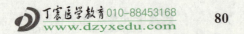

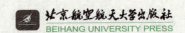

8. **高热、抽搐和惊厥**　主要由全身麻醉药引起中枢性体温调节紊乱有关。处理应给予物理降温，特别是头部降温，防止脑水肿。

五、椎管内麻醉

1. 蛛网膜下腔阻滞麻醉并发症的观察与护理

（1）头痛：是最常见的并发症，主要因脑脊液经穿刺孔漏出，引起颅内压下降、颅内血管扩张所致。去枕平卧 6 ～ 8 小时，可防止因脑脊液外漏致头痛。典型的头痛常位于枕部、顶部或颞部，呈搏动性，抬头或坐起时加重。轻度头痛经卧床 2 ～ 3 天可自行消失；中度头痛治疗可采取平卧或头低位，补液，应用小剂量镇静、镇痛药；严重头痛可采用硬膜外间隙充填疗法。

（2）尿潴留：主要由支配膀胱的骶 2 ～ 4 神经被阻滞后恢复较迟、手术后切口疼痛、下腹部手术时膀胱的直接刺激及患者不习惯在床上排尿的体位等所致。

（3）神经并发症：脑神经受累，假性脑脊膜炎，粘连性蛛网膜炎，马尾神经综合征等。

2. 硬脊膜外腔阻滞麻醉并发症的观察与护理

（1）全脊麻：指全部脊神经受阻滞，是硬膜外阻滞最危险的并发症。预防应严格操作规程，不能省略“试验剂量”。发生全脊麻后，应维持呼吸和循环功能，输液，机械通气，应用升压药；心脏骤停应立即行心肺复苏。

（2）穿刺针或导管误入血管：硬膜外间隙有丰富的血管丛，尤其是足月妊娠者，因静脉怒张更易刺入血管，故注药前务必回抽。一旦误入血管将发生毒性反应，出现抽搐或心血管症状。处理应给予吸氧，静脉注射地西泮或硫喷妥钠抗惊厥，同时维持有效的循环和呼吸。

（3）血压下降：常因交感神经被阻滞所致。应去枕平卧 4 ～ 6 小时，防止血压波动，加快输液速度，给予升压药物等。

（4）呼吸抑制：因肋间肌及膈肌运动被抑制所致。预防应减少局麻药用量，严密观察病情变化，给氧，做好急救准备。

（5）硬膜外血肿：由硬膜外间隙静脉丛穿刺出血所致，凝血功能障碍及使用抗凝药物的患者发生血肿的风险增加。硬膜外血肿少见，却是并发截瘫的首要原因。一经确诊，尽早（8 小时内）手术清除血肿。超过 12 小时再手术恢复的可能性极小。

（6）其他并发症：脊神经根损伤，脊髓损伤，导管折断，硬膜外脓肿等。

1. 局麻药中毒出现严重惊厥，处理时首选的药物是
A. 硫喷妥钠　B. 安定　C. 哌替啶
D. 氯丙嗪　E. 苯巴比妥钠

2. 关于麻醉前应用阿托品的叙述，<u>不正确</u>的是
A. 抑制腺体分泌　B. 解除平滑肌痉挛　C. 麻醉前 30 分钟肌内注射
D. 心动过速者不宜应用　E. 成人用量为 1.5mg

3. 关于术前使用吗啡的叙述，<u>不正确</u>的是
A. 有镇痛、镇静作用　B. 常用量为 50 ～ 100mg　C. 对呼吸中枢有抑制作用
D. 小儿不用　E. 一般术前半小时肌内注射

4. 患者，男，60 岁。拟行食管癌根治术，全身情况尚可，无重要脏器功能不良，适宜的麻醉方式是

A．面罩吸入全身麻醉　B．密闭式吸入全身麻醉　C．硫喷妥钠静脉麻醉
D．氯胺酮静脉麻醉　E．硬膜外麻醉

答案：1．A。2．E。3．B。4．B。

第6节　心肺脑复苏

一、心肺复苏

1．建立给药途径　心脏骤停时给药途径以静脉给药为主，有条件者建立中心静脉通路。无法建立静脉通路时，可选择骨髓腔给药，也可用气管内给药。

2．常用药物

（1）肾上腺素：是心脏复苏的首选药物，通过兴奋α肾上腺素受体，激发心肌自主收缩，增强心肌收缩力，升高血压，加快心率，使心排血量增加；通过收缩外周血管，从而保证心脏及重要脏器的血供；并可使心室纤颤由细颤转为粗颤，使电除颤易于生效。当患者的心律失常不适合电除颤时，应尽早给予肾上腺素，可增加存活率，减少神经系统损伤。常用剂量为1mg，每3～5分钟重复使用一次。

（2）血管加压素：即抗利尿激素。可引起皮肤、骨髓肌、小肠等的血管强烈收缩，而对冠状动脉和肾小血管的收缩作用相对较轻，对脑血管有扩张作用。复苏效果与肾上腺素相比没有优势，故已不作为推荐用药。

（3）胺碘酮：是目前临床应用最广泛的抗心律失常药，用于治疗对心肺复苏、除颤和血管加压药物无反应的室颤或无脉性室速。

（4）利多卡因：在无法获得胺碘酮时考虑使用。

（5）硫酸镁：是用于治疗或防止尖端扭转型室性心动过速复发的辅助药物，不建议常规使用。

（6）阿托品：可减弱心肌迷走神经反射，提高窦房结的兴奋性，促进房室传导，对心动过缓有较好疗效。

（7）碳酸氢钠：只在心脏骤停前已存在代谢性酸中毒、高钾血症、三环类抗抑郁药物过量等情况下适当补充，不作为常规用药。

3．控制气道与氧疗

二、脑复苏及复苏后处理

1．脑复苏的主要治疗措施

（1）降温治疗：低温可减少脑耗氧量，将体温降至32～34℃，维持12～24小时。

（2）维持适当的血压水平：维持正常或稍高于正常水平的血压，保证有足够的脑灌注压维持脑血流。

（3）脱水治疗：20%甘露醇或25%山梨醇，每次200～250ml，快速（15～30分钟）静脉滴注。可防治脑水肿。

（4）糖皮质激素：可降低颅内压，抑制血管内凝血，降低毛细血管通透性，维持血脑屏障的完整性，防止细胞自溶和死亡。

（5）解除脑血管痉挛：常用钙通道阻滞剂。

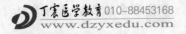

（6）高压氧治疗。

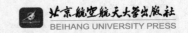

2. 脑复苏后的主要治疗措施

（1）专人监护心率、心律：理想心率为80～120次/分。对心动过缓、过速或心律失常应及时采取防治措施。

（2）预防感染，复苏后应常规使用抗生素。

1. 心肺复苏时，人工循环与人工呼吸次数比正确的是

A. 30∶2　　B. 15∶3　　C. 15∶4
D. 15∶5　　E. 15∶6

2. 胸外心脏按压的正确部位是

A. 胸骨上段　　B. 胸骨右缘　　C. 胸骨左缘
D. 剑突下　　E. 胸骨中下1/3处

3. 三期复苏的项目是

A. 除颤　　B. 输血、输液　　C. 降温和脱水治疗
D. 复苏药物治疗　　E. 机械人工呼吸

答案：1. A。2. E。3. C。

第7节　外科重症监护

1. 监测血流动力学静脉置管患者的护理

（1）预防感染：严格无菌操作，及时更换敷料。

（2）加强监测：出现静脉压升高、颈静脉怒张，心音遥远、心搏微弱，脉压小、动脉压降低，应考虑为Beck三联征。

（3）管道护理：妥善固定，连接紧密。

（4）中心静脉导管护理：每天更换输液管道，准确记录出入液量。严禁在中心静脉导管处输血、静脉取血。

（5）肺动脉漂浮导管测压期间的护理：防止气体进入引起气栓。检查肢体末梢循环情况，观察皮肤颜色、脉搏及微血管充盈程度的变化。

（6）拔管后的护理：局部加压固定后敷料覆盖，必要时用沙袋压迫。拔管后24小时内观察局部有无渗血及肢体肿胀等情况。

2. 其他系统及脏器功能的监护

（1）中枢神经系统功能监护：观察患者意识状态、瞳孔变化、反射活动等。对颅脑损伤的患者还应关注脑电图、颅内压、脑血流图等检查的变化。

（2）肝功能监护：加强肝功能指标的测定，如血清胆红素、白蛋白、腹水等。观察患者皮肤巩膜有无黄疸及神志改变，若患者出现嗜睡、神志恍惚、昏迷等表现，应警惕可能出现肝昏迷或肝性脑病。

（3）肾功能监护：准确记录尿液的量、颜色及性状。做好肾功能检测，如肾小球滤过率、血尿素氮、肾血流量测定、肾小管功能测定。出现急性肾衰竭时，应积极治疗原发病、控制发病环节，包括严格控制水、钠的入量，纠正水、电解质、酸碱平衡失调，透析治疗，控制感染等，出现高钾血症应立即处理。

1．中心静脉压的正常值范围是

A．2～3cmH_2O　　B．3～4cmH_2O　　C．4～5cmH_2O

D．5～6cmH_2O　　E．5～12cmH_2O

2．下列检查属于血液系统监护的是

A．血尿素氮　　B．血肌酐　　C．血小板

D．血糖　　E．血氨

答案：1．E。2．C。

第8节　手术前后患者护理

一、手术前患者护理

1．手术区皮肤准备　手术前1天下午或晚上清洁皮肤。细菌密度较高的部位，如手、足及不能使用强刺激性消毒剂的部位，如面部和会阴部，术前用氯已定反复擦洗。根据手术部位备皮，重点是充分清洁手术野皮肤和剃除毛发，备皮范围包括切口皮肤至少15cm的区域。常见手术区备皮范围见表2-5。

表2-5　常见手术区备皮范围

手术部位	备皮范围
颅脑手术	剃除除眉毛外全部头发及颈部毛发
颈部手术	上自唇下，下至乳头水平、两侧至斜方肌前缘
胸部手术	上自锁骨上及肩上，下至脐水平，包括患侧上臂和腋下，胸背均超过中线5cm以上
上腹部手术	上自乳头水平，下至耻骨联合，两侧至腋后线
下腹部手术	上自剑突，下至大腿上1/3前内侧及会阴部，两侧至腋后线，剃除阴毛
腹股沟手术	上自脐平线，下至大腿上1/3内侧，两侧至腋后线，包括会阴部，剃除阴毛
肾手术	上自乳头平线，下至耻骨联合，前后均过正中线
会阴部及肛门手术	上自髂前上棘，下至大腿上1/3，包括会阴部及臀部，剃除阴毛
四肢手术	以切口为中心包括上、下方各20cm以上，一般超过远、近端关节或为整个肢体

2．辅助检查　三大常规（血、尿、便），血液生化，肺功能，心电图，影像学，出、凝血功能检查。

二、术后不适及并发症的用药护理

1．疼痛　麻醉作用消失后，患者开始感觉切口出现疼痛，此外，患者术后咳嗽、深呼吸以及进行功能锻炼等均可引起疼痛。遵医嘱给予镇静镇痛药，如哌替啶、地西泮等；指导患者分散注意力。

2. 恶心、呕吐 常见原因是麻醉反应，待麻醉作用消失后，即可停止。其他原因如药物影响、严重腹胀、肠梗阻等。观察呕吐物的性质及量，准确记录；取合适的体位，头偏向一侧，防止呕吐物误吸入气管，引起窒息或肺部并发症。可先给予镇静镇吐药物，查明原因后进行对因治疗。

3. 腹胀 遵医嘱使用促进胃肠蠕动的药物，如新斯的明；重者应手术治疗。

4. 呃逆 遵医嘱给予镇静、解痉药；压迫眶上缘，抽吸胃内积气、积液；顽固性呃逆者应及时查明原因，对症处理。

5. 发热 行物理降温或遵医嘱使用退热药物；积极寻找病因，对因治疗。

6. 切口感染 合理使用抗生素，勤换敷料；清除切口，引流脓液。为预防肺部感染，不宜使用镇咳药，以免痰液聚集在肺部，加重病情。

7. 肺不张 合理应用抗生素。

8. 尿路感染 合理应用抗生素，控制感染。

9. 深静脉血栓形成 遵医嘱使用复方丹参片、阿司匹林等药物，以降低血液黏滞度，改善微循环。

胃肠减压期间，进行实验室检查的项目不包括

A．胆红素 B．钠 C．钾

D．氯 E．碳酸盐

答案：A。

第9节 外科感染

一、概 述

1. 辅助检查

（1）实验室检查：血常规可见白细胞计数增加；做细菌培养可确定致病菌；深部的感染灶可行穿刺取得脓液进行培养；必要时可重复培养。

（2）影像学检查：B超、X线、CT和MRI。

2. 治疗要点 局部治疗与全身治疗并重。消除感染病因，祛除毒性物质，增强抗感染能力和促进组织修复。

（1）局部治疗：保护感染部位，抬高患处，避免感染扩散；局部物理疗法与用药；形成脓肿后应手术切开引流，积极处理感染病灶。厌氧菌感染伤口换药，应选用3%过氧化氢，过氧化氢具有强氧化作用，可以使伤口环境处于有氧环境，抑制厌氧菌的生长。

（2）全身治疗：合理应用抗生素；对症及支持疗法。

二、浅部软组织的化脓性感染

（一）疖

1. 红肿阶段可采用局部理疗、热敷、外用药物。
2. 出现脓头可在其顶点涂苯酚或碘酊，有波动感时应及时切开引流。
3. 消除全身炎症反应，宜应用青霉素、磺胺类（磺胺甲噁唑）等抗菌药，同时加强营养，增强

机体抵抗力。

4. 保持皮肤清洁，积极治疗糖尿病。

（二）痈

1. 仅有红肿时可外敷鱼石脂软膏、金黄散等。

2. 出现多个脓点、表面紫褐色或已破溃时应及时切开引流，可采用“+”或“++”形切口，清除坏死组织。唇痈一般不切开引流。

3. 及时、足量使用青霉素或磺胺甲噁唑控制感染。

4. 控制糖尿病。

（三）急性蜂窝织炎

1. **早期一般性皮下蜂窝织炎** 外敷用药，形成脓肿后切开引流。及时根据药物试验结果，应用有效抗菌药。首选青霉素或磺胺类药物，合并厌氧菌感染者加用甲硝唑。

2. **产气性皮下蜂窝织炎** 须及时隔离，用3%过氧化氢冲洗伤口。

3. **口底、颌下蜂窝织炎** 不等脓肿形成，及早切开减压，防止窒息。

（四）急性淋巴管炎和淋巴结炎

注意休息，患肢抬高，局部及周围皮肤用50%硫酸镁湿热敷或3%碘酊涂擦。全身应用青霉素或磺胺类抗生素，至全身及局部症状消失后继续应用3～5天，以免复发。脓肿形成时，及时切开引流。丹毒要做好接触隔离。

三、手部急性化脓性感染

未形成脓肿时，局部理疗、热敷、外敷，如鱼石脂软膏、黄金散等。早期悬吊前臂平置患手，避免下垂以减轻疼痛。甲沟炎形成脓肿后，在患指侧面纵行切开引流；甲下脓肿应分离拔除部分指甲，注意避免甲床损伤，以免新生指甲畸形。脓性指头炎一旦出现跳痛、肿胀，应及时切开减压引流。不可局部浸润麻醉，以免感染扩散。合理使用抗生素，控制感染。做好手部功能锻炼。

四、全身性感染

1. **辅助检查** 血白细胞计数显著增高或降低，中性粒细胞核左移、幼稚型增多，出现中毒颗粒。寒战、高热时做血液细菌或真菌培养。

2. **治疗要点** 应采用控制感染和全身支持疗法，关键是处理原发感染灶。具体包括：及时彻底清除坏死组织和异物，充分引流；及时、有效、合理使用抗生素；补充血容量、纠正低蛋白血症；控制高热。

五、特异性感染

（一）破伤风

1. **治疗要点**

（1）预防：关键在于创伤后早期彻底清创，改善局部循环。也可应用主动免疫和被动免疫进行有效预防。

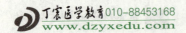

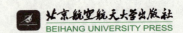

（2）治疗：控制和解除痉挛是治疗的中心环节。

①清除毒素来源：主要措施为彻底清创、敞开伤口、充分引流，用3%的过氧化氢溶液冲洗伤口，短期应用青霉素或甲硝唑。

②中和游离毒素：损伤后早期注射破伤风抗毒素（TAT）。破伤风人体免疫球蛋白早期应用有效，一般只需一次肌内注射。

③控制并解除肌痉挛：可交替使用镇静药和解痉药。常用药物有10%水合氯醛、苯巴比妥钠、地西泮、冬眠1号等。痉挛发作频繁不易控制者，可缓慢静注硫喷妥钠，但须警惕喉痉挛和呼吸抑制。新生儿破伤风慎用镇静和解痉药物，可酌情使用呼吸兴奋药。

④防治并发症：保持呼吸道通畅，严重时尽早行气管切开和吸痰，防治肺部并发症。加强营养支持，及时补充水、电解质，定时翻身拍背。已发生肺部感染者，根据菌种选用抗生素，常选用青霉素。

⑤抗生素治疗：青霉素可抑制破伤风梭菌，也可给予甲硝唑。

2. 用药护理 遵医嘱应用镇静、解痉药。每次抽搐发作后检查静脉通路，及时发现抽搐引起的静脉通路堵塞、脱落。

（二）气性坏疽

1. 治疗要点 一经诊断，应积极治疗，以挽救患者的生命，降低截肢率。

（1）彻底清创：在积极抗休克和防治并发症的同时行彻底清创术。清创范围达正常组织，切口敞开、不予缝合。若广泛感染、病变不能控制时，应果断进行截肢以挽救生命，残端不予缝合。术中、术后用氧化剂冲洗和湿敷伤口，经常更换敷料，必要时再次清创。

（2）应用抗生素：首选青霉素，大环内酯类和硝基咪唑也有疗效。

（3）高压氧治疗：提高组织间的含氧量，造成不适合细菌生长繁殖的环境。

（4）全身支持疗法：输血、纠正水电解质紊乱、营养支持和对症处理等。

2. 用药护理

（1）疼痛护理：遵医嘱给予镇痛药；观察疼痛的性质、程度。

（2）控制感染、维持正常体温：准确记录生命体征；遵医嘱合理使用抗生素；高热者做好物理降温或药物降温。

（3）伤口护理：做好皮肤护理，观察伤口分泌物性质；对切开或截肢后的敞开伤口，用3%过氧化氢溶液冲洗、湿敷，经常更换敷料。

1．治疗破伤风的中心环节是

A．中和游离毒素　B．控制痉挛　C．纠正水、电解质失衡

D．保持呼吸道通畅　E．预防并发症

2．应用TAT预防破伤风，<u>不正确</u>的是

A．每毫升浓度为150U　B．如伤口污染严重剂量可加倍

C．小儿剂量减半　D．中和游离毒素

E．早期使用有效

3．患者，男，22岁。高热（体温40℃），查血白细胞20×10^9/L，中性粒细胞0.85，核左移，应考虑

A．病毒感染　B．真菌感染　C．化脓感染

D．砷中毒　　E．核辐射

4．患者，男，51岁。背痛，脓毒血症。护士抽血做细菌培养，取血的最佳时机是

A．深部脓肿形成时　　B．抗生素使用后　　C．退热后

D．寒战高热时　　E．清晨空腹

5．患者，女，20岁。发现背部肿块1周，伴疼痛。查体：背部可见直径约3cm大小肿块，表面红肿，有压痛，触摸有波动感。应采取的处理方法是

A．先抗感染，再手术切除　　B．口服消炎药物　　C．手术切除

D．放射治疗　　E．切开引流

6．患者，女，45岁。因左小腿严重外伤后，发生气性坏疽，住院治疗。首先的处理是

A．全身用抗生素　　B．高压氧治疗　　C．高锰酸钾冲洗伤口

D．手术　　E．加强营养

答案：1．B。2．C。3．C。4．D。5．E。6．D。

第10节　损　伤

一、清创术与更换敷料

（一）清创术

清创时间越早越好，伤后6～8小时是清创的最佳时间，一般都可达到一期愈合。但对污染较轻、头面部的伤口、早期已应用有效抗生素等情况，清创缝合的时限可延长至伤后12小时。若伤口污染较重或处理时间超过8～12小时，清创后伤口放置引流条并行延期缝合，清创步骤是：

1．用无菌敷料覆盖伤口，用无菌刷和肥皂液清洗周围皮肤。

2．去除伤口敷料后取出异物、血块及脱落的组织碎片，用生理盐水反复冲洗。

3．常规消毒铺巾。

4．沿原伤口切除创缘皮肤1～2mm，必要时可扩大伤口，但肢体部位应沿纵轴切开，经关节的切口应作S形切开。

5．由浅至深，切除失活的组织，清除血肿、凝血块和异物，对损伤的肌腱和神经可酌情进行修复或仅用周围组织掩盖。

6．妥善止血。

7．再次用生理盐水反复冲洗伤腔，污染重者可用3%过氧化氢溶液清洗后再以生理盐水冲洗。

8．彻底清创后，伤后时间短和污染轻的伤口可予缝合，但不宜过密、过紧，以伤口边缘对合为度。缝合后消毒皮肤，外加包扎，必要时固定制动。

（二）更换敷料

1．换药室管理

（1）严格执行无菌操作，防止医院内感染。换药室应保持空气清洁，光线明亮。

（2）换药顺序为清洁伤口→污染伤口→感染伤口。

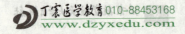

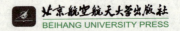

（3）换药次数：清洁伤口缝合后第 3 天换药 1 次，如无感染至拆线时再换药。伤口分泌物不多，肉芽组织生长良好，可每天或隔天换药 1 次。放置引流的伤口，渗出较多应及时换药。伤口感染重、脓性分泌物多者，应每天更换数次。

2. 换药方法

（1）换药前准备

①患者准备：取合适体位，暴露创面，便于操作。严重损伤或大面积烧伤患者，必要时在换药前应用镇静药或镇痛药。

②换药人员准备：按无菌操作原则穿戴整齐，清洁双手。了解患者伤口情况后准备换药用物。

③物品准备：无菌换药碗（盘）、消毒棉球、敷料、绷带、引流物及污物盘等，无菌镊 2 ～ 3 把。

（2）操作

①去除伤口敷料：用手揭去外层敷料，用无菌镊除去内层敷料。动作轻柔，防止用力揭开，引起疼痛、渗血及新生肉芽组织损伤。

②处理伤口：双手执镊操作。用乙醇棉球由外向内擦拭消毒伤口周围皮肤，消毒范围大于敷料范围，避免拭入伤口内。再以生理盐水棉球蘸吸除去伤口内的分泌物及脓液，坏死组织和痂皮予以剪除，根据伤口深度和创面情况置入引流物。

③包扎固定伤口：再次消毒周围皮肤后以无菌敷料覆盖创面及伤口，用胶布或绷带固定。

（3）换药后整理：换药完毕后，协助患者取舒适体位。整理用物，换下的敷料倒入污物桶内，器械经消毒处理后集中消毒灭菌。特殊感染的敷料如破伤风、铜绿假单胞菌敷料应立即焚烧销毁，器械、器皿做特殊灭菌处理。

3. 不同伤口的处理

（1）缝合伤口的处理：临床拆线时间比较见表 2-6。术后 3 ～ 4 天若伤口出现疼痛或有发热，应检查伤口，以防出现感染。针眼周围发红可能出现了缝线反应，可用 70% 乙醇湿敷或红外线照射，使炎症吸收。线眼处出现小脓疱时，即刻拆去缝线并去除脓液，再涂碘酊。化脓时应拆除缝线，及早进行引流。

表2-6　拆线时间比较

类　型	拆线时间
头面颈部	4～5天
下腹及会阴部	6～7天
胸、上腹和背臀部	7～9天
四　肢	10～12天
减张伤口	14天
年老体弱、营养不良者	适当延迟拆线时间

（2）肉芽创面的处理：见表 2-7。

（3）脓腔伤口的处理：保持引流通畅，必要时冲洗脓腔。选用合适的引流物，浅部伤口常用凡士林或液状石蜡纱布；引流物不可堵塞外口，个别小的引流口需再切开扩大。

表2-7　肉芽创面护理

类　型	护　理
健康肉芽组织	外敷等渗盐水或凡士林纱布
肉芽生长过度	将肉芽剪平后或用10%硝酸银烧灼后生理盐水湿敷
肉芽水肿	5%氯化钠溶液湿敷
伤面脓液量多而稀薄	0.02%呋喃西林溶液纱布湿敷
伤面脓液稠厚且坏死组织多	硼酸溶液湿敷

二、烧　伤

1．治疗要点

（1）现场救护主要目标是尽快消除致伤原因、脱离现场和施行生命救治。

（2）烧伤处理：正确处理创面是治愈烧伤和全身性感染的关键环节。

①初期清创：Ⅰ度和浅Ⅱ度小水疱不需要特殊处理，可自行消退。浅Ⅱ度大水疱抽去水疱液，疱皮破裂应剪除。深Ⅱ度创面的疱皮及Ⅲ度创面的坏死表皮须去除。

②包扎疗法：适用于面积小或四肢Ⅰ度和浅Ⅱ度烧伤、无条件暴露者。

③暴露疗法：适用于Ⅲ度烧伤、特殊部位（头面部、颈部、会阴部）烧伤、创面严重感染及大面积烧伤。创面可涂1%磺胺嘧啶银霜、碘伏等。磺胺嘧啶银具有磺胺嘧啶的抗菌作用和银盐的收敛作用，对铜绿假单胞菌感染也有效，用于预防、治疗Ⅱ度、Ⅲ度烧烫伤的创面感染，并可促使创面干燥、结痂和促进愈合。涂药后，遇光渐变成深棕色。

④去痂和植皮：适用于Ⅲ度烧伤。

（3）防治休克：液体疗法是主要措施。烧伤较轻者，可口服淡盐水或每100ml含氯化钠0.3g、碳酸氢钠0.15g的烧伤饮料。

（4）防治感染：及早使用抗生素药物和破伤风抗毒素。

2．用药护理

（1）休克期护理：大面积烧伤患者遵医嘱及时补液是休克期的首要护理措施。

①补液量：伤后第一个24小时补液量＝体重（kg）× Ⅱ、Ⅲ度烧伤面积（%）×1.5ml（小儿1.8ml，婴儿2ml）+生理日需量2000ml。补液总量的一半应在伤后8小时内输完，另一半在其后的16小时输完。伤后第2个24小时，晶体液和胶体液为第1个24小时计算量的1/2，生理日需量不变。

②补液种类与安排：一般晶体液∶胶体液为2∶1（如1.5ml中电解质液1ml，胶体液0.5ml），特重度烧伤与小儿烧伤为1∶1。补液原则一般是先晶后胶、先盐后糖、先快后慢，晶体液和胶体液交替输入。晶体液首选平衡盐溶液，适当补充碳酸氢钠溶液。胶体液首选血浆，也可用全血或血浆代用品。生理日需量常用5%～10%葡萄糖液。

③观察指标：监测每小时尿量是判断血容量是否充足的简便而可靠的指标，也是调整输液速度最有效的观察指标。尿量应达到每千克体重每小时1ml。此外，还应观察精神状态（无烦躁不安，无明显口渴）、皮肤黏膜颜色、血压（不低于90mmHg）和心率（不高于120次/分）等，有条件者应监测肺动脉压、中心静脉压（5～12cmH_2O）和心输出量，随时调整输液的量和成分。

（2）创面护理

①包扎疗法的护理：抬高患肢，维持各关节功能位，保持敷料清洁干燥。注意观察创面有无感染

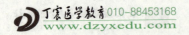

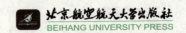

及肢体末梢血液循环情况。

②暴露疗法的护理：注意隔离，防止交叉感染。保持创面干燥，拭干渗液，表面涂抗菌药物。注意保护创面，定时翻身，避免创面长时间受压。

（3）防治感染：密切观察有无感染征象，若创面出现黄绿色分泌物伴有恶臭味或紫黑色出血性坏死斑，提示铜绿假单胞菌感染。遵医嘱选用有效抗生素，做好消毒隔离工作。

1．厌氧菌感染伤口换药，应选用

A．5% 氯化钠　　B．等渗盐水　　C．1∶1000 新洁尔灭

D．优琐溶液　　E．3% 过氧化氢

2．小面积烧伤的处理主要是

A．不需任何处理　　B．植皮　　C．抗休克治疗

D．创面处理　　E．全身疗法

3．患者，男，30 岁。因车祸造成多发性损伤，急救时发现有窒息，腹部内脏脱出，股骨开放性骨折，患者血压低，脉搏微弱。首先要处理的情况是

A．窒息　　B．腹部外伤　　C．股骨开放性骨折

D．低血压　　E．脉搏微弱

答案：1．E。2．D。3．A。

第11节　器官移植

一、器官移植术前准备

1．供者的选择

（1）免疫学方面的选择：目前同种异体移植的最大障碍是免疫排斥反应。为防止排斥反应，移植前应完善各项检查。

①血型：供、受者若 ABO 血型不合，移植后发生超急性排斥反应，导致移植失败。

②预存抗体的检测：包括淋巴细胞毒交叉配合试验与群体反应性抗体（PRA）检测。若淋巴细胞毒交叉配合试验阳性（＞ 10%），提示移植后有发生超急性排斥反应或加速性急性排斥反应的风险。PRA 百分率高者交叉配型阳性率高，提示不容易找到合适的供体。

③人类白细胞抗原（HLA）配型：配型相容程度越好，移植器官存活率越高，但与肝移植相关性较小。

（2）其他方面的选择：移植器官功能正常。供者年龄应小于 50 岁，无其他病变。

2．移植器官的保存

（1）保存原则：器官保存应遵循低温、预防细胞肿胀和避免生化损伤的原则，以保持器官的最大活力。器官摘除后迅速改变热缺血（在常温下无血液供应）为冷缺血（在低温下无血液供应）。

（2）保存方法：从器官切取时即开始保存器官的低温状态。超过 30 分钟器官可发生不可逆损害。用特制的 0～4℃器官灌注液对器官进行冷灌洗，以 4℃为宜，使其迅速均匀降温，浸没并保存于 0～4℃保存液中直至移植。注意无菌操作。

3. 受者的准备

（1）心理准备：做好患者的心理护理，减少患者的恐惧与不安，增强信心。

（2）完善术前检查：除常规检查外，还包括肝、肾、心、肺和神经系统功能、肝炎病毒相关指标、HIV 及水电解质水平、尿及咽拭培养、血型和 HLA 配型等。

（3）应用免疫抑制药：具体用药应根据移植器官的种类及患者情况决定。

（4）预防感染：及时治疗呼吸道及泌尿道感染；遵医嘱预防性应用抗生素。

（5）其他：术前禁食 8 小时，禁饮 4 ～ 6 小时，术前一日晚可遵医嘱给予灌肠；保持皮肤清洁；注意保暖；加强营养，增加抵抗力；保持充足的睡眠，必要时使用镇静剂；术日晨测量体重。

4. 排斥反应 排斥反应是受体免疫系统对具有抗原特异性的供体器官抗原的特异性免疫应答反应。

（1）分类

①超级性排斥反应：主要发生在异种移植时，通常是由于受者体内预先存在针对供者特异性抗原的抗体。多发生于移植术后 24 小时之内。

②急性排斥反应：最常见，多发生于术后 1 ～ 2 周，主要是由细胞介导的免疫反应。

③慢性排斥反应：可能在术后几周至数年后发生，移植物被逐渐破坏而失去功能。

（2）排斥反应的防治

①组织配型：配型应首选血型相同者，其次进行组织配型试验。组织配型若相同，移植有可能获得成功。

②免疫抑制：采用免疫抑制的方法可推迟排斥反应的发生，以延长移植物的存活时间。

二、肾移植

1. 术前护理

（1）透析治疗：术前最后一次血液透析距手术时间不应超过 24 小时。

（2）完善术前检查：如血型、HLA 抗原、混合淋巴细胞培养、淋巴细胞毒性试验等。

2. 术后护理

（1）合理补液

①静脉选择：不在手术侧下肢和动静脉造瘘肢体建立静脉通道。建立两条静脉通道。

②输液原则：遵循“量出为入”的原则。根据尿量和 CVP 及时调整补液速度与量，保持出入量平衡。后 1 小时的补液量与速度依照前 1 小时排出的尿量而定。一般当尿量＜ 200ml/h、200 ～ 500ml/h、500 ～ 1000ml/h 和＞ 1000ml/h 时，补液量分别为等于尿量、尿量的 4/5、2/3 和 1/2。血容量不足时应加速扩容。24 小时出入量差额一般不能超过 1500 ～ 2000ml。

③输液种类：除治疗用药外，以糖和盐交替或 0.45% 氯化钠溶液补给。当尿量＞ 300ml/h 时，应加强盐的补充，盐、糖的比例为 2 ∶ 1。术后早期一般不补钾，出现低钙血症应适当补钙。

（2）免疫抑制药的应用与监测

①免疫抑制药的应用常规：常用的肾移植三联免疫抑制治疗方案为：环孢素 A/ 他克莫司＋吗替麦考酚酯 / 西罗莫司 / 硫唑嘌呤＋激素。

②术前使用抗体诱导者，继续按疗程使用抗淋巴细胞球蛋白（ALG）等。

③免疫抑制浓度监测：定期测定血药浓度，以防因血药浓度过低或过高引起排斥反应或药物中毒。服药前 30 分钟测血药浓度谷值，服药后 2 小时测血药浓度峰值，抽血剂量要准确。

（3）并发症的护理

①出血：常于术后 72 小时内发生。监测患者生命体征、出血情况等。适当活动，预防吻合口破裂。加快输液速度，遵医嘱使用止血药、升压药及输血等。做好手术探查的准备。

②感染：是器官移植最常见的致命并发症。以预防为主，合理使用抗生素，严格无菌操作，做好基础护理，预防交叉感染，定期做各项检查，及早发现感染症状。

③急性排斥反应：多发生于术后 1 ～ 2 周。观察患者的生命体征、尿量、肾功能及移植肾区的情况，及早发现排斥反应。遵医嘱行抗排斥反应的冲击治疗，观察用药效果。如体温下降至正常，尿量增多，体重稳定，移植肾肿胀消退、质变软、无压痛，全身症状缓解或消失，血肌酐、尿素氮下降，提示排斥逆转。

④泌尿系统并发症：若引流出尿液样液体且超过 100ml，提示尿漏的可能。若引流出乳糜样液提示淋巴漏。

三、皮肤移植

1. 术前准备 供皮区常规备皮。受皮区术前数天应勤换药，以抗生素溶液湿敷，减少分泌液。创面不能存有溶血性链球菌。大面积烧伤焦痂切除者要准备足够血液。

2. 植皮方法

（1）取皮：供皮区用 70% 乙醇消毒，碘酊可降低皮片存活率。以植皮刀取不同厚度皮片，浸泡在冷的等渗盐水中，皮片在热盐水中需氧高，易坏死。供皮区创面立即用凡士林纱布覆盖，外加多层干纱布加压包扎。如切取全厚皮片，必须将皮下脂肪修净。

（2）植皮：创面止血后放皮片，周边缝合固定，维持加压固定到适当时间。通常皮片需要固定 8 ～ 12 天，如皮片色泽红润，皮片与创面粘连紧密，表明皮片已经成活。

3. 术后护理

（1）植皮的肢体要制动，以免皮片移动影响存活率。不可抓摸创面，小儿双手应加约束；保持包扎敷料的清洁和干燥。皮下有脓液时，应剪开小口引流，切勿挤压。皮片若坏死，应及时剪去坏死部分。

（2）供皮区如无感染，可在术后 14 天更换敷料。

（3）若出现感染，除定时口腔护理外，每周做 1 ～ 2 次咽拭培养，观察咽峡、上颌及舌根有无白膜黏附，发现异常及时做涂片培养寻找真菌，真菌阳性可用制霉菌素。

1．移植方法中存活率最高的是

A．自体移植　B．结构移植　C．异种移植
D．同基因移植　E．同种异体移植

2．为防止发生超急性排斥反应，进行肾移植前<u>无需</u>检查的是

A．ABO 血型　B．HLA 配型相容程度　C．人类白细胞培养
D．混合淋巴细胞培养　E．交叉配合与细胞毒性试验

3．植皮术中应用最广的皮片是

A．刃厚皮片　B．断层皮片　C．点状皮片
D．全厚皮片　E．保留真皮下血管的皮片

答案：1．A。2．C。3．B。

第12节 肿 瘤

一、概 述

1. **辅助检查** 病理检查是确定肿瘤直接而可靠的方法。包括细胞学检查和组织学检查。

2. **治疗要点** 良性肿瘤及临界性肿瘤以手术切除为主。恶性肿瘤大多采用以手术治疗为主的综合治疗，包括化学治疗、放射治疗、生物治疗和中医治疗等。

（1）手术疗法：手术切除对实体肿瘤是首选的、最有效的治疗方法。

①预防性手术：用于治疗癌前病变，防止其发生恶变或发展为进展期癌。

②诊断性手术：包括切除活检术、切取活检术、剖腹探查术，为治疗提供可靠依据。

③根治手术：切除全部肿瘤组织及肿瘤可能累及的周围组织和区域淋巴结，适用于早、中期肿瘤。

④姑息手术：非彻底切除肿瘤，仅解除或减轻症状，适用于部分晚期肿瘤。

⑤减瘤手术：适用于原发病灶大部切除后，残余肿瘤能用其他治疗方法有效控制者。

（2）化学疗法：是中、晚期肿瘤患者综合治疗中的重要手段，分为全身给药（静脉、肌注、口服）和局部给药（外敷、手术区冲洗、腔内或瘤内注射）。化疗药多为联合用药。常用化疗药物分类及其主要不良反应见表 2-8。

表2-8 常用化疗药物分类及其主要不良反应

分 类	常用药物	主要不良反应
影响核酸生物合成药		
二氢叶酸还原酶抑制剂	甲氨蝶呤	骨髓抑制；消化道反应如口腔炎；肝、肾损害
嘌呤核苷酸互变抑制剂	巯嘌呤	骨髓抑制和消化道黏膜损害；黄疸、肝损害
胸苷酸合成酶抑制剂	氟尿嘧啶	骨髓抑制和消化道毒性大，严重腹泻，脱发
核苷酸还原酶抑制剂	羟基脲	骨髓抑制和轻度消化道反应，致畸胎
DNA多聚酶抑制剂	阿糖胞苷	骨髓抑制严重，胃肠道反应，静脉炎，肝损害
影响DNA结构与功能药		
烷化剂	氮芥 环磷酰胺 白消安	恶心、呕吐，骨髓抑制，脱发，听力损害 骨髓抑制，消化道反应，脱发，出血性膀胱炎 消化道反应，骨髓抑制，肺纤维化
破坏DNA的铂类配合物	顺铂 卡铂	消化道反应，骨髓抑制，大剂量致持久肾毒性 骨髓抑制
破坏DNA的抗生素类	丝裂霉素 博来霉毒	骨髓抑制明显，消化道反应，心、肝、肾毒性 肺毒性最严重，发热，脱发，过敏反应
拓扑异构酶抑制剂	喜树碱	泌尿道刺激，消化道反应，骨髓抑制，脱发
干扰转录过程和阻止RNA合成药		

（续　表）

分　类	常用药物	主要不良反应
	放线菌素 多柔比星 柔红霉素	骨髓抑制，消化道反应，漏出血管致组织坏死 心脏毒性最严重，骨髓抑制，消化道反应，脱发 骨髓抑制，消化道反应，心脏毒性
抑制蛋白质合成和功能药		
微管蛋白活性抑制剂	长春新碱 紫杉醇	外周神经毒性，静脉炎及致组织坏死，骨髓抑制轻 骨髓抑制，神经毒性，心脏毒性，过敏反应
干扰核蛋白体功能药	高三尖杉酯碱	骨髓抑制，消化道反应，脱发，偶有心脏毒性
影响氨基酸供应药	L-门冬酰胺酶	过敏反应，肝损害、胰腺炎，消化道反应
分子靶向药	维A酸	头痛、头晕，口干，脱屑

（3）放射疗法：是利用放射线破坏或杀灭肿瘤细胞，对肿瘤和正常组织器官产生同样的破坏作用。不同肿瘤对放射线的敏感性有所区别，见表2-9。

表2-9　常见肿瘤对放射线的敏感程度

敏感程度	常见肿瘤
高度敏感	淋巴造血系统肿瘤、性腺肿瘤、多发性骨髓瘤
中度敏感	基底细胞癌、鼻咽癌、乳腺癌、食管癌、肺癌
低度敏感	胃肠道腺癌、软组织及骨肉瘤

二、常见体表肿瘤

血管瘤　临床常见，多发生于皮肤、皮下。血管瘤的类型常见有3类，具体特点见表2-10。

表2-10　血管瘤的特点

名称	分类	治疗
毛细血管瘤	真性肿瘤、错构瘤	早期可予手术切除或冷冻治疗，效果良好。瘤体增大时可用^{32}磷敷贴或X线照射治疗。生长范围较广的毛细血管瘤，可用泼尼松治疗
海绵状血管瘤	皮下海绵状血管瘤、肌肉海绵状血管瘤	及早手术切除
蔓状血管瘤		及早手术切除。术前必须做血管造影检查，了解病变范围

三、肿瘤的护理

1. 肿瘤放射治疗患者的护理 见表2-11。

表2-11 放疗皮肤反应的表现及护理

	一度反应（干反应）	二度反应（湿反应）	三度反应
临床表现	红斑，烧灼和刺痒感，继续照射变为暗红色，有脱屑	高度充血、水肿，水疱形成，有渗出液，糜烂	溃疡形成或坏死，难以愈合
护理措施	涂0.2%薄荷淀粉或羊毛脂止痒	涂2%甲紫或氢化可的松乳膏，不必包扎。有水疱时，涂硼酸软膏，包扎1～2天，待渗出吸收后改用暴露疗法	

2. 肿瘤化学治疗患者的护理

（1）给药方法：大剂量冲击疗法、中剂量短程疗法、小剂量长程给药法。

（2）给药途径

①静脉：一般刺激性药物宜静脉推注，注药时要确保针头在血管内，注药完毕抽少量回血，保持注射器内有一定的负压再拔针，压迫针眼1～2分钟；强刺激性药物宜静脉冲入；抗代谢药宜静脉点滴，一般静滴4～8小时。

②肌内注射：肌内注射宜深，适于对组织无刺激性的药物。

③口服：减轻药物对胃黏膜的刺激，防止被胃酸破坏。

④腔内注射：主要用于癌性胸、腹水和心包积液。

⑤动脉注射：直接将药物注入供应肿瘤的动脉，适于某些晚期不宜手术或复发而局限性肿瘤。注意保持导管通畅，防止动脉血回流，预防气栓、血栓、缺血性坏死和感染。

（3）常见毒性反应和护理：化疗药物的常见毒性反应见表2-12。

①组织坏死和血栓性静脉炎：预防组织坏死，保护静脉。掌握静脉穿刺及注射刺激性药物的技术。药液不慎溢出需立即停止注药或输液，保留针头接注射器回抽后，皮下注入解毒剂再拔针，局部涂氢化可的松，冰敷24小时，做好记录。刺激性药物应加以稀释，长期治疗时应交替使用左右臂，促进静脉恢复。

②胃肠道反应：提供营养丰富、可口的饮食。重者可在饭后给予镇静止吐药。

③骨髓抑制：定期查血常规。白细胞计数降至3.5×10^9/L，血小板计数降至80×10^9/L时，需暂停药，给补血药物，增加营养；白细胞计数降至1.0×10^9/L，做好保护隔离，预防感染；重度骨髓抑制的患者应住无菌室或层流无菌室。

④口腔黏膜反应：保持口腔清洁。合并真菌感染时，可用1%～4%碳酸氢钠溶液、制霉菌素漱口。

⑤皮肤反应：叮嘱患者不要抓挠，瘙痒时可用炉甘石洗剂止痒。

⑥脱发：做好心理护理，指导患者正确对待脱发。注药前可在头部放置冰帽，注药后待30分钟左右摘除，宜减少药物对毛囊的刺激。

表2-12　化疗药物的常见毒性反应

系统或器官	常见毒性反应	常见药物
造血系统	骨髓抑制，白细胞和血小板减少	绝大多数化疗药均有不同程度的骨髓抑制
消化系统	恶心、呕吐	大多数抗肿瘤药最常见的毒性反应
头发	脱发	大多数抗肿瘤药都可引起不同程度的脱发
心脏	心肌退行性变和心肌间质水肿	多柔比星（阿霉素），柔红霉素，高三尖杉酯碱
呼吸系统	间质性肺炎和肺间质纤维化	博来霉素，白消安，丝裂霉素，甲氨蝶呤
肝脏	肝脏损害	L-门冬酰胺酶，甲氨蝶呤，巯嘌呤，放线菌素
泌尿系统	出血性膀胱炎 肾小管损害	环磷酰胺 顺铂
神经系统	外周神经病变	长春新碱，顺铂，甲氨蝶呤，氟尿嘧啶
免疫系统	过敏反应	L-门冬酰胺酶，博来霉素
血管或局部组织	组织坏死和血栓性静脉炎	长春新碱，多柔比星，丝裂霉素

1. 对实体肿瘤最有效的治疗方法是
A. 手术切除　B. 放射治疗　C. 化疗
D. 内分泌治疗　E. 中医中药治疗

2. 对放射线高度敏感的肿瘤是
A. 胃癌　B. 肺癌　C. 乳癌
D. 肝癌　E. 淋巴肉瘤

3. 关于肿瘤化疗的叙述，不正确的是
A. 可大剂量冲击疗法　B. 可中剂量尖端疗法　C. 可每天或隔天给药 1 次
D. 多疗程用药　E. 避免联合用药

答案：1. A。2. E。3. E。

第13节　颅内压增高

一、颅内压增高

1. 辅助检查

（1）CT 或 MRI：首选 CT 进行定位和定性诊断，在 CT 不能确认时进一步行 MRI。

（2）脑血管造影或数字减影血管造影：判断脑血管是否有畸形。

（3）头颅X线摄片：慢性颅内压增高时可见脑回压迹增多、加深，蝶鞍扩大，颅骨局部破坏或增生。小儿可见颅缝分离。

（4）腰椎穿刺：可直接测出颅内压。有明显颅内压增高者禁止腰穿，以免引起枕骨大孔疝。

2. 治疗要点

（1）病因治疗：去除病因是最根本的治疗原则，如手术切除颅内肿瘤、清除颅内血肿、处理大片凹陷性骨折等。可行脑脊液分流术或脑室穿刺引流术缓解颅内高压。颅内压增高已出现急性脑疝时，应进行紧急手术处理。

（2）脱水治疗：病因不明或一时不能解除病因时应首先限制液体入量，以起到降低颅内压的作用。常用高渗性脱水药20%的甘露醇250ml，15～30分钟静脉滴注完毕，若同时使用利尿性脱水药如呋塞米，降颅压效果好。

（3）激素治疗：糖皮质激素可通过稳定血-脑屏障，改善血管通透性，减少脑脊液生成，从而减轻脑水肿，缓解颅内压增高。

（4）预防或控制感染：伴有颅内感染者，根据致病菌药物敏感试验选用抗菌药物。术中、术后预防性应用广谱抗菌药物。

（5）冬眠低温疗法或亚低温疗法：降低脑的新陈代谢，减少脑组织氧耗，减轻脑水肿。

3. 用药护理

（1）使用脱水药物时控制好输液速度，观察脱水治疗效果，准确记录液体出入量。为防止颅内压反跳现象，停药前应逐渐减药或延长给药间隔时间。使用糖皮质激素治疗期间，应注意观察有无应激性溃疡出血、感染等药物不良反应。

（2）冬眠低温治疗的护理：使患者的体温维持于亚低温状态，从而降低脑组织新陈代谢，减轻脑水肿，降低颅内压。病房光线宜暗，室温18～20℃。先给予足量冬眠药物，患者御寒反应消失后加用物理降温措施，以肛温32～34℃、腋温31～33℃为理想。避免体温大起大落，在冬眠期间尽量减少体位改变。若脉搏＞100次/分，收缩压＜100mmHg，呼吸减慢或不规则，应及时停止或更换冬眠药物。疗程常为3～5天，治疗结束时先停物理降温，再逐渐停用冬眠药物，任其自然复温。

二、急性脑疝

1. 治疗要点 关键在于及时发现和处理。

（1）小脑幕切迹疝：患者出现典型的脑疝症状，首要的治疗措施为脱水降颅压，输入脱水药物，维持呼吸道通畅。确诊后尽快手术，去除病因，如清除颅内血肿或切除脑肿瘤。

（2）枕骨大孔疝：凡枕骨大孔疝诊断明确者，宜尽早术切除病变；症状明显且有脑积水者，应及时做脑室穿刺并给予脱水药物，待病情缓解后手术切除颅内病变。呼吸骤停患者应及时给予气管插管辅助呼吸，紧急开颅切除原发病灶。

2. 急救护理

（1）快速脱水降颅压，静脉输入甘露醇、山梨醇、呋塞米、糖皮质激素等药物。保持呼吸道通畅、吸氧，以保证适当的血氧浓度。呼吸功能障碍时立即行气管插管或人工辅助呼吸。

（2）密切观察病情变化，尤其注意意识变化、呼吸、心搏及瞳孔改变。

（3）迅速做好各项术前准备。

1. 颅内压增高明显时，应避免
A. CT 检查　　B. MRI 检查　　C. 腰椎穿刺
D. 脑血管造影　　E. 颅脑多普勒检查

2. 治疗脑水肿的脱水剂中，应用最广泛、疗效较好的是
A. 呋塞米　　B. 20% 甘露醇　　C. 25% 山梨醇
D. 地塞米松　　E. 50% 葡萄糖

3. 患者，男，54 岁。脑出血入院 2 天。患者浅昏迷，颅内压持续增高，生命体征尚可，心、肾功能良好。脑 CT 示小脑出血约 20ml，侧脑室有扩大征象。目前采取最适宜的治疗手段是
A. 密切观察病情变化　　B. 使用降压药　　C. 输血
D. 手术清除血肿　　E. 使用止血药

答案：1. C。2. B。3. D。

第14节　颅脑损伤

一、颅骨骨折

1. 辅助检查　颅盖骨折主要依靠 X 线确诊，诊断颅底骨折最可靠的是有脑脊液漏的临床表现。

2. 治疗要点

（1）颅盖骨折：线形骨折或凹陷性骨折下陷较轻，无须特殊处理。手术治疗适应证主要包括。

①凹陷深度＞ 1cm。

②位于重要功能区。

③骨折片刺入脑内。

④骨折引起瘫痪、失语等功能障碍或局限性癫痫。

⑤开放性粉碎性凹陷性骨折。

（2）颅底骨折：若为闭合性，骨折本身一般不需处理。若为开放性骨折，合并脑脊液漏，应使用 TAT 及抗菌药物预防感染。多数漏口于伤后 1 ～ 2 周自行愈合。超过 1 个月仍未愈合者，可行手术修补硬脑膜。若骨折片或血肿压迫视神经，应在 12 小时内行手术减压。

二、脑损伤

（一）脑震荡

1. 辅助检查　神经系统检查无阳性体征，脑脊液中无红细胞，CT 检查颅内无异常，无明显器质性改变。

2. 治疗要点　一般卧床休息，无须特殊治疗，短期内可自行好转。

（二）脑挫裂伤

1. 辅助检查　CT 或 MRI 检查可了解脑挫裂伤的部位、范围，脑水肿的程度，有无脑室受压及

中线结构移位。

2. 治疗要点

（1）吸氧，严密病情观察，预防和控制感染，对症支持治疗。

（2）防治脑水肿。

（3）促进脑功能恢复。

（4）行脑减压术或局部病灶清除术，以处理颅内压增高、脑疝。

（三）颅内血肿

1. 辅助检查

（1）硬膜外血肿：CT示颅骨内板与脑表面间双凸镜形或弓形高密度影。

（2）硬膜下血肿：CT示颅骨内板下新月形或半月形高密度、等密度或混合密度影。

（3）脑内血肿：CT示脑挫裂伤灶附近或脑深部白质圆形或不规则形高密度影，周围有低密度水肿区。

2. 治疗要点 颅内血肿一经确诊，原则上应手术清除血肿，彻底止血。若血肿较小，患者无意识障碍和颅内压增高症状，可在严密病情观察的同时采用脱水等非手术治疗。

三、颅脑损伤的护理

1. 手术护理 术前止血及补充血容量，严密评估颅内血肿的进展情况，完善术前准备。术后送ICU病房严密监护，继续实施降低颅内压的措施，常用药物有甘露醇、糖皮质激素及利尿药等。做好创口和引流管的护理，引流管护理应严格无菌操作，保持通畅。注意有无颅内再出血迹象。

2. 用药护理 嘱定期服用抗癫痫药物，不可突然停药，避免单独外出，以防意外发生。

1．患者，男，38岁。被从10米高处落下的砖块击中头部，神志清楚，主诉颅顶部头皮疼痛。查体：见此处有约5cm头皮裂伤。为了解颅骨情况，首选的辅助检查是

A．颅脑CT　　B．颅脑MRI　　C．脑脊液检验

D．颅脑X线摄片　　E．颅脑超声检查

2．患者，男，38岁。从10米高处坠落昏迷，CT检查示颅骨内板和脑表面之间有弓形密度增高影并伴有颅骨骨折和颅内积气。首要诊断应为

A．脑挫伤　　B．脑裂伤　　C．脑内血肿

D．硬脑膜外血肿　　E．硬脑膜下血肿

3．患者，女，20岁。头部外伤后2天，患者受伤时立即昏迷，20分钟后清醒，头痛，呕吐2次。半小时前又出现昏迷。检查右侧瞳孔散大，对光反应消失，左侧肢体瘫痪，目前最根本的处理是

A．应用脱水剂　　B．应用利尿药　　C．紧急手术治疗

D．冬眠低温治疗　　E．应用糖皮质激素

答案：1．D。2．D。3．C。

第15节 颈部疾病

一、甲状腺功能亢进症

1. 治疗要点 手术治疗是治疗甲亢的有效方法。适用于：

（1）中、重度甲亢长期药物治疗无效或效果不佳。

（2）停药后复发，甲状腺较大。

（3）结节性甲状腺肿伴甲亢。

（4）对周围脏器有压迫或胸骨后甲状腺肿。

（5）疑与甲状腺癌并存者。

（6）儿童甲亢用抗甲状腺药物治疗效果差者。

（7）妊娠期甲亢药物控制不佳者，可以在妊娠中期（第13～24周）进行手术治疗。

青少年、病情较轻者及老年人或伴有其他严重疾病者不宜手术。内科治疗详见第1章内科护理学第7节内分泌代谢性疾病的相关内容。

2. 术前护理

（1）通常用碘剂进行术前准备。每天3次，第1天每次3滴，第2天每次4滴，依此逐日每次增加1滴至每次16滴止，然后维持此剂量。服药2～3周后甲亢症状可得到基本控制，表现为患者情绪稳定，睡眠好转，体重增加，脉率稳定在每分钟90次以下，脉压恢复正常，基础代谢率+20%以下，便可进行手术。碘剂具有刺激性，可在饭后经凉开水稀释服用，或把碘剂滴在饼干、面包片上吞服，以减少对口腔和胃黏膜的刺激。由于碘剂主要抑制甲状腺素的释放，凡不准备施行手术治疗的甲亢患者不宜服用碘剂。

（2）对于甲亢严重者可遵医嘱先选用硫脲类药物治疗，待甲亢症状基本控制，再单独服用碘剂1～2周后行手术。由于硫脲类药物能使甲状腺肿大充血，增加手术出血的可能，而碘剂能减少甲状腺的血流量，减少腺体充血，使腺体缩小变硬，因此服用硫脲类药物后必须加用碘剂。

（3）对碘剂或硫脲类药物不耐受或无反应的患者，主张单用普萘洛尔或与碘剂合用做术前准备。用药后不引起腺体充血、增大变脆，有利于手术操作。最后1次须在术前1～2小时服用，术后继续口服4～7天。术前不用阿托品，以免引起心动过速。

3. 术后护理

（1）用药护理：甲亢患者术后继续服用复方碘化钾溶液，每天3次，以每次16滴开始，逐日每次减少1滴，直至病情平稳。年轻患者术后常口服甲状腺素，以抑制促甲状腺激素的分泌和预防复发。

（2）术后并发症的观察与护理

①呼吸困难和窒息：是最危急的并发症，多发生于术后48小时内。喉头水肿者立即应用大剂量糖皮质激素。

②手足抽搐：多于术后1～2天出现。症状轻者口服钙剂，并加用维生素D_3；症状较重者，最有效的治疗是口服双氢速甾醇油剂，能迅速提高血钙含量。抽搐发作时，立即遵医嘱静脉注射10%葡萄糖酸钙或氯化钙10～20ml，可重复使用。

③甲状腺功能低下：须长期补充甲状腺素。按时服药，不可自行停药或调整用药剂量，出现心慌、多汗、乏力、精神萎靡、嗜睡、食欲减退等甲状腺激素过多或过少的表现时，应及时报告医生。每年复查1次，调整药物剂量。

④用药指导：告知患者遵医嘱按剂量、按疗程服药，不可随意减量或停药。服用抗甲状腺药物的开始3个月，每周查血象1次，每隔1～2个月做甲状腺功能测定，每天清晨起床前自测脉搏，定

期测量体重。脉搏减慢、体重增加是治疗有效的标志。

⑤生育指导：妊娠可加重甲亢，宜治愈后再妊娠。妊娠期甲亢者，宜选用抗甲状腺药物治疗，禁用 ^{131}I 治疗，慎用普萘洛尔，加强胎儿监测。产后如需继续服药，则不宜哺乳。

二、单纯性甲状腺肿

1. 治疗要点

（1）碘剂治疗：碘缺乏者应补充碘剂。

（2）甲状腺制剂治疗：可用于无明显原因的单纯性甲状腺肿。

（3）手术治疗：适用于出现压迫症状、药物治疗无好转或疑有甲状腺结节癌变者。

2. 护理措施 术前、后护理详见甲状腺功能亢进症手术的护理措施。

三、甲状腺肿瘤

1. 术前护理 指导患者练习术时体位，即将软枕垫于肩部，保持头低、颈过伸位。术前1天剃除患者耳后毛发并清洗干净。术前晚遵医嘱适当应用镇静催眠药。

2. 术后护理

（1）休息活动护理：术后取平卧位。待麻醉清醒、血压平稳后，改半卧位，以利于呼吸和引流。鼓励床上活动，促进血液循环和切口愈合。

（2）饮食护理：麻醉清醒、病情平稳后，给予少量饮水。若无不适感，鼓励进食或经吸管吸入流质饮食，逐步过渡为半流食及软食。禁忌过热饮食。

（3）病情观察：严密监测生命体征，尤其是呼吸、脉搏情况。注意识别并发症，观察有无呼吸困难、声音嘶哑、音调降低、误咽、呛咳等症状。及时发现创面渗血情况，并估计渗血量。

（4）保持呼吸道通畅，预防肺部并发症。

（5）遵医嘱补充水、电解质。

（6）术后并发症护理：详见本章甲状腺功能亢进症的相关内容。

1. 甲亢患者术前准备最重要的环节是

A. 心电图检查　　B. 降低基础代谢率　　C. 同位素检查

D. 声带检查　　E. 颈部X线检查

2. 患者，女，37岁。近2年来急躁易激动，失眠多汗，多食但消瘦，脉率＞100次/分，甲状腺肿大，入院准备进行甲状腺大部分切除手术。护士为该患者行术前药物准备，该患者不能使用的药物是

A. 地西泮　　B. 阿托品　　C. 普萘洛尔

D. 复方碘化钾　　E. 苯巴比妥钠

答案：1. B。2. B。

第16节 乳房疾病

一、急性乳腺炎

1. 辅助检查

（1）白细胞计数及中性粒细胞数均明显升高。

（2）B超检查可显示脓腔的大小和部位。

（3）诊断性穿刺于乳房肿块波动最明显或压痛最明显处，抽出脓液即可明确诊断。

2. 治疗要点　治疗原则为消除感染、排空乳汁。

（1）未形成脓肿期：以抗生素治疗为主。

①患侧乳房暂停哺乳，用吸乳器吸尽乳汁，去除乳汁淤积因素，局部用25%硫酸镁溶液湿敷或理疗，促进炎症消散。

②抗生素控制感染，首选青霉素类抗生素。避免四环素、氨基糖苷类、磺胺类及甲硝唑等损害婴儿健康的药物。

（2）脓肿形成期：及时切开引流，排出积脓。做放射状切口，乳晕下脓肿可沿乳晕边缘做弧形切口，避免损伤乳管引起乳瘘。脓腔较大时，脓腔最低部位放引流条，必要时另加切口做对口引流。

二、乳房良性肿块

常见乳房良性肿块及其对比见表2-13。

表2-13　常见乳房良性肿块

疾　病	好发部位	治疗要点
乳腺纤维腺瘤	乳房外上象限	手术切除
乳腺囊性增生病	乳房外上象限或分散于整个乳房	首选非手术治疗，如中医中药；乳房切除术
乳管内乳头状瘤	大乳管近乳头的壶腹部	手术切除

三、乳腺癌

早期以手术治疗为首选，中、晚期以综合治疗为主。手术治疗是乳腺癌最根本的治疗方法，常见的手术方式有乳腺癌根治术、乳腺癌扩大根治术、乳腺癌改良根治术、全乳房切除术和保留乳房的乳腺癌切除术5种。目前以保留乳房的术式最常用。

1. 乳房深部脓肿的诊断依据是

A. 患侧淋巴结肿大　　B. 乳房胀痛　　C. 高热、寒战

D. 局部深压痛　　E. 穿刺抽到脓液

2. 患者，女，42岁。因双侧乳房胀痛和触及肿块，诊断为乳腺囊性增生病。首选的治疗措施是

A. 手术切除肿块并送病理检查　　B. 行单纯乳房切除　　C. 行放、化疗治疗

D. 不需治疗，定期复查　　　　　　　　E. 中医药治疗，定期复查

答案：1．E。2．E。

第17节　胸部损伤

一、肋骨骨折

1．辅助检查　胸部X线和CT检查可见肋骨骨折断裂线、断端错位及血气胸等，但不能显示前胸肋软骨骨折。

2．治疗要点　处理原则为有效控制疼痛，肺部物理治疗和早期活动。

（1）闭合性单根或多根单处肋骨骨折：重点是镇痛、固定胸廓和防治并发症。可采用多头胸带或弹性胸带固定胸廓。

（2）闭合性多根多处肋骨骨折：首要措施是控制反常呼吸运动，胸壁软化区加压包扎。

①现场急救用坚硬的垫子或手掌施压于胸壁软化部位。再用包扎（小范围）、牵引（大范围）和内固定法（骨折错位明显）固定软化胸壁。

②镇痛：通过口服镇痛镇静药、硬膜外镇痛、静脉镇痛、1%普鲁卡因封闭、肋间神经阻滞等方法，缓解疼痛。

③建立人工气道：咳嗽无力、不能有效排痰或呼吸衰竭者，尽早气管插管或气管切开。

④应用抗生素，预防感染。

（3）开放性肋骨骨折：尽早清创，行骨折内固定，应用抗生素防治感染。胸膜穿破者，行胸膜腔闭式引流术。

二、损伤性气胸

1．辅助检查

（1）闭合性气胸：胸部X线检查可显示不同程度的肺萎陷和胸膜腔积气，有时伴有少量胸腔积液。

（2）开放性气胸：胸部X线检查示患侧肺明显萎缩，患侧胸壁大量积气，气管、心脏及纵隔明显移位。

（3）张力性气胸：胸部X线检查示胸膜腔严重积气，患侧肺完全萎缩，伴有纵隔和皮下气肿。胸膜腔穿刺有高压气体外推针筒活塞，气管和心脏向健侧移位。

2．治疗要点

（1）对症治疗：卧床休息，适当吸氧。根据患者病情给予镇静、镇痛、镇咳、扩张支气管等处理。

（2）损伤性气胸治疗要点

①闭合性气胸：小量气胸者不需要特殊处理，积气一般可在1～2周自行吸收。大量气胸者需行胸膜腔穿刺或胸腔闭式引流术。

②开放性气胸：应立即将开放性气胸转变为闭合性气胸，可用无菌敷料或清洁器材等在患者呼气末封盖伤口。

③张力性气胸：应立即行胸腔穿刺排气。进一步处理包括胸腔闭式引流，应用抗生素预防感染，对症处理等。

三、损伤性血胸

1. 辅助检查

（1）血常规：白细胞计数升高。

（2）胸部 X 线检查：小量血胸肋膈角消失，大量血胸可见胸膜腔有大片积液阴影，纵隔可向健侧移位。

（3）胸膜腔穿刺抽得不凝血液。

2. 治疗要点

（1）非进行性血胸：小量血胸可自行吸收；中、大量血胸尽早行胸膜腔穿刺及胸腔闭式引流，排出积血，促进肺膨胀。

（2）进行性血胸：应及时开胸探查，止血、输液、输血。

（3）感染性血胸：改善胸腔引流，排除积血或脓液。

（4）凝固性血胸：稳定后尽早行剖胸手术清除积血和血块，也可进行纤维组织剥脱术。

1. 对张力性气胸现场抢救，首先应行

A. 厚敷料加压包扎　　B. 闭式胸膜腔引流　　C. 人工呼吸

D. 胸腔穿刺排气　　E. 快速输液、吸氧

2. 闭合性气胸的患者，可不必处理的程度是

A. 肺压缩＜ 30%　　B. 肺压缩 35% ～ 45%　　C. 肺压缩 45% ～ 55%

D. 肺压缩 55% ～ 65%　　E. 肺压缩＞ 60%

3. 患者，男，26 岁。钝物撞击伤导致多根多处肋骨闭合性骨折，首选的治疗措施是

A. 镇痛　　B. 建立静脉通道　　C. 应用镇静药

D. 局部加压包扎固定　　E. 应用抗生素

答案：1. D。2. A。3. D。

第18节　脓　胸

一、急性脓胸

1. 辅助检查

（1）影像学：X 线检查可见患侧胸腔呈均匀一致的密度增高影、CT 有助于判断脓腔大小、部位。超声检查可确定胸腔积液部位及范围，有助于脓胸穿刺定位。

（2）胸腔穿刺：抽出脓液可确立诊断。

2. 治疗要点　急性脓胸的治疗原则是控制感染，积极排尽胸膜腔积脓，尽快促使肺膨胀及支持治疗。

（1）支持疗法：给予高维生素、高蛋白饮食。纠正贫血及水、电解质的平衡。

（2）控制感染：根据致病菌对药物的敏感性，合理、有效使用抗生素。

（3）排除脓腔积脓及促使肺复张：是治疗急性脓胸的关键。常用方法包括：行胸腔穿刺、胸腔闭

式引流、脓胸廓清除术。

二、慢性脓胸

1. 辅助检查

（1）X 线：见胸膜增厚，肋间隙变窄及大片密度增强模糊阴影，膈肌升高，纵隔移向患侧。

（2）胸腔穿刺：脓腔穿刺行化验检查，做细菌培养及药敏试验。

（3）脓腔造影或瘘管造影：明确脓腔范围和部位，支气管胸膜瘘者慎用或禁忌。

2. 治疗要点

（1）改善营养：去除病因，加强营养支持治疗，提高机体抵抗力。保存和恢复肺功能。

（2）脓腔引流：促进脓腔排出，为手术治疗做好准备。

（3）手术治疗：胸膜纤维板剥脱术；胸廓成形术；胸膜肺切除术。

三、脓胸的护理

1. 术前护理

（1）加强营养：进食高蛋白、高热量及富含维生素的食物。对贫血和低蛋白血症者，可少量多次输入新鲜血或血浆。

（2）皮肤护理：协助患者翻身，保持衣被平整干净，按摩背部及骶尾部皮肤，预防压疮。

（3）减轻疼痛：指导患者作腹式深呼吸，减少胸廓运动、减轻疼痛；必要时给予镇静、镇痛处理。

（4）降低体温：高热者给予物理降温，鼓励患者多饮水，必要时应用药物降温。

（5）改善呼吸功能

①体位：半坐卧位利于呼吸和引流。有支气管胸膜瘘者取患侧卧位，以免脓液流向健侧或发生窒息。

②保持呼吸道通畅：协助患者排痰，行体位引流等，使用化痰剂促进排痰。合理给氧。

③协助医师进行治疗：急性脓胸者为控制感染及改善呼吸，应尽早行胸腔穿刺抽脓，每天或隔天 1 次。抽脓后，胸腔内注射抗生素。脓液多时，可分次抽吸，每次抽脓量不宜超过 1000ml。脓液黏稠、抽吸困难、经治疗脓液不见减少，或伴有支气管胸膜瘘者应行胸腔闭式引流。已行脓腔闭式引流者，若引流情况较差，可改为胸腔插管开放引流。待脓腔容积少于 10ml 时，可拔出引流管，瘘管自然愈合。

2. 术后护理

（1）病情观察：监测患者生命体征，注意观察患者的呼吸状况、引流液的性状和量，出现异常及时通知医师。

（2）维持有效呼吸

①控制反常呼吸：行胸廓成形术后患者应取术侧向下卧位，加压包扎，松紧适宜，根据肋骨切除范围，在胸廓下垫一硬枕或用 1 ～ 3kg 沙袋压迫，控制反常呼吸。

②呼吸功能训练：鼓励患者有效地咳嗽、排痰、吹气球等，促使肺充分膨胀，增加通气容量。

（3）保持引流管通畅：急性脓胸患者若能及时彻底排除脓液，一般可治愈。护理慢性脓胸患者时，引流管不能过细，引流位置适当，以免影响脓液排出。若脓腔明显缩小，脓液不多，可将闭式引流改为开放式引流，注意保持局部清洁，及时更换敷料，妥善固定，防止滑脱。引流口周围皮肤涂氧化锌软膏，防止发生皮炎。行胸膜纤维板剥脱术患者术后易发生大量渗血，若患者血压下降、脉搏增快、尿量减少、烦躁不安且呈贫血貌或胸腔闭式引流术后 2 ～ 3 小时引流量大于 100 ～ 200ml/h 且呈鲜红色时，立即报告医师，遵医嘱快速输新鲜血，给予止血药，必要时再次开胸止血。

（4）康复训练：患者应采取直立姿势，练习头部前后左右回转运动、上半身的前屈运动及左右弯曲运动。自术后第1天起即开始上肢运动，可能恢复到术前的活动水平。

1．急性脓胸具有确诊意义的是
A．胸痛、气促　　B．肋间隙变窄　　C．纵隔向患侧移位
D．血常规提示白细胞计数增高　　E．胸腔抽出脓液

2．关于急性脓胸的治疗原则，错误的是
A．消除病因　　B．加强营养　　C．大量应用广谱抗生素
D．注意水、电解质平衡　　E．尽早排尽脓液

3．早期肺癌初步筛查的检查方法是
A．B超检查　　B．纤维支气管镜检查　　C．痰脱落癌细胞检查
D．痰常规检查　　E．磁共振检查

4．早期肺癌首选的治疗是
A．放疗　　B．化疗　　C．对症治疗
D．手术治疗　　E．中医中药治疗

答案：1．E。2．C。3．C。4．D。

第19节　肺癌外科治疗

1．辅助检查　影像学检查是最基本、最主要、应用最广泛的检查方法。痰脱落细胞检查是简易有效的普查和早期诊断方法。纤维支气管镜检查是诊断肺癌最可靠的手段。

2．治疗要点　非小细胞癌（鳞癌、腺癌、大细胞癌）采取以手术治疗为主，辅以化学治疗和放射治疗的综合治疗。小细胞癌主要进行化学治疗和放射治疗。

（1）手术治疗：是肺癌最重要和最有效的治疗手段。

（2）放射治疗：小细胞癌最敏感，其次为鳞癌，腺癌最低。

（3）化学治疗：小细胞癌疗效较好，采用联合、间歇、短程用药。

（4）其他：靶向治疗、免疫治疗及中医中药治疗。

3．手术护理

（1）术前护理：术前戒烟2周。加强营养，注意口腔卫生，合并慢性支气管炎、肺内感染、肺气肿者遵医嘱应用抗生素。指导患者练习腹式深呼吸及有效咳嗽，预防肺部并发症的发生。介绍术后放置胸膜腔引流管的意义及注意事项。

（2）术后护理

①体位护理：麻醉未清醒时取平卧位，头偏向一侧。麻醉清醒、血压稳定后改为半坐卧位。肺段切除术或楔形切除术者，采用健侧卧位，促进患侧肺扩张。一侧肺叶切除者，采取健侧卧位，但呼吸功能较差者，宜选平卧位，避免健侧肺受压而影响通气。一侧全肺切除术者，避免过度侧卧，采取1/4侧卧位，防止纵隔移位和压迫健侧肺。血痰或支气管瘘管者，取患侧卧位。注意定时变换体位，避免头低足高位。

②休息活动护理：尽早下床活动，预防肺不张，改善呼吸循环功能。但术后3天内（年老体弱、

心脑血管疾病者术后 7 天内）应在床上排泄，避免体位性低血压。加强手臂和肩关节运动，预防术侧肩关节强直、胸壁肌肉粘连及失用性萎缩。全肺切除术后取直立的功能位。

③病情观察：术后 2 ～ 3 小时每 15 分钟测量 1 次生命体征，心率和血压平稳后改为 0.5 ～ 1 小时测量 1 次。定时观察呼吸情况并呼唤患者，注意有无呼吸窘迫的现象。24 小时内最常见的并发症为出血，出现异常应立即报告医生。

④保持呼吸道通畅：指导患者深呼吸，有效咳嗽，并协助其翻身、叩背，必要时进行吸痰。常规给予鼻导管吸氧 2 ～ 4L/min。痰液黏稠者，可用糜蛋白酶、地塞米松等药物行超声雾化。咳痰无力者，必要时吸痰。

⑤营养与输液：严格掌握输液总量和速度，以免发生肺水肿。全肺切除术后，限制钠盐摄入量，24 小时补液量＜ 2000ml，速度以 20 ～ 30 滴 / 分为宜。患者意识恢复且无恶心症状，拔除气管插管后即可饮水。肠蠕动恢复后，开始给予清淡流质或半流质饮食，逐渐过渡到高蛋白、高热量、高维生素、易消化的普食。左肺切除术后，因胃体升高易致胃扩张，术后应禁食 1 ～ 2 天。

⑥减轻疼痛：避免加重疼痛的因素，咳嗽时协助固定胸廓，适当给予镇痛药。

⑦维持胸腔引流通畅：按胸腔闭式引流常规进行护理。若引流血性液体每小时 100 ～ 200ml，色鲜红，伴有低血容量的表现，怀疑有活动性出血，应立即通知医生处理。术后 3 ～ 14 天持续引出大量气体应警惕支气管胸膜瘘，立即报告医师，取患侧卧位，使用抗生素，必要时做好开胸修补准备。

⑧复查指导：定期门诊复查，出现伤口疼痛、剧烈咳嗽及咯血等症状，应尽快就诊。

第20节　食管癌

1. **辅助检查**

（1）脱落细胞学检查：为我国首创，适用于普查。

（2）食管吞钡造影：出现皱襞粗糙或中断，充盈缺损、管腔狭窄等。

（3）纤维食管镜检查：合并病理学检查，有确诊价值。

（4）CT：能显示食管癌侵犯的范围及淋巴结转移情况。

2. **治疗要点**　以手术治疗为主，辅以放射治疗、化学治疗等综合疗法。手术是治疗食管癌的首选方法。手术切除范围为癌肿及上下各 5 ～ 8cm 以上的食管及所属区域淋巴结。切除后常用胃、结肠、空肠重建食管，以胃最为常用。对晚期食管癌或不能根治者，可行姑息性减压手术。放射疗法可用于术前或术后，或单独用于颈段、胸上段癌或晚期癌的治疗。化学疗法主要用于辅助治疗及缓解晚期病情进展。

3. **手术护理**

（1）手术前护理

①饮食护理：给予高热量、高蛋白、高维生素、清淡无刺激的流质或半流质饮食，必要时提供肠内、肠外营养。

②消化道准备：术前 3 天流质饮食，术前 1 天禁食。出现梗阻和炎症者，术前 1 周口服抗生素，如新霉素或甲硝唑。拟行结肠代食管手术者，术前 3 ～ 5 天口服肠道不吸收的抗生素，如甲硝唑、庆大霉素或新霉素等。术前 2 天进食无渣流质，进食后有滞留或反流者，术前 1 天晚用抗生素生理盐水冲洗食管，以减轻充血水肿，减少术中污染，预防吻合口瘘。术前晚行清洁灌肠或全肠道灌洗后禁饮禁食。手术日晨留置胃管，梗阻部位不可强行插入。

③呼吸道准备：术前 2 周严格戒烟，训练有效咳嗽和腹式深呼吸。

（2）手术后护理

①病情观察：术后 2 ～ 3 小时，严密监测生命体征的变化，待平稳后改为每 30 分钟至 1 小时测量 1 次。

②饮食护理：是术后护理的重点。术后应严格禁饮、禁食 3 ～ 4 天。待肛门排气、引流量减少后，拔除胃管。拔管 24 小时后先试饮少量水，术后 5 ～ 6 天可给全清流质饮食。术后 3 周可进普食，避免进食生、硬、冷食物，并少食多餐。饭后 2 小时内勿平卧，以免食物反流。反流严重者，睡眠时半卧位，并服用减少胃酸分泌的药物。

③呼吸道护理：清醒后应半卧位，减轻伤口缝合处张力，也便于观察呼吸型态、频率和节律。鼓励患者深呼吸、吹气球，促进肺膨胀。协助患者咳痰，必要时吸痰，保持气道通畅。

④胃肠减压护理：持续胃肠减压 3 ～ 4 天，观察并记录引流液的量、性状及颜色。经常挤压胃管，避免管腔堵塞。胃管不通畅时，给予少量生理盐水冲管并及时回抽，避免胃扩张增加而并发吻合口瘘。胃管脱出后立即通知医生，不应再盲目插入，以免戳穿吻合口。

⑤食管重建术后护理：保持减压管通畅，注意观察腹部体征，有无术后并发症。加强口腔卫生，粪便气味因结肠逆蠕动所致，半年后可逐渐缓解。

⑥胃造口术后护理：妥善固定，防止脱出、阻塞，保护局部皮肤。灌食初期胃造口管可每天更换 1 次，及时更换渗湿敷料，造口周围涂氧化锌软膏或置凡士林纱布保护皮肤。

⑦并发症的预防和护理

a. 吻合口瘘：是术后最严重的并发症，多发生在术后 5 ～ 10 天，表现为呼吸困难、胸腔积液和全身中毒症状。一旦发生应立即通知医生并嘱患者禁食，行胸腔闭式引流，应用抗生素并加强营养支持，严密观察生命体征，必要时做好术前准备。

b. 乳糜胸：为损伤胸导管所致，多发生在术后 2 ～ 10 天。乳糜液积聚在胸腔内，压迫肺及纵隔向健侧移位，出现胸闷、气急、心悸，甚至血压下降。应给予胸腔闭式引流，持续负压吸引，肠外营养支持。治疗无效时行胸导管结扎术。

1. 简单易行的食管癌普查筛选检查方法是

A. CT　B. MRI　C. 食管镜

D. 食管脱落细胞学检查　E. 钡餐 X 线检查

2. 我国对食管癌采取的一种简便易行的普查筛选诊断方法是

A. 食管吞钡 X 线双重对比造影　B. 脱落细胞学检查　C. 纤维食管镜检查

D. CT 检查　E. 超声内镜检查

3. 食管癌患者术前放疗与手术应间隔

A. 1 周内　B. 1 ～ 2 周　C. 2 ～ 3 周

D. 3 ～ 4 周　E. 1 个月后

答案：1. D。2. B。3. C。

第21节　心脏疾病

一、心脏疾病的特殊检查方法

1. 心导管检查术　目的是明确诊断心脏和大血管病变的部位与性质、病变是否引起了血流动力学改变及其程度，为采用介入性治疗或外科手术提供依据。可以发现心内畸形；测量心血管各部位的压力；在各部位采血标本测量氧饱和度，明确异常分流；做心血管造影、描记心内心电图、计算心排出量等。方法：局麻后自股静脉、上肢贵要静脉或锁骨下静脉（右心导管术）或股动脉（左心导管术）插入导管到达相应部位。连续测量并记录压力，必要时采血行血气分析。

2. 心导管造影术　可检查心脏和大血管的形态及缺损。根据不同的检查目的，选择左心室、右心室、肺动脉、升主动脉及其分支进行造影。方法：将造影剂经心导管注入心脏或血管内，快速X线摄片或录像。

3. 冠状动脉造影术　可以提供冠状动脉病变的部位、性质、范围、侧支循环状况等的准确资料，有助于选择最佳治疗方案，是诊断冠心病最可靠的方法。方法：用特形的心导管经股动脉、肱动脉或桡动脉送到主动脉根部，分别插入左、右冠状动脉口，注入造影剂使冠状动脉及其主要分支显影。

4. 各项心内检查尤其是冠状动脉造影术，均可能引起各种并发症，甚至死亡，故做好术前、后的护理措施十分重要，主要包括

（1）操作前备好心肺复苏术及各种抢救所需要的药品、物品与器械。

（2）目前常用碘造影剂，过敏反应为常见的不良反应，重者可出现过敏性休克和惊厥，故用前应进行过敏试验。

（3）术中严密观察病情，极少数患者注入造影剂后出现皮疹、寒战，地塞米松可缓解，因此应警惕因造影剂过敏而发生过敏性休克。

（4）术后用沙袋压迫穿刺部位并妥善固定，以防出血。观察局部渗血情况，出现异常时及时报告医师。

（5）术后常规静脉滴注抗生素，预防心内膜感染。

（6）术后卧床时间：右心检查后6～12小时；左心检查后12～24小时。

二、冠状动脉粥样硬化性心脏病

1. 辅助检查

（1）冠状动脉造影术：是临床诊断冠心病的“黄金标准”，有助于选择最佳治疗方案及判断预后。

（2）超声心动图：可提供冠状动脉、心肌、心腔结构及血管、心脏的血流动力学检查结果。

2. 治疗要点　手术治疗可以改善心肌供血、供氧，缓解心绞痛及心肌梗死等症状。常用的术式为冠状动脉旁路移植术。

3. 手术护理

（1）术前护理

①术前用药护理：术前3～5天停用抗凝剂、利尿药、洋地黄、奎尼丁等药物，以防术中出血不止、洋地黄毒性反应等。

②给氧：间断或持续氧气吸入，以保证重要器官的氧供，预防组织缺氧。

（2）术后护理

①加强循环和呼吸功能的监测：观察生命体征、心率、心律、心电图的变化，防止出现心律失常

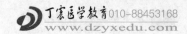

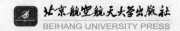

及心肌梗死；监测呼吸功能、血氧饱和度及动脉氧分压。

②抗凝治疗的护理：术后遵医嘱使用抗凝、抗血小板聚集药物，避免形成吻合口血栓。观察用药后反应、皮肤状况及凝血酶原时间，出现异常及时通知医师。

③取静脉的手术肢体的护理：术后局部加压包扎，观察足背动脉搏动情况及末梢循环状况，注意保暖。

④术后功能锻炼：术后2小时手术肢体可以进行下肢、脚掌和趾的被动功能锻炼；坐位时注意抬高患肢，避免足下垂；术后根据患者病情鼓励下床运动，勿站立过久；根据患者耐受程度，逐渐进行肌肉被动、主动运动。

⑤心包纵隔引流管的护理：保持引流管通畅，每2小时挤压一次。定期局部消毒。记录引流液的性质和量。

三、体外循环

1. 术前护理

（1）改善心功能：术前多休息、少活动，保证充足的睡眠。对心悸、气喘、水肿者，内科治疗无效时应考虑手术。遵医嘱服用改善心功能药物。

（2）预防和控制感染：注意保暖与防寒，预防呼吸道感染。吸烟患者应戒烟3周以上。注意口腔、皮肤卫生，避免黏膜和皮肤破损。积极治疗感染病灶。

（3）加强营养支持：术前鼓励患者进食，摄入高热量、高蛋白及维生素丰富的食物，以增强机体对手术的耐受力。冠心病患者应进食低脂、低胆固醇饮食。心功能欠佳者，限制钠盐摄入。进食较少者，必要时进行静脉高营养治疗。低蛋白血症及贫血者，遵医嘱给予白蛋白、新鲜血浆、全血等。

（4）完善术前护理：术前完善各种检查。如备皮、血常规、尿常规、交叉配血、药物过敏试验、心电图等，测量身高、体重、计算体表面积等。

（5）特殊护理：对心导管及造影患者，应严密观察患者伤口出血情况、血压、心率、心律等情况。术后应按压穿刺部位，沙袋压迫止血。

2. 术后护理

（1）交接患者，安置合适体位：向手术医师以护士了解术中情况。保持管道通畅，记录引流液的量及性质。未清醒患者取平卧位，头偏一侧。加强约束，防止患者躁动挣脱各种管道。

（2）改善心功能，维持有效循环

①持续心电监护：观察血压、心率、心律、中心静脉压、血氧饱和度的变化，出现异常时通知医师。

②观察周围循环情况：注意保暖，观察患者皮肤颜色、体温、末梢循环及足背动脉搏动情况。

③补充血容量：补充液体，必要时补充新鲜血、血浆等。肝素过量可用鱼精蛋白解救。

（3）加强呼吸道管理，维持有效通气

①观察病情：观察患者的呼吸状态，有无发绀、鼻翼煽动，呼吸频率、节律的改变。监测动脉血气分析。气管导管气囊每4～6小时放气一次，防止呼吸道黏膜因长时间压迫、缺血而糜烂、出血。

②气管插管拔除前护理：妥善固定，定期吸氧。清理呼吸道，有效吸痰，保持呼吸道通畅。

③气管插管拔除后护理：患者完全清醒、生命体征平稳、自主呼吸恢复后可拔出。拔管后取半坐卧位，鼓励患者咳嗽，吸氧，定时协助患者翻身、拍背，指导患者进行深呼吸锻炼，注意保暖。

（4）维持正常体温：每30分钟测量体温一次，防寒保暖，做好物理降温，必要时遵医嘱行药物降温。

（5）维持水、电解质和酸碱平衡：记录24小时出入量。积极处理低血钾。补充5%碳酸氢钠以纠正代谢紊乱。

（6）心包纵隔引流管的护理：保持引流管通畅，每2小时挤压一次。定期局部消毒。记录引流液的性质和量。若单位时间内引流量减少，伴有中心静脉压升高、血压下降，提示引流不畅、心脏压塞，立即通知医师；若3～4小时内，10岁以下的小儿血性引流量＞50ml/h，成人＞100ml/h，引流液呈鲜红色，有较多血凝块，伴有低血容量的表现，应考虑有活动性出血的可能。

1．心导管检查术的目的不包括

A．发现心内畸形　B．心血管造影术　C．描记心外心电图

D．测量心脏各部分的压力　E．测量心脏各部分的氧饱和度

2．解决瓣膜病变的根本办法是

A．服用抗生素　B．服用强心药　C．服用缩血管药物

D．手术　E．戒烟

答案：1．C。2．D。

第22节　腹外疝

1．治疗要点

（1）腹股沟疝

①非手术治疗：1岁以下婴幼儿可暂不手术，观察病情发展情况，腹肌强壮后疝可自行消失。年老体弱或伴有其他严重疾病而不能耐受手术者，可在回纳疝内容物后佩戴医用疝带，防止疝内容物脱出。

②手术治疗：腹股沟疝最有效的治疗方法是手术。手术方法有传统疝修补术、无张力疝修补术和经腹腔镜疝修补术3种。

a．传统疝修补术：婴幼儿或儿童可进行单纯的疝囊高位结扎术。成年人在疝囊高位结扎的基础上，加强或修补腹股沟管管壁。

b．无张力疝修补术：在无张力情况下，利用人工高分子修补材料进行缝合修补，具有创伤小、术后疼痛轻、康复快、复发率低等优点。

c．经腹腔镜疝修补术。

③嵌顿性疝与绞窄性疝的处理原则

a．手法复位：仅适用于嵌顿性疝时间在3～4小时，局部压痛不明显，无腹膜刺激征者；或年老体弱或伴有其他较严重疾病而估计肠袢尚未绞窄坏死者。复位手法应轻柔，严禁粗暴。手法复位后密切观察腹部体征变化，一旦出现腹膜炎或肠梗阻的表现，应尽早手术探查。

b．手术治疗：除上述情况，嵌顿性疝原则上应紧急手术治疗，预防疝内容物坏死，并解除肠梗阻。绞窄性疝的内容物已坏死，更须紧急手术治疗。

（2）股疝：股疝诊断明确后，应及时手术治疗。发生嵌顿性或绞窄性股疝者，更应进行紧急手术。

（3）脐疝：未闭锁的脐环迟至2岁时多能自行闭锁，故小儿2岁前可采取非手术疗法。回纳疝块后用一大于脐环的、外包纱布的硬币或小木片抵住脐环，并用胶布或绷带加以固定，6个月以内的婴儿疗效较好。满2岁后脐环直径仍大于1.5cm者应手术治疗，5岁以上儿童的脐疝均应采取手术治疗。

2. 手术护理

（1）术前护理

①休息活动护理：疝块较大者，应卧床休息，减少活动或活动时用疝带压住疝环口，防止发生嵌顿。

②病情观察：密切观察腹部症状，若出现明显腹痛，疝块突然增大、紧张发硬且触痛明显，不能回纳，应怀疑嵌顿性疝的发生，立即报告医生并配合紧急处理。

③术前备皮、备血，术前7天停用抗凝药，便秘者术前1天晚灌肠，进入手术室前排空小便或留置尿管。年老体弱、腹壁肌肉薄弱或复发疝的患者，术前加强腹壁肌肉锻炼，练习卧床排便。

④嵌顿疝和绞窄性疝术前禁食、胃肠减压，做好急诊手术准备；若未发生嵌顿和绞窄，可不必放置胃管和胃肠减压。

（2）术后护理

①体位护理：术后取平卧，髋关节微屈，腘窝下垫枕，以降低腹股沟切口的张力和腹内压力，并利于切口愈合和减轻伤口疼痛。

②活动护理：术后1～2天卧床期间鼓励床上翻身及活动肢体，一般术后3～5天可下床活动，无张力疝修补术后次日即可下床活动。年老体弱、复发性疝、绞窄性疝、巨大性疝者可适当延迟下床时间。

③饮食护理：术后6～12小时无恶心、呕吐者可给予流食，次日可进软食或普食；肠切除吻合术后暂禁食，胃肠道功能恢复后方可开始进食。

④病情观察：严密观察生命体征，注意有无伤口渗血、感染和阴囊血肿的表现。

⑤预防阴囊血肿：最主要的护理措施是在斜疝修补术后，伤口部位压沙袋12～24小时，用丁字带或阴囊托托起阴囊，减轻渗血，促进淋巴回流和吸收。

⑥预防腹内压增高：术后注意保暖，以免受凉而致咳嗽。咳嗽时指导患者用手掌按压保护切口，以免缝线撕脱。保持排便通畅，便秘者遵医嘱适当应用通便药物，避免用力排便。

⑦预防切口感染：切口感染是疝复发的主要原因，术前严格备皮，术后遵医嘱应用抗生素，保持切口敷料清洁干燥，及时更换污染或脱落的敷料。

⑧尿潴留的护理：针灸或肌内注射氨甲酰胆碱促进排尿，必要时导尿。

1．患儿，1岁。哭闹时腹股沟出现肿块，可回纳，以腹股沟斜疝收入院。拟采用非手术治疗，其原因是

A．小儿耐受力差不宜手术　B．手术危险性高　C．麻醉易出现意外

D．有自愈的可能性　E．手术复发率高

2．患者，男，68岁。腹股沟斜疝发生嵌顿5小时来院诊治。诉腹部绞痛、腹胀、呕吐。体查：疝块紧张发硬、压痛明显，不能回纳腹腔，腹膜刺激征明显。目前最主要的处理是

A．手法复位　B．紧急手术　C．解痉、镇痛

D．静脉输液、抗感染　E．继续观察，暂不处理

答案：1．D。2．B。

第23节　急性腹腔感染

一、急性化脓性腹膜炎

1. 辅助检查

（1）常规检查：白细胞计数及中性粒细胞比例增高。

（2）腹部立位平片：小肠普遍胀气，且有多个小液平面的肠麻痹征象。

（3）超声检查：可显示腹内有不等量的液体，但不能鉴别液体的性质，可协助诊断。

（4）CT 检查：对腹腔内实质性脏器病变的诊断帮助较大，对评估腹腔内渗液量有一定帮助。

2. 治疗要术

（1）非手术治疗 / 术前：适用于病情较轻，或病程较长超过 24 小时，且腹部体征已减轻或有减轻趋势者，或伴有心肺等脏器疾患而禁忌手术者。

（2）手术治疗：可消除污染来源，清理感染病灶，去除腹腔内感染积液和降低细菌数量。

二、膈下脓肿

1. 辅助检查

（1）X 线透视：可见患侧膈肌升高，随呼吸活动度受限或消失，肋膈角模糊，积液。

（2）X 线平片：显示胸膜反应、胸腔积液、肺下叶部分不张等，膈下可见占位阴影。

（3）超声检查或 CT 检查：对膈下脓肿的诊断及鉴别诊断帮助较大。超声指引下行诊断性腹腔穿刺，不仅可帮助定性诊断，而且对于小的脓肿可在吸脓后注入抗生素进行治疗。

2. 治疗要点

（1）经皮穿刺插管引流术：较多采用，优点是手术创伤小、可在局部麻醉下施行。一般不会污染游离腹腔，且引流效果较好，适用于与体壁贴近的、局限的单房脓肿。

（2）切开引流术：根据脓肿位置选择适当切口。

三、盆腔脓肿

1. 辅助检查

（1）直肠指检：可发现肛管括约肌松弛，在直肠前壁触及直肠腔内膨出，有触痛，偶有波动感。

（2）阴道检查：适用于已婚妇女，盆腔炎性肿块或脓肿，可通过后穹窿穿刺抽脓有助于诊断。

（3）超声检查或 CT 检查：有助于进一步明确诊断。

2. 治疗要点　脓肿较小或未形成时，可以采用非手术治疗。包括应用抗生素，辅以热水坐浴，中药煎服或灌肠，温热水灌肠及物理透热等疗法，某些脓肿患者脓液可自行完全吸收。脓肿较大者，须切开引流。

四、肠间脓肿

1. 辅助检查　可行超声、X 线和 CT 检查。

2. 治疗要点　应用抗生素、物理透热及全身支持治疗。若非手术治疗无效或发生肠梗阻时，应考虑剖腹探查解除梗阻，清除脓液并行引流术。

五、急性腹腔感染的护理

高热患者采取物理降温或药物降温，遵医嘱给予有效抗生素。疼痛严重者，给予镇静处理，对于已经确诊者，可使用哌替啶类镇痛药；对于不明确或需要进行观察的患者，慎用镇痛药，以免掩盖病情。

1．急性腹膜炎的手术指征不包括

A．腹腔内原发病严重　　B．腹腔内炎症较重，合并休克

C．原发性腹膜炎病程超过 24 小时　　D．腹膜炎原因不明，且无局限趋势

E．非手术治疗 6 ～ 8 小时，腹膜炎症状不缓解

2．患者，男，45 岁。突发剧烈腹痛，恶心、呕吐，体温 38.8℃，以“急性化脓性腹膜炎”收入院。入院后急查血白细胞 18×10^9/L，患者出现里急后重感，B 超检查发现盆腔有较大的脓肿。应采取的治疗措施为

A．持续胃肠减压　　B．应用抗生素治疗　　C．热水坐浴

D．物理透热治疗　　E．手术治疗

答案：1．C。2．B。

第24节　腹部损伤

1．辅助检查

（1）实验室检查：实质脏器损伤时，红细胞、血红蛋白、血细胞比容进行性下降。空腔脏器损伤时，白细胞、中性粒细胞明显升高。

（2）影像学检查：X 线检查显示腹腔内游离气体是胃肠道破裂的主要证据。B 超、CT 检查主要用于诊断实质脏器损伤。

（3）诊断性腹腔穿刺和灌洗术：对疑有腹部损伤的患者，诊断性腹腔穿刺是最有意义的检查。抽到不凝血，提示为实质性器官或血管破裂所致的内出血。抽到血液迅速凝固，提示误入血管或血肿。穿刺液中淀粉酶含量增高，提示胰腺或胃十二指肠受损。

2．治疗与护理措施

（1）急救护理：首先处理危及生命的症状，如心搏呼吸骤停、大出血、张力性气胸等，及时补液抗休克，并紧急手术。内脏脱出时，不能强行纳回腹腔。诊断未明确前，禁用镇痛药。而诊断明确者，使用镇痛药可减轻疼痛，防止神经源性休克。

（2）非手术治疗的护理措施：绝对卧床休息，不随便搬动伤者。病情稳定者取半卧位，有利于引流和呼吸。病情不稳定时取平卧或休克卧位。严格执行外科急腹症的“四禁”，即禁食禁饮、禁忌灌肠、禁用泻药、禁用吗啡等镇痛药物。明显腹胀或疑有空腔脏器损伤者，尽早行胃肠减压，减少胃肠内容物漏出，减轻腹痛。密切观察生命体征、腹部症状和体征。补充足够的液体，并遵医嘱使用抗生素。

（3）手术前护理：禁食、胃肠减压，进行常规术前准备。

（4）术后护理

①休息活动护理：全麻清醒或硬膜外麻醉平卧 6 小时后，血压平稳者改为半卧位，有利于引流和改善呼吸。及早下床活动，促进肠蠕动恢复，预防肠粘连。

②饮食护理：术后继续禁食禁饮，胃肠减压。肛门排气后，可拔除胃管，摄入少量流质饮食，逐渐过渡到半流质饮食或普食。

③病情观察：定时监测生命体征，观察腹部症状体征、腹腔引流和伤口敷料情况。

④预防感染：遵医嘱使用抗生素，指导有效咳嗽，翻身拍背，痰液黏稠时多饮水，防止肺部感染。

⑤腹腔引流护理：妥善固定，保持引流通畅。普通引流袋每天更换，严格执行无菌操作。注意观察并记录引流液的性质和量。

1．肝破裂的腹腔穿刺液性质为

A．黄色浑浊液体　B．有粪臭味的血性渗液　C．棕褐色脓液

D．稀薄白色脓性液　E．不凝固血液

2．诊断胃肠破裂有意义的检查是

A．腹腔穿刺液提示淀粉酶升高　B．X线示膈下游离气体　C．X线示膈肌抬高

D．血生化检查：淀粉酶升高　E．X线示肠道内气液平面

3．患者，男，28岁。因突发腹痛，持续加重来院就诊。查体：上腹部腹膜刺激征明显。腹部立位X线平片可见膈下游离气体。初步诊断为

A．急性胰腺炎　B．胆石症　C．胃穿孔

D．肠梗阻　E．肠坏死

4．患者，男，20岁。闭合性腹部损伤2小时，腹痛，血压80/60mmHg，脉搏125次/分，腹腔抽出不凝固血液，目前主要的处理原则是

A．密切观察病情变化　B．禁食，持续胃肠减压　C．输血输液抗休克

D．应用有效的抗生素　E．抗休克同时剖腹探查

答案：1．E。2．B。3．C。4．E。

第25节　胃、十二指肠疾病

一、胃十二指肠溃疡的外科治疗

1．辅助检查

（1）幽门螺杆菌检测。

（2）胃镜及活组织检查：胃镜检查是消化性溃疡最可靠的首选诊断方法，也是最可靠和最有价值的检查方法。

（3）X线钡剂检查：龛影是溃疡的直接征象，是诊断溃疡较可靠的依据。

（4）大便隐血试验：隐血试验阳性提示溃疡有活动。

2．治疗要点

（1）药物治疗：目的在于去除病因、控制症状、促进溃疡愈合、预防复发和防治并发症。详见内科护理学第4节消化系统疾病的相关内容。

（2）手术治疗

①胃大部切除术：是消化性溃疡的主要术式，适用于非手术治疗无效或并发穿孔、出血、幽门梗阻、

癌变者。切除范围为胃的远端 2/3 ～ 3/4 并包括幽门和近胃侧部分十二指肠球部。

a．毕Ⅰ式：残胃与十二指肠直接吻合，多用于胃溃疡。优点是重建后的结构接近于生理状态，避免胆汁、胰液反流入胃，减少残胃炎和残胃癌的发生。缺点是因吻合口张力大常难以完成。

b．毕Ⅱ式：残胃与近端空肠吻合，十二指肠残端关闭。优点是不必担心吻合口张力问题，术后吻合口溃疡发生率低。缺点是术后胆汁、胰液易反流。

②胃迷走神经切断术：原理为消除迷走神经引起的胃酸分泌，治疗效果与胃大部切除术相似。

3．护理措施

（1）疼痛护理：停用非甾体抗炎药及糖皮质激素类药物；遵医嘱服用抑制胃酸分泌、弱碱抗酸及保护胃黏膜等药物。

（2）非手术治疗护理及术前护理

①急性穿孔护理

a．最重要的护理措施是禁食和胃肠减压。

b．无休克者取半卧位，合并休克者应采取平卧位。

c．监测生命体征，密切观察腹痛、腹膜刺激征及肠鸣音的变化。进行抗休克治疗的同时做好急症手术准备。

②急性出血护理：取平卧位，下肢抬略高，以保证脑部供血；呕吐时头偏向一侧，防止窒息或误吸。密切监测生命体征，特别注意观察血压变化。

③幽门梗阻护理：不完全梗阻者给予无渣半流食，完全梗阻者术前禁食。观察呕吐情况，给予输液和营养支持，纠正低氯低钾性碱中毒。完全梗阻者术前 3 天每晚用 300 ～ 500ml 温等渗盐水洗胃，以减轻胃壁水肿和炎症，利于术后吻合口愈合。

（3）术后一般护理：胃大部切除术后 3 天最重要的措施是密切观察胃管引流液和血压的变化。

①病情观察：每 30 分钟测量一次血压、脉搏和呼吸，直到血压平稳。注意观察患者神志、体温、尿量、切口渗液及引流量等。

②体位护理：常取平卧位，待全麻清醒、血压平稳后改为低半卧位。

③引流管护理：引流管应妥善固定，避免脱出，一旦脱出不可自行重新插回。保持引流管通畅，防止受压、打折、扭曲。胃管的负压要适当，为防堵塞，可用手轻轻挤压；若堵塞，应在医生指导下用注射器抽取生理盐水冲洗。注意观察胃液的颜色、性质和量，术后 24 小时内胃管引流少量暗红色或咖啡色液体属正常，一般 100 ～ 300ml，以后渐少并转清。术后 3 ～ 4 天，引流量减少、肛门排气后，可拔出胃管。

④维持体液平衡：禁食期间应详细记录 24 小时液体出入量，为合理输液提供依据。患者术后由手术室返回病房后，病房护士应重点了解术中的液体出入量。维持水、电解质平衡，给予静脉营养支持，必要时输血，以利于切口和吻合口愈合。

⑤休息活动护理：病情允许时，应鼓励患者早期离床活动，预防肠粘连等并发症。

（4）术后近期并发症的表现和护理

①胃出血：术后短期从胃管引流出大量鲜血，或 24 小时后仍有鲜血。多采用非手术疗法，应用止血药，输新鲜血。如出血量大或止血效果不理想，应尽早手术止血。

②胃排空障碍：也称胃瘫。可能与手术切断迷走神经等有关。多见于术后 4 ～ 10 天。患者出现持续性饱胀、钝痛、呕吐含有胆汁的胃内容物。多数患者经禁食、胃肠减压、肠外营养、纠正低蛋白及应用促胃肠动力药（多潘立酮、红霉素）等保守治疗好转。

③十二指肠残端破裂：是毕Ⅱ式胃大部切除术后近期最严重的并发症，多发生于术后 24 ～ 48 小时。表现为右上腹突发剧痛、发热、腹膜刺激征，腹腔穿刺可有胆汁样液体。一旦确诊应立即手术。

④吻合口破裂或瘘：常在术后5～7天发生，贫血、水肿、低蛋白血症的患者更易发生，与吻合口张力过大、缝合技术不当等有关。如出现高热、脉速、腹痛及弥漫性腹膜炎的表现，需立即手术修补；症状较轻无弥漫性腹膜炎时，可先行保守治疗，必要时手术治疗。

⑤术后梗阻：多发生于毕Ⅱ式术后，共同特征是呕吐。

a．吻合口梗阻：多在术后由流食改为半流食时出现，常由于吻合口过小或吻合时内翻过多、术后吻合口水肿所致。表现为进食后上腹饱胀，溢出性呕吐。呕吐物为食物，含或不含胆汁。一般经禁食、胃肠减压、输液后可缓解。

b．输入段梗阻：若为急性完全性梗阻，表现为上腹部剧烈腹痛伴频繁呕吐，量少不含胆汁，呕吐后症状不缓解；梗阻近端为十二指肠残端，易发生绞窄，应及早手术解除梗阻。

c．输出段梗阻：多因粘连、大网膜水肿或炎性肿块压迫等所致。表现为上腹饱胀，呕吐物含食物和胆汁。先行保守治疗，若不缓解，应手术解除梗阻。

（5）术后远期并发症的表现和护理

①早期倾倒综合征：多发生于毕Ⅱ式术后，主要由于胃大部切除术后大量高渗食物快速进入空肠，刺激肠道分泌多种活性物质，引起大量细胞外液渗入肠腔，使循环血量骤然减少，同时胃肠功能紊乱。主要表现为进食半小时内出现上腹胀满、腹泻、心悸、大汗、头晕、乏力、面色苍白甚至晕厥等。预防应少食多餐，避免过甜、过咸、过浓、过热流食，宜进低糖类、高蛋白饮食，餐时限制饮水。进餐后平卧10～20分钟，多数患者6～12个月能逐渐自愈。

②晚期倾倒综合征：又称低血糖综合征，多在餐后2～4小时出现，表现为患者出现心慌、无力、眩晕、出汗、手颤等。原因为含糖食物快速进入空肠，快速吸收，血糖急速升高，刺激胰岛素大量释放。血糖下降后，胰岛素仍保持在高水平，而出现低血糖反应。此时稍进食即可缓解。预防应减少饮食中糖类比例，少量多餐。

③碱性反流性胃炎：是指胆汁、肠液、胰液等反流入胃，毕Ⅱ式手术后数月至数年发生。表现为上腹部及胸骨后烧灼样痛，进食后加重，呕吐胆汁样液，抑酸药治疗无效。首先给予保守治疗，少食多餐，餐后勿平卧，给予胃黏膜保护药和促胃肠动力药。重者应手术治疗。

二、胃癌

1．辅助检查

（1）X线钡剂检查：中晚期胃癌不规则充盈缺损或腔内壁龛影。

（2）纤维胃镜检查：镜下取活组织做病理学检查，可有效诊断早期胃癌，是目前最可靠、最有价值、最有意义的检查手段。

2．治疗要点 手术治疗是首选方法，也是目前治愈胃癌的唯一方法。中、晚期胃癌辅以化疗、放疗及免疫治疗提高疗效。

3．护理措施

（1）术前护理

①饮食护理：给予高热量、高蛋白、高维生素、低脂肪、易消化的少渣饮食。必要时遵医嘱静脉输液提供营养。

②术前准备：幽门梗阻者在禁食的基础上，术前3天起每晚用温生理盐水洗胃，并口服肠道不吸收的抗生素。做好术前检查和其他术前常规准备。

（2）术后护理：详见胃十二指肠溃疡外科治疗的相关内容。

1. 胃穿孔的 X 线检查表现是
A. 双侧横隔抬高　B. 膈下游离气体　C. 胃泡扩张
D. 肠管扩张　E. 胃内有液平面

2. 胃及十二指肠溃疡手术治疗的适应证不包括
A. 急性穿孔　B. 药物治疗无效者　C. 并发瘢痕性幽门梗阻
D. 恶性变　E. 经常反酸

3. 诊断早期胃癌最有效的辅助检查手段是
A. X 线检查　B. B 超检查　C. CT 检查
D. MRI 检查　E. 纤维胃镜检查

4. 诊断早期胃癌的最有效方法是
A. 纤维胃镜　B. 磁共振　C. CT
D. 胃钡餐透视　E. 胃电图检查

5. 患者，男，45 岁。饱餐后突发上腹刀割样剧烈疼痛，并迅速蔓延至全腹 2 小时，伴恶心呕吐。查体：面色苍白，体温 37℃，脉搏 90 次，血压 105/75mmHg，腹式呼吸消失，全腹有压痛、反跳痛和肌紧张，肝浊音界缩小，肠鸣音消失。有助于诊断的辅助检查是
A. MRI　B. 选择性腹腔动脉造影　C. CT
D. 立位 X 线腹部透视或摄片　E. B 型超声波

答案：1. B。2. E。3. E。4. A。5. D。

第26节　肠疾病

一、阑尾炎

1. 辅助检查

（1）直肠指检：阑尾炎症时的压痛常在直肠的右前方，阑尾穿孔时可有直肠前壁广泛疼痛，形成脓肿时可触及痛性肿块。

（2）实验室检查：血白细胞计数和中性粒细胞比例增高，核左移。

（3）影像学检查：腹部 X 线平片可见盲肠扩张和气液平面，超声检查可见肿大的阑尾或脓肿。

2. 治疗要点

（1）手术治疗：急性阑尾炎首选手术治疗，绝大多数急性阑尾炎一经确诊，应及早施行阑尾切除术，早期手术操作简单，术后并发症少。慢性阑尾炎手术切除阑尾，并行病理检查。

（2）非手术治疗：仅适用于单纯性阑尾炎或发病已超过 72 小时、已形成炎性肿块等有手术禁忌证者。

3. 手术护理

（1）术前护理：禁食，但不必胃肠减压。安置患者半卧位，使腹肌松弛，减轻腹痛。疾病观察期间遵医嘱给予抗生素控制感染，体温达到 39℃或以上时，应警惕患者阑尾穿孔。禁服泻药及灌肠，防止穿孔或炎症扩散。诊断不明确前禁用吗啡、哌替啶等镇痛药，以免掩盖病情。

（2）术后护理

①一般护理：全麻清醒或硬膜外麻醉术后6小时改为半卧位。术后当天禁食。待肠蠕动恢复逐步改为经口进食，术后3～4天可进普食。

②休息活动护理：术后鼓励患者在床上活动肢体，术后24小时早期下床活动，促进肠蠕动恢复，预防肠粘连。

③病情观察：密切监测生命体征，预防术后并发症。保持切口敷料清洁、干燥，腹腔引流管应保持通畅。

④用药护理：遵医嘱应用抗生素控制感染。

二、肠梗阻

1. 辅助检查

（1）实验室检查：单纯性肠梗阻早期无明显改变。随着病情进展，因脱水和血液浓缩，白细胞计数、血红蛋白和血细胞比容升高，尿比重增高。高位肠梗阻因呕吐频繁可发生低钾、低氯血症和代谢性碱中毒。低位肠梗阻可发生代谢性酸中毒。绞窄性肠梗阻可有血象和血生化的明显改变。

（2）X线检查（表2-14）：可见气液平面。钡灌肠可显示结肠梗阻的部位与性质；但小肠梗阻尤其是疑有肠穿孔时禁用钡灌肠，以免加重病情。

表2-14　单纯性肠梗阻与绞窄性肠梗阻鉴别

	单纯性肠梗阻	绞窄性肠梗阻
发　病	较缓慢	急骤，发展迅速
腹痛特点	阵发性绞痛	持续性剧烈绞痛
腹　胀	均匀全腹胀	不对称，有局部隆起的肿块
压　痛	轻，部位不固定	腹膜刺激征：固定压痛，反跳痛，腹肌紧张
全身情况	尚好	全身中毒症状及感染性休克
腹腔穿刺	无特殊	可见血性液体或炎性渗出液
血性粪便	无	可有
腹部X线检查	小肠袢扩张呈鱼骨刺状、梯形排列，结肠显示结肠袋	孤立扩大的肠袢
治疗原则	先行非手术治疗	手术治疗

2. 治疗要点　基本原则是解除梗阻和纠正因梗阻引起的全身性生理紊乱。常见的机械性肠梗阻治疗见表2-15。

（1）非手术治疗：禁食，胃肠减压，纠正水、电解质及酸碱平衡紊乱，应用抗生素防治腹腔感染，解痉镇痛，低压灌肠。

（2）手术治疗：去除病因，如松解粘连、解除疝环压迫、扭转复位、切除病变肠管等。

3. 用药护理　防治感染性休克，使用有效、足量抗生素控制感染。腹痛时可使用阿托品、山莨菪碱等解痉药，但在病情未明确时，禁用吗啡、哌替啶止痛。

表2-15 常见的机械性肠梗阻鉴别

	粘连性肠梗阻	蛔虫性肠梗阻	肠扭转	肠套叠
发病特点	腹腔内手术、炎症、创伤、出血、异物等引起	多见于小儿，因蛔虫聚集成团堵塞肠腔，驱虫不当是主要诱因。多为单纯性不完全性肠梗阻	多见于青壮年，常因饱食后剧烈运动而发病。闭袢性肠梗阻加绞窄性肠梗阻，发病急骤，发展迅速，小肠最多见	肠的一段套入其相连的肠管腔内，小儿多见。饮食不当、腹泻、感染等致肠蠕动正常节律紊乱是最主要原因，可发生绞窄，回结肠套叠最常见
治疗原则	首选非手术疗法，发生绞窄应手术	主要采用非手术治疗	极易发生绞窄，应及时手术治疗	是唯一可早期灌肠的外科急症。一旦发生尽早复位，早期主要采用空气灌肠或钡灌肠，效果好

三、肠 瘘

1. 辅助检查

(1)实验室检查：血常规显示血红蛋白、红细胞计数下降。伴感染时白细胞及中性粒细胞比值增高。

(2) 特殊检查：口服染料或药用炭，简单实用；瘘管组织活检及病理学检查。

(3) 影像学检查：超声及CT检查、瘘管造影等。

2. 治疗要点 控制感染，纠正水电解质紊乱。使用药物如生长抑素制剂，降低胃肠液分泌量，减少体液丢失。或采用手术治疗。

四、大肠癌

1. 辅助检查

(1) 直肠指检：是诊断直肠癌最重要、最简单有效的检查方法，可了解癌肿的部位，距肛缘的距离，癌肿的大小、范围、固定程度及与周围脏器的关系等。

(2) 大便隐血试验：可作为普查或高危人群的初筛手段。

(3) 纤维结肠镜：加病理可确诊，是最可靠的检查方法。

(4) 其他：X线钡剂灌肠、B超和CT检查、血清癌胚抗原（CEA）。

2. 治疗要点

(1) 结肠癌治疗：以手术切除为主的综合治疗。

(2) 直肠癌治疗：手术切除为主要治疗方法，根治手术包括Dixon手术和Miles手术。

① Dixon手术（经腹直肠癌切除术）：目前应用最多，适用于腹膜反折以上的直肠癌，癌肿距齿状线5cm以上，远端切缘距癌肿下缘2cm以上，保留正常肛门。

② Miles手术（腹会阴联合直肠癌根治术）：适用于腹膜反折以下的直肠癌，切除乙状结肠、全部直肠、肛管及肛门周围5cm直径的皮肤及全部肛门括约肌，不能保留肛门，于左下腹行永久性结肠造口（人工肛门）。

3. 手术护理

(1) 术前护理

①饮食护理：给予高蛋白、高热量、高维生素、易消化的少渣饮食，纠正水、电解质紊乱。

②肠道准备：是直肠癌根治术前重要的特殊护理，可减少或避免术中污染、术后感染等，一般通过控制饮食、口服肠道抗菌药物如新霉素或甲硝唑、多次清洁灌肠来实现。

a．传统肠道准备法：术前3天少渣半流质饮食，术前2天无渣流质饮食，有肠梗阻者应禁食、补液。术前1天禁食，以减少并软化粪便。术前3天口服新霉素或甲硝唑，同时加服维生素K。术前3天，每晚口服缓泻药液状石蜡或硫酸镁15～20g，术前1天晚及术日晨清洁灌肠。灌肠时宜选细肛管，轻柔插入，禁用高压灌肠，以免癌细胞扩散。

b．全肠道灌洗法：术前12～14小时开始服用37℃等渗电解质溶液6000ml，产生容量性腹泻，达到清洁肠道的目的。

c．甘露醇口服肠道准备法：术前1天下午14:00～16:00口服5%～10%甘露醇1500ml，吸收肠壁水分，使患者有效腹泻而清洁肠道。

③其他准备。术前2天每晚用1∶5000高锰酸钾溶液坐浴。女性患者术前3天每晚行阴道冲洗。术日晨留置胃管和尿管。

（2）术后护理

①休息活动护理：病情平稳后取半卧位，有利于腹腔引流。

②饮食护理：禁食水，胃肠减压，补充静脉营养。术后2～3天肛门排气或造口开放后，可拔除胃管，进流质饮食。术后1周进半流质饮食。术后2周可进普食，给予高蛋白、高热量、高维生素、低脂、易消化的少渣食物。

③病情观察：术后每30分钟测量生命体征，病情平稳后改为每小时1次。

④引流管护理：保持各种引流管通畅，避免受压、扭曲。留置尿管1～2周，每4～6小时或有尿意时开放，训练膀胱排尿功能。腹腔引流管留置5～7天，保持局部皮肤清洁干燥，定时更换敷料。

（3）结肠造口护理：为术后护理的重点。

①造口观察：注意有无肠黏膜颜色变暗、发黑和回缩等异常。

②保护局部皮肤：造口开放前，肠造口周围用凡士林纱条保护，术后3天拆除，及时更换渗湿的敷料，温水清洗并消毒造口周围皮肤，复方氧化锌软膏涂抹，防止浸渍糜烂。

③保护腹部切口：术后2～3天肠蠕动恢复后开放，取左侧卧位（造口侧卧位），并用塑料薄膜隔开腹部切口与造口，防止流出的粪便污染腹部切口。

④保持大便通畅：恢复饮食后，应适当增加活动量。若发生便秘，用液状石蜡或肥皂水经结肠造口做低压灌肠，插入造口的肛管超过10cm，以防肠管损伤。

⑤正确使用人工肛门袋：更换前用中性皂液或0.5%氯已定溶液清洁造口周围皮肤（不可用乙醇），再涂上氧化锌软膏。选择袋口合适的造口袋，造口袋内充满1/3排泄物时，应及时更换。人工造口袋不宜长期持续使用，粪便成形及养成定时排便的习惯后，可不佩戴人工肛门袋。

1．协助急性阑尾炎诊断的最重要的检查是

A．Rovsing征
B．右下腹固定压痛
C．跟-膝-胫试验
D．直腿抬高试验
E．闭孔内肌试验

2．肠梗阻中病情凶险、发展迅速、如未能及时处理，死亡率较高，因此一旦确诊应立即手术的类型是

A．肠扭转
B．放射性肠炎合并肠梗阻
C．巨结肠
D．粪便阻塞性肠梗阻
E．蛔虫性肠梗阻

3. 直肠癌诊断最重要且简单易行的方法是
A. CEA 测定　B. 大便隐血检查　C. 直肠指检
D. 乙状结肠镜检查　E. X 线气钡双重造影检查

4. 患者，男，38 岁。急性化脓性阑尾炎术后出现体温升高，白细胞计数和中性粒细胞计数增加，伴有里急后重，黏液便，尿频等。首选的辅助检查方法是
A. 腹部 X 线平片　B. 钡餐造影　C. 腹部 B 超
D. 腹部 CT　E. 腹腔穿刺

5. 患者，女，21 岁。疑诊急性阑尾炎。医生查体时嘱患者左侧卧位，使其右下肢向后过伸，引起右下腹疼痛。该患者检查阳性，提示的情况是
A. 阑尾位于腹膜后　B. 阑尾位于回肠前　C. 阑尾位置较深
D. 阑尾位置较高　E. 阑尾位于盲肠外侧

6. 患者，女，32 岁。急性阑尾炎入院。提示阑尾位于盆腔的检查是
A. 一般体格检查　B. 钡剂灌肠试验　C. 麦氏点深压痛
D. 闭孔内肌试验　E. 直肠指检

7. 患儿，男，2 岁。突发腹痛，阵发性发作，伴恶心呕吐，少量血便，右腹触及腊肠样肿物，最有助于诊断的检查是
A. 腹部透视　B. 腹部平片　C. 口服钡剂胃肠造影
D. 钡灌肠造影　E. 腹部 B 超

8. 患儿，男，1 岁。突发腹痛，阵发性发作，伴恶心、呕吐，少量血便，右腹触及腊肠样肿物。行 X 线空气灌肠，其影像特征是
A. 结肠腔狭窄，管壁僵硬，呈线样征　B. “杯口影”　C. 充盈缺损
D. “鸟嘴影”　E. 肠管呈“阶梯状”排列

答案： 1. B。2. A。3. C。4. C。5. C。6. E。7. D。8. B。

第27节　直肠肛管疾病

一、肛　裂

1. 非手术治疗　一般采取非手术治疗。保持大便通畅，必要时口服缓泻药，排便后坐浴。局部麻醉后，扩肛以解除括约肌痉挛，促进溃疡愈合。

2. 手术治疗　非手术治疗无效、经久不愈且症状较重的陈旧性肛裂可采取肛裂切除术和肛管内括约肌切断术。

二、直肠肛管周围脓肿

直肠指检对直肠肛管周围脓肿有重要意义。局部穿刺抽出脓液即可确诊。发病早期给予抗生素控制感染，选择对革兰阴性杆菌、革兰阳性细菌和厌氧菌有效的广谱抗生素，宜联合用药。局部理疗，

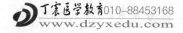

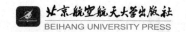

热水坐浴，口服缓泻药或液状石蜡促进排便。脓肿形成后尽早切开引流。

三、肛瘘

肛瘘极少自愈，必须及时治疗，可采用堵塞法和手术治疗。常见术式为瘘管切开术、肛瘘切除术和肛瘘挂线术。堵塞法适用于单纯性肛瘘；瘘管切开术适用于低位肛瘘；肛瘘挂线术适用于距肛缘 3 ～ 5cm，有内外口的低位或高位单纯性肛瘘；肛瘘切除术适用于低位单纯性肛瘘。

四、痔

1. 非手术治疗 分为一般治疗、注射疗法和胶圈套扎疗法。

2. 手术治疗 适用于保守治疗无效、出血严重、痔核脱出严重者。常见的手术方式有痔单纯切除术、吻合器痔上黏膜环行切除术、血栓性外痔剥离术。

1. 禁忌做直肠指诊的是

A. 内痔　　B. 外痔　　C. 肛瘘

D. 肛门周围脓肿　　E. 肛裂

2. 患者，女，28 岁。3 天前出现肛周肿胀，持续性跳痛。查体：局部红肿、触痛，肿物质软，有波动感。首选的治疗方法是

A. 抗生素治疗　　B. 热水坐浴　　C. 局部理疗

D. 局部涂止痛膏　　E. 手术切开排脓

答案：1. E。2. E。

第28节　门静脉高压症

1. 辅助检查

（1）血常规检查：脾功能亢进时，“三系”血细胞减少，白细胞计数＜ 3×10^9/L、血小板＜（70 ～ 80）$\times10^9$/L。

（2）肝功能检查：白蛋白降低，球蛋白增高，白 / 球蛋白比例倒置。凝血酶原时间延长。

（3）食管吞钡 X 线检查：食管充盈时，食管轮廓呈虫蚀状改变；排空时，曲张静脉呈蚯蚓样或串珠状负影。

（4）其他：肝脏 B 超、CT 检查，腹腔动脉造影，纤维镜检查。

2. 治疗要点 主要目的为防治胃底 - 食管下段静脉破裂出血。

（1）非手术治疗：门静脉高压症以非手术治疗为主，重点是补充血容量、使用垂体加压素以及应用三腔二囊管压迫止血。

①补充血容量：建立静脉通路，输液、输血，但避免过度扩容，防止门静脉压力反跳性增高而引起再出血。

②药物止血：血管加压素可使内脏小动脉收缩，减少门静脉回血量，短暂降低门静脉压力，使曲张静脉破裂处形成血栓达到止血作用。对高血压、冠心病不适用。

③三腔二囊管压迫止血：利用气囊分别压迫胃底及食管下段破裂的曲张静脉而起止血作用，是早期暂时控制出血的有效方法，一般不超过24小时。为防止黏膜糜烂，气囊充气加压12～24小时应放松牵引，放气15～30分钟，必要时可重复注气压迫。

（2）手术治疗：无黄疸和明显腹水者发生大出血，经非手术治疗24～48小时无效者，应采用手术治疗。

①门体分流术：将肝门静脉系和腔静脉系的主要血管进行手术吻合，使肝门静脉血转流入腔静脉，降低门静脉压力，防止出血，但术后肠道吸收的氨部分或全部不通过肝解毒，直接影响大脑的能量代谢，故肝性脑病发生率高，易引起肝衰竭。

②断流手术：切除脾，同时阻断门奇静脉间的反常血流，以达到止血目的。脾切除加贲门周围血管离断术最有效，既离断食管胃底的静脉侧支，又保留门静脉的入肝血流。

③单纯脾切除术：适用于严重脾大、合并明显脾功能亢进者，常见于血吸虫晚期。

④肝移植：是治疗门静脉高压症最彻底的手术方法。

3. 手术护理

（1）术前保肝治疗期的护理

①休息活动护理：充分休息，尽量取平卧位，避免劳累。急性大出血者绝对卧床休息，头偏向一侧。

②饮食护理：给予高热量、适量蛋白、高维生素、低脂饮食，严重肝功能损害者应限制蛋白质摄入量，补充支链氨基酸。明显腹水者限制液体和钠的摄入，少食含钠高的食物。禁食坚硬、粗糙的食物，以免胃底-食管下段静脉破裂出血。

③消化道的准备：术前2～3天口服肠道抗菌药，预防术后肝性脑病；术前1天晚用酸性溶液清洁灌肠，避免手术后肠胀气压迫血管吻合口，但禁用肥皂水等碱性溶液灌肠。术前一般不放置胃管，若必须放置则选择细、软胃管，插入动作应轻柔。

④贫血及凝血障碍者遵医嘱输血、肌内注射维生素K。严重肝胆疾病患者术前1周应用维生素K。适当使用肌苷、辅酶A等保肝药物，避免应用氯丙嗪、红霉素、巴比妥类等有肝脏毒性作用的药物。

⑤脾-肾静脉分流术前应检查肾功能是否正常。

（2）术后护理

①休息活动护理：断流术和脾切除术术后生命体征平稳即可取半卧位。为防止分流术后血管吻合口破裂，术后需平卧或低坡半卧位（＜15°），鼓励早期下床活动。保持大小便通畅。

②饮食护理：术后早期禁食，24～48小时肠蠕动恢复后，提供流质饮食，逐渐过渡到半流食及软食。分流术后易诱发肝性脑病，应限制蛋白质和肉类的摄入。

③病情观察：术后严密观察并记录生命体征、神志、面色、尿量、引流情况等，注意有无伤口或消化道出血征象。分流术后定时检测肝功能和血氨浓度，及时发现肝性脑病。脾切除术后2周内每天或隔天监测血小板计数。若血小板＞600×10^9/L时，立即通知医生并遵医嘱应用肝素抗凝，以防静脉血栓形成。注意观察用药前后凝血时间的变化。

1. 门静脉高压症患者，脾大、脾功能亢进，其外周血常规改变是

A. 白细胞↑，血小板↑　　B. 白细胞无改变，血小板↓

C. 白细胞无改变，血小板↑　　D. 血小板↓，白细胞↓

E. 白细胞↑，血小板无改变

2. 门静脉高压症，脾切除术后，定期监测血小板计数，目的是

A. 防止血栓形成　　B. 观察有无出血倾向　　C. 观察有无再生障碍性贫血

D．观察有无急性白血病　　E．观察有无缺铁性贫血

3．门腔静脉吻合术的主要目的是

A．减少腹水形成　　B．降低门静脉压力　　C．消除脾功能亢进

D．改善肝功能　　E．阻断侧支循环

4．患者，男，45 岁。肝炎后肝硬化 5 年，有黄疸、大量腹水。2 天前出现呕血、黑便，经三腔二囊管压迫止血无效，可达到止血目的手术方式是

A．门 - 腔静脉分流术　　B．脾肾静脉分流术　　C．贲门周围血管离断术

D．肠系膜上 - 下腔静脉分流术　　E．脾切除术

答案：1．D。2．A。3．B。4．C。

第29节　肝疾病

一、原发性肝癌

1．辅助检查

（1）甲胎蛋白（AFP）：是诊断肝癌的特异性指标，是肝癌的定性检查，有助于诊断早期肝癌，广泛用于普查、诊断、判断治疗效果及预测复发。

（2）B 超检查：是肝癌筛查和早期定位的首选检查。

（3）CT 和 MRI：具有较高的分辨率，可提高直径 $<$ 1.0cm 小肝癌的检出率。

（4）选择性肝动脉造影：是创伤性检查，必要时才采用。

（5）肝穿刺或组织检查：细针穿刺行组织学检查是确诊肝癌最可靠的方法。

2．治疗要点　早期诊断，早期采用以手术切除为主的综合治疗，是提高肝癌长期治疗效果的关键。

（1）手术治疗：以手术切除为首选，是目前根治原发性肝癌的最有效方法。

（2）肿瘤消融：具有微创、安全、简便和易于多次施行的特点。适合于瘤体较小而又无法或不宜手术切除者，特别是肝切除术后早期肿瘤复发者。

（3）肝动脉化疗栓塞（TACE）：是肝癌非手术疗法中的首选方法。

（4）其他治疗：包括放射治疗、分子靶向治疗、生物治疗、中医中药治疗等。

3．护理措施

（1）疼痛护理：观察疼痛特点，帮助患者减轻疼痛，必要时应用镇痛药物。

（2）肝动脉栓塞化疗患者护理

①术前护理：行各种术前检查及碘过敏试验。术前 1 天给予易消化饮食，术前 6 小时禁食、禁水。术前半小时可遵医嘱给予镇静药并测量血压。

②术后护理：取平卧位，术后 24 ～ 48 小时卧床休息。穿刺部位压迫止血 15 分钟再加压包扎，沙袋压迫 6 ～ 8 小时，保持穿刺侧肢体伸直 24 小时，并观察穿刺部位和肢体远端皮肤情况。禁食 2 ～ 3 天，从流质饮食开始，少量多餐。术后 4 ～ 8 小时体温可升高，持续约 1 周，高温者应采取降温措施。术后 1 周后，因肝缺血影响肝糖原储存和蛋白质合成，遵医嘱静脉补充白蛋白和葡萄糖液。

（3）手术前护理：密切观察病情变化，给予高蛋白、高热量、高维生素、易消化饮食，少量多餐。

合并肝硬化有肝损害者，适当限制蛋白质摄入。

术前3天给予维生素K_1肌内注射，改善凝血功能，预防术中、术后出血。术前2天使用抗生素，预防感染。术前3天行必要的肠道准备。做好常规术前准备。

（4）手术后护理

①休息活动护理：病情平稳后宜取半卧位。术后24小时内卧床休息，不宜过早下床活动。避免剧烈咳嗽和打喷嚏，以减少出血。

②饮食护理：术后禁饮食，胃肠减压，静脉输入葡萄糖溶液，防止低血糖。术后24～48小时肠蠕动恢复后开始进流质饮食，逐步过渡到高蛋白、高热量、高维生素的正常饮食。

③预防感染：保持腹腔引流通畅是预防感染的重要措施，同时常规应用抗生素。

④引流管护理：应妥善固定，保持各种引流管通畅，观察并记录引流液的量、颜色和性状。肝叶切除术后肝周的引流管一般放置3～5天，渗液明显减少时应及时去除引流管。

⑤预防并发症：术后48小时专人护理，动态观察患者生命体征。

a．出血：术后当日可引流出鲜红血性液体100～300ml。若血性液体增多，应警惕腹腔内出血，必要时做好再次手术止血的准备。

b．胆汁渗漏：若出现腹痛、发热和腹膜刺激征，切口有胆汁渗出或引流液含胆汁，则高度怀疑胆汁渗漏，应立即调整引流管，保持引流通畅，无效时尽早手术。

c．膈下积液及脓肿：膈下积液及脓肿多发生于术后1周，表现为体温下降后再升高，或术后持续发热，应行穿刺抽脓或置管引流，取半卧位，加强营养支持和抗感染。

⑥防治肝性脑病：遵医嘱保肝治疗，预防肝性脑病的发生。

二、肝脓肿

（一）细菌性肝脓肿

1．辅助检查

（1）实验室检查：白细胞计数、中性粒细胞增高，有明显核左移。血清转氨酶升高。

（2）影像学检查：B超检查可明确肝脓肿的部位和大小，是首选的检查方法。X线检查显示肝影增大，右叶脓肿可见右膈肌升高，局限性隆起及运动受限。必要时行CT检查。

（3）诊断性肝穿刺：在B超定位下或肝区压痛最剧烈处穿刺，抽出脓液即可确诊，并可行脓液细菌培养。

2．治疗要点　细菌性肝脓肿是一种严重的疾病，必须早期诊断，早期治疗。

（1）全身支持疗法：加强营养支持，纠正水和电解质及酸碱平衡失调，补充足够的维生素，必要时反复多次少量输血或输注白蛋白。

（2）抗菌药物治疗：大剂量、联合应用抗菌药物。未确定病原菌前，首选青霉素、氨苄西林加氨基苷类抗生素或头孢菌素类、甲硝唑等药物。

（3）经皮肝穿刺脓肿置管引流术：适用于单个较大的脓肿。在超声定位引导下穿刺，抽脓后冲洗脓腔并注入抗生素，或行脓肿置管引流术。

（4）手术治疗：经腹腔切开引流，也可行肝叶切除术。

（二）阿米巴肝脓肿

1．一般治疗　卧床休息，给予易消化饮食。

2．药物治疗　首选甲硝唑，其常见的不良反应有头痛、恶心、口干、金属味感等，偶有腹痛、腹泻。

同时可做肝穿刺引流，加快脓肿愈合，若合并细菌感染者，可在脓液抽出后注入抗生素。

3. 手术治疗 经内科治疗无效者，采取手术治疗。

1. 对原发性肝癌最有意义的检测是
A. 血浆蛋白　B. 肝功能　C. 甲胎蛋白
D. 癌胚抗原　E. 粪便隐血

2. 肝穿刺的禁忌证是
A. 肝包虫病　B. 肝炎后肝硬化　C. 肝结核
D. 慢性肝病　E. 原因不明的黄疸

3. 细菌性肝脓肿与阿米巴性肝脓肿最主要的临床鉴别依据是
A. 血液学检查　B. 大便检查　C. 脓肿穿刺
D. B 超　E. CT

4. 患者，女，53 岁。B 超发现肝脏右叶实质性占位 2 天，肝功能检查正常，最有助于原发性肝癌诊断的实验室检查是
A. $\gamma-GT$　B. AFP　C. AKP
D. 酸性磷酸酶　E. 总胆红素

答案：1. C。2. A。3. C。4. B。

第30节　胆道疾病

一、胆道疾病的特殊检查及护理

1. B 超检查 是一种无创、快速、简便和经济的检查方法，是检查胆道疾病的首选方法。对诊断常见胆道疾病具有较高的敏感性和特异性。检查前 3 天禁食牛奶等易产气的食物。检查前 1 天晚餐要求清淡饮食，晚餐后禁食 12 小时、禁饮 4 小时。次日晨排便后进行检查。肠道气体过多或便秘者可在检查前口服缓泻药或灌肠。

2. X 线检查

（1）经内镜逆行胰胆管造影（ERCP）：在纤维十二指肠镜直视下，通过十二指肠乳头插管至胆管或胰管内，进行逆行直接造影。ERCP 易诱发急性胰腺炎、胆管炎、肠穿孔等并发症。适用于低位胆管梗阻的诊断。检查前 6 ～ 8 小时禁食。

（2）经皮肝穿刺胆管造影（PTC）：在 X 线或 B 超监视下，经皮肤穿刺将导管送入肝内胆管，注入造影剂使肝内、外胆管迅速显影。PTC 可诱发胆汁漏、出血、胆道感染等并发症。术前应检查凝血功能并注射维生素 K，必要时应用抗生素。检查前 1 天晚口服缓泻药或灌肠，检查前 4 ～ 6 小时禁食，检查开始前做碘过敏试验。检查后禁食 2 小时，平卧 4 ～ 6 小时，卧床休息 24 小时。

3. 胆管镜检查 通过胆道镜直视胆道有无狭窄、畸形、肿瘤和蛔虫等，还可行取石术或活体组织检查。

4. 术中和术后经 T 管胆管造影

5. 胆总管探查术　胆总管探查后一般需要行 T 管引流。

二、胆石症和胆道感染

（一）胆囊结石及急性胆囊炎

1. 辅助检查　首选 B 超检查，可见胆囊增大，胆囊壁增厚，囊内显示强回声，其后有结石声影即可确诊。

2. 治疗与护理措施

（1）非手术治疗：急性期禁食，胃肠减压，营养支持，纠正水、电解质紊乱及酸碱失衡。应用对革兰阴性细菌及厌氧菌有效的抗菌药。使用解痉止痛、消炎利胆的药物。保守治疗时应重点观察腹部的症状和体征。

（2）手术治疗：胆囊切除术是最佳选择，首选腹腔镜胆囊切除术。还可行部分胆囊切除术、胆囊造口术等。

（3）一般需低脂饮食 1 个月以上，少量多餐，避免油腻食物及饱餐。

（二）胆管结石及急性胆管炎

1. 辅助检查　白细胞计数及中性粒细胞比例增高，血清胆红素升高，转氨酶、碱性磷酸酶升高。B 超作为首选检查，可发现胆总管增粗，内有结石影像。CT、MRI 可显示梗阻部位、程度及结石大小、数量等。也可进行 PTC、ERCP 等有创性检查。

2. 治疗要点

（1）非手术治疗：急性期禁食、胃肠减压，加强营养支持。应用抗生素，并解痉、利胆、护肝，纠正水、电解质紊乱及酸碱失衡。出现胆绞痛时可用山莨菪碱或阿托品，必要时使用哌替啶。

（2）手术治疗

①肝外胆管结石：首选胆总管切开取石和 T 管引流术，也可行胆肠吻合术及 Oddi 括约肌切开成形术。T 管引流术可保留正常的 Oddi 括约肌功能，可引流胆汁、引流残余结石和支撑胆道，适用于单纯胆总管结石，胆管上、下端通畅，无狭窄或其他病变者。

②肝内胆管结石：最基本的方法为胆管切开取石，其他术式有胆肠吻合术、肝切除术（最有效）、肝移植术等。

3. T 管引流护理　在胆总管切开处放置 T 管引流，一端通向肝管，一端通向十二指肠，由腹壁戳口穿出体外并接引流袋。

（1）T 管引流的作用：引流胆汁和减压，以免胆汁排出受阻。引流残余结石。支撑胆道，防止胆总管切开处瘢痕狭窄。经 T 管溶石或造影。

（2）T 管引流的护理要点

①妥善固定：T 管用缝线固定于腹壁外，并在皮肤上加胶布固定，不可固定于床单。连接管不宜太短，以免翻身、活动时牵拉而脱出。躁动者专人护理或适当约束，防止其拔出 T 管。

②保持引流通畅：避免引流管压迫、折叠、扭曲。如有阻塞，由近端向远端挤捏引流管，用 50ml 注射器负压抽吸或用少量无菌生理盐水缓慢冲洗，但禁止用力推注。

③预防感染：平卧时引流管的位置不可高于腋中线，活动或改变体位时注意引流管的位置不可高于腹部切口，以免胆汁反流而致感染。每天更换外接的引流袋和连接管，但不必每天或定时冲洗 T 管。T 管不慎脱出立即报告医生，禁止自行重新插回，以防逆行感染。

④观察胆汁的颜色、性状和量：正常胆汁呈黄绿色、透明、无沉淀。颜色过淡或稀薄提示肝功能不佳，混浊可能有感染，有泥沙样沉淀可能有残余结石。术后24小时内引流量300～500ml，恢复饮食后增至每天600～700ml，之后逐渐减少至每天200ml。量过少可能T管阻塞或肝功能衰竭，量过多应检查胆总管下段有无梗阻。

（3）拔管：T管一般放置2周左右。

①拔管指征：术后10～14天试行夹闭T管1～2天。若无腹胀、腹痛、发热及黄疸等症状，可行T管造影，造影后继续引流24小时以上。如胆道通畅、无结石和其他病变，再次夹闭T管24～48小时，无不适症状方可拔管。

②拔管后处理：拔管后局部伤口用凡士林纱布堵塞，1～2天会自行闭合。拔管后1周内，警惕有无胆汁外漏、腹膜炎等表现。如造影发现有残留结石，应在术后6周待窦道形成时，行胆道镜检查和取石。

（三）急性梗阻性化脓性胆管炎

1．辅助检查

（1）实验室检查：白细胞计数及中性粒细胞比例增高，可出现肝功能损害，凝血酶原时间延长及血培养阳性。

（2）影像学检查：B超可显示梗阻的部位和性质。

2．治疗与护理措施 边抗休克边紧急手术解除胆道梗阻并引流。

（1）非手术治疗：既是治疗手段，也是术前准备措施，包括禁食，胃肠减压，抗休克，抗感染，纠正水、电解质和酸碱平衡紊乱，对症治疗等。诊断明确而疼痛剧烈者，遵医嘱使用解痉、镇静和镇痛药，如哌替啶、阿托品肌内注射，但避免应用吗啡，以免胆道下端括约肌痉挛而致胆道梗阻加重。

（2）紧急胆管减压引流：常选用胆总管切开减压、T管引流术，也可行经内镜鼻胆管引流术（ENBD）、经皮经肝胆管引流术（PTCD）。急诊手术常不能完全去除病因，待患者一般情况恢复，宜在1～3个月后再施行择期的彻底手术。

三、胆道蛔虫病

1．辅助检查 首选B超检查，可显示蛔虫体影。白细胞和嗜酸性粒细胞升高，粪便中可找到虫卵。

2．治疗与护理措施

（1）非手术治疗

①解痉镇痛：遵医嘱给予阿托品、山莨菪碱（654-2），必要时给予哌替啶。

②利胆驱虫：发作期口服食醋、乌梅汤、30%硫酸镁或将氧气经胃管注入。当症状缓解后再行驱虫治疗。常用驱虫药有驱虫净、哌嗪、左旋咪唑等，应在清晨空腹或晚上临睡前服用。驱虫后需继续服用消炎利胆药2周，以排出虫体或虫卵。

③抗感染治疗。

④十二指肠镜取虫。

（2）手术治疗：多数患者经非手术治疗可治愈。若症状未缓解，合并胆管结石或有急性重症胆管炎、肝脓肿、重症胰腺炎者，可行胆总管切开探查、T管引流术。术后仍需驱虫治疗，以防复发。

1．胆道疾病的首选的检查方法是

A．B超　　B．X线　　C．MRI（磁共振成像）

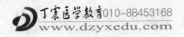

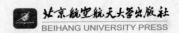

D．静脉法胆道造影　　E．MRCP（磁共振胆胰管造影）

2．急性重症胆管炎的有效治疗方法是

A．抗休克　　B．止痛　　C．手术

D．抗休克，同时手术　　E．抗感染

3．患者，女，27岁。反复出现右季肋部胀痛并伴寒战、高热，轻度黄疸，不咳嗽。为明确诊断，最佳的检查方法是

A．磁共振成像　　B．血清胆红素　　C．肝功能

D．B超　　E．腹腔穿刺

4．患儿，男，12岁。阵发性剑突下“钻顶样”剧烈绞痛，伴恶心、呕吐，吐蛔虫1条，诊断胆道蛔虫病，错误的治疗是

A．抗感染　　B．输液　　C．ERCP取虫

D．应用吗啡止痛　　E．利胆驱虫

答案：1．A。2．D。3．D。4．D。

第31节　胰腺疾病

一、急性胰腺炎

1．辅助检查

（1）血常规检查：白细胞计数和中性粒细胞明显增高，核左移。

（2）淀粉酶测定：是胰腺炎早期最常用和最有价值的检查方法。血清淀粉酶在发病后数小时开始升高，8～12小时标本最有价值，24小时达高峰，持续4～5天后恢复正常。血清淀粉酶超过正常值3倍即可诊断。尿淀粉酶于24小时才开始升高，48小时达高峰后缓慢下降，1～2周后逐渐降至正常。淀粉酶升高的幅度和病情严重程度不成正比。

（3）血清脂肪酶测定：血清脂肪酶常在发病后24～72小时开始升高，持续7～10天。脂肪酶超过正常值3倍即可诊断。

（4）C反应蛋白（CRP）：是组织损伤和炎症的非特异标志物，发病48小时＞150mg/L提示病情较重。

（5）其他生化检查：持续空腹血糖＞10mmol/L提示可能有胰腺坏死，预后不良。血钙降低程度与病情严重程度成正比，＜1.5mmol/L提示预后不良。

（6）影像学检查：腹部超声为常规初筛检查，腹部X线片显示“哨兵袢”和“结肠切割征”为胰腺炎的间接指征。增强CT扫描是最具诊断价值的影像学检查，能鉴别是否合并胰腺组织坏死。

2．治疗要点　治疗原则为减轻腹痛，减少胰液分泌，防治并发症。

（1）减少胰液分泌：减少胰液分泌是治疗急性胰腺炎最主要的措施，而减少胰液分泌最主要的措施是禁食、禁水和胃肠减压。

①禁食、禁水、胃肠减压：减少胃酸分泌，从而降低胰液分泌，减轻自身消化，减轻腹胀，降低腹内压。

②抗胆碱药及抑制胃酸分泌药：如阿托品、山莨菪碱（654-2）、H_2受体拮抗剂或质子泵抑制剂等。

③抑制胰腺外分泌：生长抑素、奥曲肽可抑制生长激素释放，还可抑制胃酸、胰腺内分泌（胰岛素和胰高血糖素）及外分泌（胰酶），对胰腺有保护作用。

（2）解痉止痛：在诊断明确的情况下给予解痉止痛药，常用药物有山莨菪碱、阿托品等。但抗胆碱药可诱发或加重肠麻痹，严重腹胀和肠麻痹者不宜使用。严重腹痛者可遵医嘱肌内注射哌替啶，但禁用吗啡，以免引起 Oddi 括约肌痉挛，加重病情。

（3）抗感染：早期使用对革兰阴性菌和厌氧菌敏感的抗生素，如喹诺酮类、头孢类或甲硝唑。还可应用 33% 硫酸镁或芒硝导泻清洁肠道，减少肠内细菌过生长，促进肠蠕动。

（4）静脉输液和营养支持：补充液体，抗休克，纠正水、电解质和酸碱平衡紊乱，加强营养支持。禁食期主要靠完全肠外营养，病情缓解后应尽早过渡到肠内营养。

（5）抑制胰酶活性：仅用于重症胰腺炎的早期，常用药物有抑肽酶、加贝酯。

（6）内镜下 Oddi 括约肌切开术、取石术：适用于胆源性胰腺炎，可迅速缓解症状，改善预后，防止急性胰腺炎复发。

（7）手术治疗：适用于胰腺和胰周坏死组织继发感染，伴胆总管下端梗阻或胆道感染，或合并肠穿孔、大出血及胰腺假性囊肿者。坏死组织清除加引流术是最常用的手术方式。术中彻底冲洗后可放置多根引流管，以便术后灌洗和引流。一般每天灌洗液体为 4000 ～ 20 000ml，以吸出渗液和坏死组织。还可行胆道探查、T 管引流和胃造口、空肠造口术等。

（8）并发症的处理：对急性坏死型胰腺炎伴腹腔内大量渗液者，或伴急性肾衰竭者，给予腹膜透析治疗；急性呼吸窘迫综合征者及时做气管切开或机械通气；并发糖尿病者可进行胰岛素治疗。

3. 手术护理

（1）非手术及术前护理

①休息活动护理：绝对卧床休息，协助患者取弯腰屈膝侧卧位，以减轻疼痛。因剧痛辗转不安者，做好安全防护，防止坠床，避免周围放置危险物品。

②饮食护理：禁食 3 ～ 5 天，明显腹胀者行胃肠减压。轻症胰腺炎恢复饮食的条件是：症状消失、体征缓解、肠鸣音恢复正常、出现饥饿感，而不需要等待淀粉酶完全恢复正常。开始可给予少量无脂、低蛋白流质饮食。

③病情观察：严密观察生命体征、尿量及神志变化，注意呕吐物和胃肠减压引流物的量和性质，准确记录 24 小时出入量，定时监测血、尿淀粉酶及血糖、电解质的变化。

④缓解疼痛：注意观察用药前、后疼痛有无缓解，疼痛的性质和特点有无改变。若疼痛剧烈，腹肌紧张、压痛和反跳痛明显，考虑并发腹膜炎，应立即通知医生。

⑤防治低血容量性休克：禁食期间保证每天超过 3000ml 以上的液体摄入量。若患者出现血压下降、神志不清、尿量减少、面色苍白、皮肤湿冷等低血容量性休克的表现，立即配合医生进行抢救。

a. 协助患者平卧，给氧并注意保暖。

b. 迅速建立静脉通路，遵医嘱补充液体、血浆或全血。

c. 迅速准备好抢救用物，如静脉切开包、人工呼吸器、气管切开包等。

d. 如血压仍不回升，遵医嘱应用血管活性药物。

（2）术后护理：术后送入监护室，给予专人护理。

①引流管的护理：为冲洗脱落的坏死组织、脓液或血块，常用生理盐水加抗生素进行腹腔双套管灌洗引流，冲洗速度为 20 ～ 30 滴 / 分。其拔管指征为体温维持正常 10 天左右，白细胞计数正常，腹腔引流液少于 5ml/d，引流液的淀粉酶测定值正常，可考虑拔管。

②术后并发症的观察和护理

a. 出血：出现血性引流液，呕血、黑便等术后出血表现，应遵医嘱给予止血和抑酸药物，应激性溃疡出血用冰盐水加去甲肾上腺素胃内灌洗。

b．胰瘘：若腹腔引流管或伤口流出无色透明液体或胆汁样液体，取半卧位，保持引流通畅，禁食、胃肠减压，保护瘘口周围皮肤，用凡士林纱布覆盖或氧化锌软膏涂抹。

c．肠瘘：出现明显腹膜刺激征，引流出粪便样或营养液样液体，应持续灌洗，保持引流通畅，加强营养支持。

二、胰腺癌及壶腹部癌

（一）胰腺癌

1. 辅助检查

（1）实验室检查：胆道梗阻者血清胆红素明显增高，碱性磷酸酶升高。血清中 CEA、CA19-9 等肿瘤标记物可能升高。其中 CA19-9 最常用于辅助诊断、疗效判断、监测复发和评估预后。

（2）B 超检查：是首选的检查方法。

（3）逆行胰胆管造影（ERCP）：显示胰胆管狭窄、扩张情况，并可引流胆汁减轻黄疸。

（4）经皮肝胆管造影（PTC）：对判定梗阻部位和胆管扩张程度具有重要价值。

2. 治疗要点

（1）早期手术切除是首选的、唯一有效的根治方法，适用于无远处转移的胰头癌。

（2）如癌肿已不能根治，可行姑息性手术。

（3）辅助治疗：化学治疗、介入治疗、放射治疗及免疫治疗等。

3. 手术护理

（1）术前护理

①饮食护理：给予高蛋白、高热量、高维生素、低脂饮食，必要时肠内、肠外营养支持。

②保肝护理：遵医嘱保肝治疗，黄疸者静脉补充维生素 K，改善凝血功能。

③血糖异常护理：术前常合并糖尿病，通过饮食调节和胰岛素控制血糖。

④皮肤护理：每天可用温水拭浴，保持皮肤清洁。瘙痒者涂抹止痒药物，避免指甲抓伤皮肤，避免用力搓擦。衣着宽松柔软，床铺平整清洁。长期卧床者定时翻身，以防压疮。

⑤肠道准备：术前 3 天口服庆大霉素或新霉素，术前 2 天流质饮食，术前晚清洁灌肠。

（2）术后护理

①饮食护理：术后早期禁食，胃肠减压。恢复进食后，易发生消化不良，可适当应用消化酶制剂。

②病情观察：密切观察生命体征、伤口及引流情况，准确记录 24 小时液体出入量。胰腺大部分切除后，胰腺内分泌功能会大幅度下降，应密切监测血糖、尿糖变化。

③血糖异常护理：动态监测血糖水平，合并高血糖者，应调整饮食并遵医嘱应用胰岛素；出现低血糖者，适当补充葡萄糖。

④预防感染：术后易发生胆道感染，为逆行感染，餐后平卧更易引发。因此餐后 15 ～ 30 分钟保持坐位，利于胃肠内容物引流。严格执行无菌操作，合理使用抗生素。

⑤引流护理：妥善固定，保持引流通畅，密切观察引流液的量、颜色和性状。腹腔引流 5 ～ 7 天，胃肠减压直至胃肠蠕动恢复，胆管引流 2 周，胰管引流 2 ～ 3 周可拔除。

⑥出血护理：术后 1 ～ 2 天出血多因凝血障碍，术后 1 ～ 2 周由胰液、胆汁腐蚀所致。密切观察生命体征、伤口渗血及引流液。有出血倾向者及时通知医生。出血量少者可给予静脉补液，出血量大应手术止血。

⑦胰瘘护理：是最常见的并发症和死亡的主要原因，术后1周左右多见。持续负压吸引，保持引流通畅，给予生长抑素抑制胰液分泌，注意保护周围皮肤。

⑧胆瘘护理：多发生于术后5～10天。

（二）壶腹周围癌

1. 辅助检查 同胰腺癌。CT和MRI是壶腹周围癌的首选检查方法，ERCP检查因可直接观察十二指肠乳头部病变，且可作活检，同时作胆胰管造影和减压，对明确诊断有十分重要的价值。

2. 治疗要点 同胰腺癌。手术切除是壶腹周围癌的首选治疗方法。

1. 有关急性胰腺炎患者尿淀粉酶与血清淀粉酶描述，正确的是
A. 两者同时下降　B. 尿淀粉酶先增高　C. 血清淀粉酶先增高
D. 尿淀粉酶先下降　E. 尿淀粉酶持续下降

2. 能有效抑制胰腺分泌的药物是
A. 抑肽酶　B. 糖皮质激素　C. 抗生素
D. 抗胆碱药　E. 生长抑素

3. 壶腹部癌的辅助检查中，可显示胆道变化的方法是
A. B超检查　B. X线检查　C. CT检查
D. PTC　E. ERCP

4. 患者，男，33岁。酗酒后上腹部持续性剧痛并向左肩、腰背部放射，伴恶心呕吐4小时来院急诊。目前最有助于诊断的辅助检查是
A. 血常规　B. 腹腔穿刺　C. 血、尿淀粉酶
D. 腹部B超检查　E. 胸、腹部X线平片

答案：1. C。2. E。3. E。4. C。

第32节　外科急腹症

1. 辅助检查

（1）实验室检查：白细胞计数和分类提示有无炎症感染。红细胞、血红蛋白和红细胞比容连续测定有助于评估有无出血及出血速度。

（2）影像学检查：X线检查是最常用的检查方法，有助于诊断消化道穿孔、肠梗阻及泌尿系结石。B超、CT或MRI检查可诊断腹腔实质脏器损伤、破裂和占位。内镜检查可诊断胃肠疾病。

2. 治疗要点

（1）非手术治疗：适用于诊断明确，病情较轻者，或诊断不明，但无明显腹膜炎体征者。严密观察生命体征和腹部体征，禁食、胃肠减压，静脉补液，给予解痉和抗生素治疗。

（2）手术治疗适用于

①诊断明确，病情严重需立即手术治疗者。

②诊断不明，但腹痛和腹膜炎体征加重、全身中毒症状明显者。

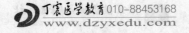

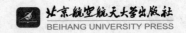

1．患者，男，18岁。从3米高处坠落。查体：面色苍白，脉搏细弱，血压85/60mmHg，腹膜刺激征阳性。为明确诊断，需立即进行

A．血常规检查　　B．B超检查　　C．CT检查

D．X线检查　　E．腹腔穿刺

2．患者，男，25岁。汽车撞伤1小时急诊。查体：右上腹剧痛，剑突下压痛明显，呼吸36次/分，脉搏100次/分，血压90/65mmHg。诊断不明时，患者禁用

A．异丙嗪（非那根）　　B．地西泮（安定）　　C．异烟肼

D．吗啡　　E．苯巴比妥（鲁米那）

答案：1．E。2．D。

第33节　周围血管疾病

一、下肢静脉曲张

1．辅助检查

（1）超声检查：可观察深静脉瓣膜关闭情况及是否有反流。

（2）下肢深静脉造影检查：虽然是一种有创性检查，但仍然是目前最可靠的诊断方法，可了解病变的性质、程度、范围和血流动力学变化。

（3）静脉及瓣膜功能试验

①浅静脉瓣膜功能试验（曲氏试验）：患者平卧，抬高下肢使静脉虚空后，在腹股沟下方缚扎止血带压迫大隐静脉。再嘱患者站立，释放止血带后10秒内如静脉曲张自上而下出现，提示大隐静脉瓣膜功能不全。同法，在腘窝处缚扎止血带，可检测小隐静脉瓣膜的功能。

②深静脉通畅试验（波氏试验）：患者站立，在腹股沟下方绑扎止血带压迫大隐静脉，待静脉充盈后，嘱患者用力踢腿或下蹲10余次。如曲张静脉明显减轻或消失，提示深静脉通畅；如曲张加重，提示深静脉可能有阻塞。

③穿通静脉瓣膜功能试验：患者仰卧，抬高下肢，在腹股沟下方缚扎止血带。先从足趾向上至腘窝缠第1根弹力绷带，再从止血带处向下缠第2根弹力绷带。嘱患者站立，在向下解开第1根绷带的同时，继续向下缠第2根绷带，如果在两根绷带之间的间隙出现曲张静脉，则提示该处有功能不全的穿通静脉。

2．治疗要点

（1）非手术治疗：穿弹力袜或用弹力绷带外部加压，适用于妊娠期合并静脉曲张，症状轻微，症状明显但不能耐受手术者。

（2）硬化剂疗法：将硬化剂如鱼肝油酸钠、酚甘油液等注入到曲张的静脉内，硬化剂造成的静脉炎症可使曲张静脉闭塞，注射后局部加压包扎。适用于曲张静脉轻而局限、术后残留的曲张静脉或术后复发者。

（3）手术治疗：手术是治疗下肢静脉曲张的根本方法。适用于深静脉通畅、无手术禁忌证者。传统的手术方法为浅静脉高位结扎加曲张静脉分离剥脱术。

3. 手术护理

（1）术前护理：患肢水肿者，术前数天抬高患肢，减轻水肿，以利切口愈合。严格备皮，清洗肛门及会阴部，备皮范围为患侧腹股沟部、会阴部及整个下肢。

（2）术后护理：抬高患肢30°，指导患者做足背伸屈运动，以促进静脉血回流。术后24小时应鼓励患者下床活动。注意伤口有无渗血及感染，预防血栓性静脉炎。保持弹力绷带松紧合适，以能扪及足背动脉搏动和保持足部正常皮肤温度为宜。弹力绷带一般需维持1～3个月方可拆除。

二、血栓闭塞性脉管炎

1. 辅助检查

（1）B超检查：可了解病变部位及缺血的程度。

（2）血管造影检查：是一种有创性检查，对于诊断血栓闭塞性脉管炎的价值最确切。

（3）其他检查

①皮肤温度检查：若双侧肢体对应部位皮肤温度相差＞2℃，提示皮温降低侧动脉血流减少。

②跛行距离和时间检查。

③肢体抬高试验：患者平卧，患肢抬高45°，3分钟后如出现麻木、疼痛，足部皮肤苍白、蜡黄为阳性，提示动脉供血不足。再让患者坐起，患肢自然下垂于床沿下，正常人皮肤色泽可以10秒内恢复，若超过45秒足部皮肤色泽仍不均匀或出现潮红或斑片状发绀，提示患肢有严重的血供障碍。

2. 治疗要点

（1）非手术治疗

①一般治疗：绝对戒烟，防止受寒，注意保暖但患肢不可局部热敷，以免加重组织缺氧。步行锻炼可以促进侧支循环的建立，缓解症状，适用于早期患者。

②止痛治疗：疼痛严重者可适当使用吗啡或哌替啶，但易成瘾，应慎用，还可给予普鲁卡因股动脉内注射或腰交感神经封闭术。如腰交感神经封闭术效果显著（阻滞后皮肤温度升高1～2℃），可行腰交感神经切除术。

③扩血管及抗凝治疗：血管扩张药有烟酸、低分子右旋糖酐等。抑制血小板凝聚的药物有阿司匹林、双嘧达莫等。抗凝药物有华法林、肝素等。活血化瘀的中药也有效。

④高压氧治疗：可改善组织缺氧。

（2）手术治疗：目的是重建动脉血流通路，增加肢体血供。术式有切开动脉直接取栓、腰交感神经节切除术、动静脉转流术（可缓解静息痛）、自体大隐静脉或人工血管旁路术（适用于动脉节段性闭塞且远端存在流出道者）等。效果不佳或肢体已发生不可逆坏死时，考虑截肢术。

3. 手术护理

（1）动脉血管重建术后患肢平放，制动2周；静脉血管重建术后患肢抬高30°，制动1周；血管造影检查后应平卧，患肢制动6～8小时，穿刺点加压包扎24小时。

（2）术后严密观察血压、脉搏，手术切口或穿刺点渗血情况。观察肢体远端双侧足背动脉搏动、皮肤温度、皮肤颜色及皮肤感觉，以判断血管的通畅程度。若术后动脉搏动消失，皮肤温度降低、颜色苍白、感觉麻木，提示有动脉栓塞；若动脉重建术后出现患肢肿胀，皮肤颜色发紫、温度降低，可能为重建部位的血管发生痉挛。预防感染。

1. 大隐静脉曲张做波氏试验是检查

A. 大隐静脉瓣功能　　B. 深静脉是否通畅　　C. 小隐静脉是否通畅

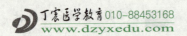

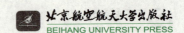

D. 交通支瓣膜功能　　E. 交通静脉是否通畅

2. 血栓闭塞性脉管炎的辅助检查，常用的试验是

A. 直腿抬高试验　　B. 肢体抬高试验　　C. 曲氏试验Ⅰ

D. 曲氏试验Ⅱ　　E. 波氏试验

3. 患者，女，45岁。职业为中学老师。因下肢静脉曲张就诊，嘱患者站立，大腿中部绑扎止血带以阻断下肢浅静脉，然后嘱患者用力踢腿20次，或反复下蹲3～5次后，如曲张静脉空虚萎陷或充盈度减轻，提示患者

A. 交通支瓣膜功能不全　　B. 小隐静脉瓣膜功能良好

C. 大隐静脉瓣膜功能不全　　D. 深静脉不通畅

E. 深静脉通畅

答案：1. B。2. B。3. E。

第34节　泌尿、男性生殖系统疾病常见症状和检查

1. 实验室检查

（1）尿液检查

①尿液收集：尿常规检查是诊断泌尿系统疾病最基本的方法，以清晨第1次尿最佳。

②尿细菌学检查：可用于泌尿系感染的诊断和临床用药指导。尿培养以清晨第1次清洁中段尿为宜，耻骨上膀胱穿刺留取标本最为准确。

③尿细胞学检查：阳性结果可提示泌尿系肿瘤，有助于初步筛查肿瘤或术后随访。

（2）肾功能检查

①尿比重测定：是最简单的肾功能测定方法。正常人尿比重为1.015～1.025，尿比重持续固定在1.010左右，提示肾浓缩功能严重损害。

②血肌酐和血尿素氮测定：有助于判断肾功能损害的程度。

③内生肌酐清除率：是评价肾小球滤过功能最常用的方法，24小时内生肌酐清除率正常为80～120ml/min，＜80ml/min提示肾小球滤过功能下降，＜10ml/min提示已进入尿毒症期。

2. 影像学检查

（1）B超检查：方便、无创，不影响肾功能，广泛用于筛选、诊断、治疗和随访。

（2）X线检查

①尿路平片：是泌尿系统常用的初检方法，摄片前应做充分的肠道准备。

②排泄性尿路造影：静脉注射有机碘造影剂，造影前应做碘过敏试验。造影前日口服泻药排空肠道，禁食、禁水6～12小时，以增加尿路造影剂浓度。妊娠，甲亢，严重肝、肾、心血管疾病及造影剂过敏为禁忌证。

③逆行肾盂造影：经膀胱镜行输尿管插管注入造影剂，检查前可不做碘过敏试验。禁用于急性尿路感染及尿道狭窄。严格无菌操作，动作轻柔，检查后多饮水、多排尿，遵医嘱应用抗生素，防止尿路感染。

④膀胱造影：经导尿管注入造影剂，可显示膀胱形态和病变。

⑤血管造影：禁用于有出血倾向、碘过敏、妊娠及肾功能不全者。造影后穿刺局部加压包扎，平卧 24 小时。造影后多饮水，必要时静脉输液，促进造影剂排出。

1. 镜下血尿，是指每个高倍视野下红细胞数达到
A. 1 个　　B. 2 个　　C. 3 个
D. 4 个　　E. 5 个

2. 不适于做膀胱镜检查的是
A. 急性膀胱炎　　B. 膀胱结石　　C. 膀胱癌
D. 膀胱乳头状瘤　　E. 膀胱损伤

3. 逆行肾盂造影的禁忌证是
A. 妊娠　　B. 肝功能损害　　C. 尿道狭窄
D. 肾功能损害　　E. 肾实质肿瘤

答案：1. C。2. A。3. C。

第35节　泌尿系损伤

一、肾损伤

1. 辅助检查

（1）血尿是诊断肾损伤最重要的依据。尿常规检查可见大量红细胞。若血红蛋白与血细胞比容持续降低提示有活动性出血。血白细胞增多应注意有无继发感染。

（2）CT 检查为首选检查，可清晰显示肾损伤程度。B 超能提示肾损伤的部位和程度。

（3）排泄性尿路造影和动脉造影检查可评价肾损伤的范围和程度。

2. 治疗要点

（1）紧急治疗：对有大出血、休克的患者迅速抢救，维持生命体征稳定，同时明确有无合并其他脏器损伤，做好手术探查的准备。

（2）保守治疗

①保证绝对卧床休息 2 ～ 4 周，向患者强调绝对卧床休息的重要性，即使血尿消失，仍需继续卧床休息至预定时间。过早、过多离床活动，有再度出血的危险。恢复后 2 ～ 3 个月不宜参加体力劳动。

②密切观察生命体征和尿色变化，定期检测血红蛋白及血细胞比容。

③对症支持治疗，如营养支持，补充血容量，抗感染治疗，适当止痛及镇静。

（3）手术治疗：凡开放性肾损伤、严重肾裂伤、肾碎裂及肾蒂损伤者均需及早手术。若保守治疗期间出现以下情况，须手术治疗：生命体征经抗休克治疗后仍未能平稳，提示有内出血；血尿逐渐加重，血红蛋白与血细胞比容继续降低，血压下降；腰、腹部肿块明显增大；合并腹腔脏器损伤。

3. 手术护理　肾部分切除术后患者绝对卧床 1 ～ 2 周。严密观察病情，及早发现出血、感染等并发症，并及时通知医生处理。

二、膀胱损伤

1. 辅助检查

（1）尿常规检查可见镜下及肉眼血尿。

（2）膀胱造影见造影剂漏至膀胱外。

（3）导尿试验是确定膀胱破裂简单有效的检查方法。膀胱损伤时，导尿管可顺利插入膀胱（尿道损伤常不易插入），但仅流出少量血尿或无尿液流出。

（4）X 线检查可发现骨盆骨折。

2. 治疗要点 膀胱破裂的治疗原则是行完全的尿流改道、充分引流外渗尿液、闭合缺损的膀胱壁。

（1）紧急处理：抗休克、抗感染治疗。

（2）保守治疗：膀胱损伤较轻者持续留置导尿 7 ～ 10 天，破口可自愈。

（3）手术治疗：膀胱破裂伴出血或病情严重，须尽早手术。

三、尿道损伤

1. 辅助检查

（1）导尿可检查尿道是否连续、完整。若能顺利插入导尿管，说明尿道连续且完整。若一次插入困难，不可勉强反复试插，以免加重创伤和导致感染。

（2）X 线检查骨盆前后位片显示骨盆骨折。尿道造影可显示尿道损伤部位及程度。尿道断裂可有造影剂外渗，尿道挫伤则无外渗征象。

2. 治疗要点

（1）紧急处理，尿道严重出血可致休克，应立即压迫会阴部止血，抗休克治疗，尽早行手术治疗。

（2）尿道挫伤及轻度裂伤，如尿道连续性仍存在，一般可自愈，必要时插导尿管引流 1 周。

（3）尿道裂伤需插导尿管引流 1 周。如导尿失败，立即行经会阴尿道修补术，并留置导尿 2 ～ 3 周，严重者行膀胱造口术。急性尿潴留时，可行耻骨上膀胱穿刺，吸出膀胱内尿液。

（4）尿道断裂应立即行经会阴尿道修补术或断端吻合术，留置导尿 2 ～ 3 周，病情严重者可做膀胱造口术。

（5）积极处理并发症。尿液外渗时做皮肤切口引流，尿道狭窄需定期做尿道扩张术。

1. 患者，男，30 岁。下腹外伤，可疑膀胱破裂，简单有效的检查方法是

A. 耻骨上膀胱穿刺　　B. 下腹部 X 光平片　　C. 膀胱造影

D. 膀胱注水试验　　E. 腹腔穿刺

2. 患者，男，31 岁。下腹部外伤 6 小时，出现下腹部隐痛伴排尿困难，经导尿管注入 200ml 生理盐水，抽出的液体量与注入的生理盐水差异较大，此种情况应考虑

A. 后尿道损伤　　B. 前尿道损伤　　C. 输尿管损伤

D. 膀胱损伤合并尿道断裂　　E. 膀胱破裂

3. 患者，男，35 岁。下腹外伤，可疑膀胱破裂，简单有效的检查方法是

A. 耻骨上膀胱穿刺　　B. 下腹部 X 光平片　　C. 膀胱造影

D. 膀胱注水试验　　E. 腹穿

答案：1. D。2. E。3. D。

第36节　泌尿系结石

一、上尿路结石

1. 辅助检查

（1）实验室检查：尿常规检查有肉眼或镜下血尿，伴感染时表现为脓尿。

（2）影像学检查

① X 线检查：泌尿系统 X 线平片能发现 95% 以上的结石。

②排泄性尿路造影：充盈缺损提示有 X 线透光的尿酸结石可能。

③逆行肾盂造影：少用，通常在其他方法不能确诊时采用。

④ B 超：可显示结石的特殊声影，发现 X 线平片不能显示的小结石和透 X 线结石，还能显示肾积水及萎缩。

⑤ CT 检查：虽能显示较小结石，但很少作为首选的诊断方法。

（3）内镜检查：包括肾镜、输尿管镜和膀胱镜。适用于其他方法不能确诊时。

2. 治疗要点

（1）保守治疗：结石＜ 0.6cm，光滑且无尿路梗阻及感染，纯尿酸结石及胱氨酸结石可考虑。

（2）体外冲击波碎石术：多数上尿路结石适用，最适宜＜ 2cm 的结石。

（3）手术治疗：非开放性手术如输尿管肾镜取石、碎石术和经皮肾镜取石、碎石术，适用于上段输尿管结石。开放性手术如肾盂切开取石术、输尿管切开取石术，适用于嵌顿较久或合并梗阻、感染结石。

二、膀胱结石

1. 辅助检查

（1）X 线检查：能发现绝大多数结石。

（2）B 超：能显示结石声影，同时可发现膀胱憩室、前列腺增生。

（3）膀胱镜检查：可直视结石，并发现膀胱病因。

（4）直肠指检：较大的结石可经直肠腹壁双合诊被扪及。

2. 治疗要点

（1）膀胱感染严重时，应用抗生素治疗。

（2）经尿道膀胱镜取石或碎石。

（3）耻骨上膀胱切开取石术。

三、尿道结石

1. 辅助检查　前尿道结石可经尿道触及，后尿道结石经直肠指检可扪及，X 线及 B 超检查有助于确诊。

2. 治疗要点

（1）位于尿道舟状窝的结石可通过注入无菌石蜡，推挤出或钳出。

（2）前尿道结石可在阴茎根麻醉下压迫结石近端尿道后，注入无菌石蜡，推挤出或钳出。

（3）后尿道结石可用尿道探条将结石推入膀胱，再按膀胱结石处理。

四、泌尿系结石的手术护理

1. 术前护理　遵医嘱使用抗生素控制感染。术前 1 小时摄腹部 X 线平片，进行结石定位，并保持定位时的体位。

2. 术后护理　肾盂造口不需常规冲洗，以减少感染的机会。必须冲洗时，严格无菌操作，低压冲洗，冲洗量不超过 5 ～ 10ml。肾实质切开取石及肾部分切除的患者，术后绝对卧床 2 周，以防再出血。耻骨上膀胱切开取石术后应保持切口清洁、干燥。

1. 输尿管结石绞痛发作时最重要的处理是
A. 调节饮食　　B. 麻醉镇痛　　C. 解痉镇痛
D. 做跳跃运动　　E. 紧急手术

2. 对于后尿道的小结石和透 X 线结石，最适用的检查方法是
A. X 线检查　　B. 尿道造影　　C. B 超
D. 血生化检查　　E. CT

3. 尿道结石的治疗，最常用的方法是
A. 多饮水，运动排石　　B. 体外震波碎石　　C. 尿道切开取石
D. 中药排石　　E. 经尿道钩取或钳出结石

答案：1. C。2. C。3. E。

第 37 节　肾结核

1. 辅助检查

（1）尿液检查：呈酸性，尿蛋白阳性，有较多红细胞和白细胞。选取晨尿标本培养，可找到抗酸杆菌。尿结核分枝杆菌检查阳性率高，对肾结核的诊断有决定性意义。

（2）尿路造影：大剂量静脉尿路造影是诊断泌尿系结核的标准方法，既能明确诊断，又可以确定病变的程度和范围，还能了解分肾功能。

2. 治疗要点

（1）药物治疗：适用于早期肾结核，一线抗结核药物有五种：异烟肼、利福平、链霉素、吡嗪酰胺、乙胺丁醇。应早期、联合、适量、规律和全程治疗。

（2）手术治疗：凡药物治疗 6 ～ 9 个月无效，肾结核破坏严重者，应在药物治疗的配合下行手术治疗。肾切除术前抗结核治疗不应少于 2 周。

3. 用药护理　指导患者按时、足量、足疗程服用抗结核药物，继续抗结核治疗 6 ～ 9 个月；使用护肝药物，定期检查肝功能；勿用或慎用对肾脏有毒性的药物，如氨基糖苷类、磺胺类药物；链霉素对脑神经有损害，影响听力，一旦发生，应通知医生停药、换药。

属于一线抗结核药物的是

A．氨硫脲　　B．吡嗪酰胺　　C．卡那霉素

D．莫西沙星　　E．对氨基水杨酸钠

答案：B。

第38节　泌尿系梗阻

一、良性前列腺增生

1. 辅助检查

（1）直肠指检：是诊断前列腺增生最重要、最简单易行的方法，多数患者可触到增大的前列腺，表面光滑，边缘清楚，质地柔软有弹性。

（2）超声检查：可经腹壁、直肠或尿道途径进行，直接测出前列腺的大小及测量残余尿量。正常人排尿后膀胱内没有或仅有极少残余尿（＜5ml）。

（3）尿流率检查：可确定患者的尿道梗阻程度。最大尿流率≥15ml/s属正常，15～10ml/s者表明排尿不畅，＜10ml/s者则梗阻严重，是手术的指征。

（4）前列腺特异抗原（PSA）测定：是鉴别前列腺增生和前列腺癌的重要指标，敏感性高但特异性有限。

2. 治疗要点

（1）观察等待：长期临床症状轻，不影响生活、睡眠者，可观察等待。前列腺增生引起急性尿潴留时先进行导尿治疗。

（2）药物治疗：适用于代偿早期患者。

（3）手术治疗：前列腺增生导致梗阻严重、残余尿量较多（＞60ml）、症状明显而药物治疗无效时应采用手术治疗。常用的手术方式有经尿道前列腺电切术（TURP）、耻骨后前列腺切除术、耻骨上经膀胱前列腺切除术。

（4）其他疗法：激光治疗、经尿道球囊高压扩张术等。

3. 手术护理

（1）非手术治疗护理：避免受凉、过度劳累、饮酒、便秘，以免诱发急性尿潴留。急性尿潴留发生时及时导尿，引流尿液。

（2）术前护理：对于慢性尿潴留患者应先留置导尿管，改善肾功能。积极应用抗生素控制尿路感染。术前1天灌肠，预防术后便秘。

（3）术后护理

①一般护理：术后6小时如无恶心可进流质饮食，鼓励多饮水，1～2天无腹胀可恢复正常饮食。术后1周逐渐离床活动。

②膀胱冲洗护理

a．术后生理盐水持续冲洗3～5天，防止血凝块堵塞导尿管。

b．冲洗液温度控制在25～30℃，可有效预防膀胱痉挛的发生。

c．冲洗速度根据尿色而定，一般为60～80滴/分，色深则快，色浅则慢。

d．确保膀胱冲洗及引流管通畅，如血凝块堵塞，可采取施行高压冲洗、挤捏尿管、加快冲洗速度、

调整导尿管位置等方法使引流通畅。

e. 观察并记录引流液的颜色、性质和量。冲洗时不应按压膀胱。

f. 随着冲洗时间的延长，血尿颜色应逐渐变浅，如逐渐变深，应警惕活动性出血，及时通知医生处理。

③膀胱痉挛护理：一旦出现应指导深呼吸，放松腹部肌肉，严重者遵医嘱给予解痉药物。

④并发症的观察与护理

a. TUR 综合征：一旦发生 TUR 综合征，立即给予吸氧，减慢输液速度，静脉滴注 3% 氯化钠纠正低钠血症等。

b. 尿失禁：多为暂时性，一般无须药物治疗，可做膀胱区及会阴部热敷、针灸等。

c. 出血：前列腺增生术后早期的护理重点是观察和防治出血。术后早期禁止灌肠或肛管排气，以免造成前列腺窝出血。

d. 感染：术后易引起尿路感染，早期应用抗生素。

⑤引流管的护理

a. 止血：术后利用导尿管的水囊压迫前列腺窝与膀胱颈，达到局部压迫止血的目的。严密观察尿色、量、性质的变化。

b. 固定：妥善固定导尿管，固定于大腿内侧，稍加牵引，防止气囊移位，影响止血效果。保持导尿管通畅，防止受压、扭曲和折叠。

c. 消毒：每天 2 次用碘伏消毒尿道外口，保持会阴部清洁。

d. 拔管：耻骨后引流管术后 3 ～ 4 天拔管；TURP 术后 5 ～ 7 天尿色清澈即可拔除导尿管；耻骨上前列腺切除术后 7 ～ 9 天拔除导尿管；膀胱造口管通常留置 10 ～ 14 天后拔除，拔管后用凡士林油纱布填塞瘘口，排尿时用手指压迫瘘口纱布防止漏尿，一般 2 ～ 3 天愈合。

二、急性尿潴留

病因明确并有条件及时解除者，应立即去除如尿道结石或尿道异物等病因，恢复排尿。病因明确，但不能立即解除者，则应先缓解尿潴留，如前列腺增生、尿道狭窄等。导尿是解除尿滞留最直接和最有效的方法。导尿管插入困难时，可行耻骨上膀胱穿刺造瘘术。

1. 患者，63 岁。前列腺增生多年，逐年加重，拟手术治疗，昨日入院，今测得残余尿 60ml，残余尿的正常值是

A. 0ml　　B. 15ml　　C. 30ml　　D. 50ml　　E. 70ml

2. 患者，男，61 岁。良性前列腺增生，夜尿 2 ～ 3 次 / 晚，排尿迟缓、尿后滴沥、尿线细，B 超检查示膀胱残余尿量为 40ml。既往未出现过急性尿潴留。目前主要的治疗是

A. 观察，定期门诊复查　　B. 药物治疗　　C. 手术治疗

D. 激光治疗　　E. 放置前列腺尿道支架

3. 患者，男，70 岁。排尿不尽，夜尿增多，与家人饮烈性酒后，小便不能自解，体检发现膀胱区明显膨隆，诊断为良性前列腺增生，最适宜的治疗方式是

A. 经尿道前列腺电切术　　B. 前列腺尿道支架网　　C. 激光治疗

D. 体外高强度聚焦超声　　E. 经尿道气囊高压扩张术

答案：1. A。2. B。3. A。

第39节　泌尿系肿瘤

一、肾　癌

1. 辅助检查

（1）实验室检查：尿脱落细胞检查具有决定性意义。

（2）影像学检查：B超检查，有助于准确的区分肿瘤和囊肿，是普查肾肿瘤的方法；X线检查；CT及MRI检查，CT是目前诊断肾癌最可靠的影像学方法；肾动脉造影。

（3）输尿管肾镜：对可疑组织活检，可明确诊断。

2. 治疗要点

（1）根治性肾切除术：为首选的、最主要的治疗方法。

（2）肾动脉栓塞术：术前行肾动脉栓塞治疗可减少术中出血。

（3）免疫治疗：干扰素对预防肾癌转移有一定的疗效，主要通过调动机体细胞免疫功能、促进分化、抑制增殖及调控某些致癌基因表达，对迅速分裂的肿瘤细胞有选择性抑制作用，还可阻止肿瘤细胞生长。

二、膀胱癌

1. 辅助检查

（1）尿脱落细胞学检查：简便易行，可作为血尿的初步筛选和肿瘤治疗效果的评价。

（2）影像学检查

①膀胱镜下取活组织做病理检查是最直接和重要的检查手段，是最可靠的检查方法。

②膀胱造影和静脉肾盂造影可见充盈缺损。

③B超、CT和MRI检查。

2. 治疗要点　以手术为主的综合治疗。

（1）手术治疗：肿瘤切除后容易复发，凡保留膀胱者，5年内超过半数肿瘤要复发。

（2）化学治疗：保留膀胱者定期膀胱灌注。卡介苗为非特异性免疫增强药，具有免疫佐剂作用，可增强抗原的免疫原性，加速诱导免疫应答反应，增强体液免疫反应。膀胱癌术后为预防复发，对保留膀胱的患者，术后可采用卡介苗、丝裂霉素等药物膀胱内灌注。每周灌注1次，8次后改为每月1次，共1～2年。

（3）其他：放射、免疫治疗等。

3. 用药护理　膀胱灌注化疗前4小时禁饮，排空膀胱，常规消毒外阴及尿道口。药物需在膀胱内保留1～2小时，协助患者每15～30分钟变换体位1次。灌注后每天饮水2500～3000ml，以减少化疗药对尿道的刺激。

三、前列腺癌

1. 辅助检查

（1）直肠指诊：可触及硬性前列腺结节。

（2）实验室检查：PSA是目前诊断前列腺癌、评估各种治疗效果和预测预后的重要肿瘤标志物。前列腺癌者血清PSA常升高，有转移病灶者血清PSA可显著升高。

（3）影像学检查：经直肠B型超声。MRI、CT。全身核素骨显像检查。

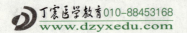

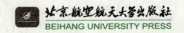

（4）前列腺穿刺检查：经直肠超声引导前列腺穿刺活检可确诊前列腺癌。

2. 治疗要点

（1）非手术治疗：偶然发现的局限性前列腺癌可观察等待。T_2 期以内可采用放射治疗。T_3、T_4 期可用抗雄激素内分泌治疗。内分泌治疗失败者可采用化学治疗。

（2）手术治疗

①根治性前列腺切除术：是局限于包膜以内的前列腺癌最佳治疗方法，但仅适用于较年轻、能耐受手术的患者。

②双侧睾丸切除术与包膜下睾丸切除术：适用于 T_3、T_4 期的前列腺癌患者进行手术去势。

3. 用药护理 同膀胱癌护理。

1．确诊膀胱癌最可靠的方法是
A．B 超检查　B．CT 检查　C．膀胱触诊
D．MRI 检查　E．膀胱镜检查

2．患者，女，56 岁。膀胱内的乳头状瘤，就诊时医生告诉患者，应尽早手术，因为易发生
A．扭转　B．结石　C．感染
D．梗阻　E．恶变

3．用于早期诊断肾癌的常用检查是
A．静脉肾盂造影　B．肾动脉造影　C．X 射线
D．B 超检查　E．膀胱镜检查

答案：1．E。2．E。3．D。

第40节　骨与关节损伤

一、常见的四肢骨折治疗要点

1. 锁骨骨折 三角巾悬吊 3～6 周。对有移位的骨折手法复位，采用横形“8”字绷带固定。

2. 肱骨干骨折 一般采取手法复位外固定。手法复位失败、对位对线不良、合并神经血管损伤、软组织嵌入、多发骨折、开放性骨折、陈旧骨折不愈合等采用切开复位内固定。

3. 肱骨髁上骨折 受伤时间短、肿胀轻、无血液循环障碍者行手法复位外固定，用后侧石膏托在屈肘位固定 4～5 周。伤后时间较长、肿胀严重、不能行手法复位或经 2～3 次复位对位不佳者行切开复位内固定术。

4. 桡骨远端伸直型骨折（Colles 骨折） 以手法复位外固定治疗为主，小夹板或石膏托固定在屈腕、尺偏、旋前位。严重粉碎的、手法复位失败者行手术复位内固定。

5. 股骨颈骨折 对骨折无移位、不能耐受手术者选择穿防旋鞋，持续皮牵引、骨牵引。对有移位的股骨颈骨折、股骨颈头下骨折及股骨颈陈旧骨折的畸形愈合，采用手术方法治疗。

6. 股骨干骨折 3 岁以下的儿童采用垂直悬吊皮牵引。成人的股骨干骨折多采用手术内固定治疗，使用钢板、带锁髓内钉、弹性钉内固定或外固定架外固定。不愿接受手术或存在手术禁忌证者，可行持续骨牵引 8～10 周。

7．胫腓骨干骨折 治疗目的是矫正成角、旋转畸形，恢复胫骨上、下关节面的平行关系，恢复肢体长度。可采用手法复位外固定，骨牵引治疗。若手法复位失败、严重的开放性或粉碎性骨折行切开复位内固定。

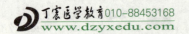

二、脊柱骨折及脊髓损伤

（一）脊椎骨折

1．辅助检查 X线、CT、MRI。

2．治疗要点

（1）胸腰椎骨折：见表2-16。

表2-16 胸腰椎骨折的治疗要点

分 类	具体指征	治疗要点
稳定型骨折	椎体压缩不足1/3或年老体弱	卧硬板床，骨折部位加厚枕，使脊柱过伸。3天后开始腰背肌锻炼，伤后第3个月开始逐渐增加下床运动
	椎体压缩大于1/3的青少年和中年	两桌法或双踝悬吊法过伸复位，复位后石膏背心固定3个月
爆破型骨折	无神经症状，无骨折片挤入椎管	双踝悬吊法复位
	有神经症状或骨折片挤入椎管	手术治疗

（2）颈椎骨折：见表2-17。

表2-17 颈椎骨折的治疗要点

分 类	具体指征	治疗要点
稳定型骨折	颈椎半脱位	石膏固定3个月
	轻度压缩	枕颌带牵引复位，牵引重量3kg，其后石膏固定3个月，石膏干固后即可下床活动
	明显压缩或双侧椎间关节脱位	持续颅骨牵引复位，牵引重量3～5kg，复位后再牵引2～3周，石膏固定3个月
爆破型骨折		有神经症状者，早期手术祛除骨片、减压、植骨及内固定；存在严重并发伤，待病情稳定后再行手术

（二）脊髓损伤

1．辅助检查 X线、CT检查是最常规的影像学检查。脊髓造影、MRI可显示脊髓受压和椎管内软组织情况。

2．治疗要点

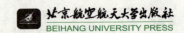

（1）非手术治疗：伤后6小时内是关键时期。固定和制动，给予枕颌带牵引或持续颅骨牵引。为

减轻脊髓水肿和继发性损害，伤后 8 小时内进行甲泼尼龙冲击治疗，也可应用脱水利尿药、高压氧（伤后 2 小时内疗效最好）等。

（2）手术治疗：只能解除脊髓受压和恢复脊柱稳定性，无法恢复损伤的脊髓功能。

三、骨盆骨折

1．辅助检查　X 线、CT 检查可显示骨折类型及移位情况。

2．治疗要点　优先处理危及生命的并发症，然后处理骨折。

（1）非手术治疗：卧床休息 3 ～ 4 周或至症状缓解，采用骨盆兜带悬吊牵引。

（2）手术治疗：手术复位及内固定，骨外固定架固定术。

四、关节脱位

1. 辅助检查　X 线检查对确定脱位的方向、程度、有无合并骨折、有无骨化性肌炎或缺血性骨坏死等有重要作用。

2. 治疗要点

（1）复位：主要为手法复位，以脱位后 3 周内复位最佳。

（2）固定：固定于功能位 2 ～ 3 周。

（3）功能锻炼：防止肌肉萎缩及关节僵硬。常见关节脱位的治疗见表 2-18。

表2-18　常见关节脱位鉴别

	肩关节脱位	肘关节脱位	髋关节脱位
治疗要点	手法复位后固定3周	尽早手法复位。手法复位失败者手术切开复位，一般固定2～3周	尽早手法复位或手术复位。复位后固定于外展中立位，皮牵引或穿丁字鞋2～3周，禁止屈曲、内收、内旋动作
功能锻炼	固定时活动腕部与手指。解除固定后行肩关节各方向的主动活动	固定时做伸掌、握拳、手指屈伸及肩、腕关节活动。解除固定后练习肘关节屈伸和前臂旋转活动	固定时患肢股四头肌的等长收缩锻炼，3周后开始活动关节，4周后可扶拐下地，3个月内患肢不能负重

五、断肢（指）再植

1. 治疗要点

（1）现场急救

①止血包扎：对断肢（指）完全离断者首先控制近端出血。由于血管离断后发生回缩痉挛及血凝块常使血管闭塞，一般采用加压包扎止血法，大动脉出血时采用止血带止血法。每隔 1 小时放松 5 分钟，以免压迫过久导致肢体坏死。

②断肢（指）保存：完全离断的肢体，原则上不做任何无菌处理，禁忌用任何液体冲洗、浸泡或涂药，在保存上视运送距离而定。对不完全离断的肢体，包扎止血后，用夹板固定，以减轻疼痛及组织的进一步损伤。低温保存断肢（指），到达医院后，立即检查并清洗消毒，肝素盐水冲洗后，用无

菌敷料包好，置入4℃冰箱冷藏。切忌将肢体浸泡在任何液体中，包括生理盐水。

③迅速转运：迅速将患者和断肢（指）送往医院，力争在6小时内进行再植手术。转送途中注意监测患者的生命体征。

（2）手术治疗：彻底清创；重建骨的连续性；缝合肌腱；重建血循环；缝合神经；闭合创口；包扎。

2. 手术护理

（1）术前护理：监测生命体征，严密观察离断肢（指）的局部情况和患者的全身状况，做好术前准备。

（2）术后护理

①并发症的护理

a. 休克护理：患者因创伤大、出血多、手术时间长，容易出现低血容量性休克，术中和术后应补充血容量，若发生中毒性休克而危及患者生命时，应及时截除再植的肢体。

b. 急性肾衰竭：是断肢再植术后极其严重的并发症，可导致患者死亡。应严密观察患者尿量，测定尿比重，详细记录出入量。如每天排尿量不足500ml或每小时尿量不足30ml，及时通知医师予以利尿等处理。

c. 血管危象：术后48小时内易发生，原因为术后血管痉挛和栓塞。应抬高患肢，使之处于略高于心脏水平，以利静脉回流。术后平卧10～14天，勿侧卧，以防患侧血管受压影响患肢的血流速度。再植肢体局部用落地灯照射，既利于血液循环，也利于局部保温。严禁主动及被动吸烟。可适当应用抗凝解痉药物如低分子右旋糖酐。术后注意观察皮肤温度及颜色、毛细血管回流试验、指（趾）腹张力和指（趾）端侧方切开出血等。一旦发生血管危象，应立即解除压迫因素，必要时行手术探查。

②功能锻炼：在肢（指）体成活、骨折愈合拆除外固定后，进行主动或被动功能锻炼，并适当辅以物理治疗，促进功能恢复。

a. 术后3周左右可用红外线理疗等方法促进淋巴回流，减轻肿胀，未制动的关节可做轻微的屈伸活动。

b. 术后4～6周练习患肢（指）伸屈、握拳等动作。

c. 术后6～8周应加强受累关节的主动活动，患手做提、挂、抓的使用练习。

1. 诊断骨折最可靠的方法是

A. 局部疼痛　　B. 功能障碍　　C. 局部压痛

D. X线检查　　E. 外伤史

2. 开放性骨折最重要的治疗措施是

A. 心理护理　　B. 早期彻底清创，使用抗生素

C. 立即使用TAT　　D. 立即复位固定

E. 镇静止痛

3. 患者术后由于敷料包扎过紧发生骨筋膜室综合征，应采取主要治疗措施是

A. 抬高患肢　　B. 局部理疗热敷　　C. 彻底切开筋膜减压

D. 密切监测筋膜室内压　　E. 局部冷敷

4. 关节脱位复位后外固定的时间一般是

A. 1周　　B. 2～3周　　C. 4～5周

D. 6～7周　　E. 8周

答案：1. D。2. B。3. C。4. B。

第41节 常见骨关节感染

一、化脓性骨髓炎

1. 辅助检查

（1）急性骨髓炎

①实验室检查：血白细胞及中性粒细胞显著增高，血沉加快，C反应蛋白增高。

②X线检查：早期无异常，起病2周后显示干骺端稀疏，散在虫蚀样骨破坏。

③局部分层穿刺：抽出脓液可以确诊。

（2）慢性骨髓炎：X线检查平片显示骨骼失去正常形态，增粗变形，骨质硬化，骨髓腔不规则。

2. 治疗要点 急性血源性骨髓炎处理的关键是早期诊断与治疗，尽快控制感染，防止发展成慢性。慢性血源性骨髓炎以手术治疗为主，治疗原则是消除死骨、炎性肉芽组织和消灭无效腔。

（1）抗生素治疗：早期、联合、大剂量应用广谱抗生素。再根据致病菌，改用敏感的抗生素，并持续应用至少3周，直至全身和局部症状消失。

（2）支持疗法：高热患者降温，补液，营养支持，必要时少量多次输新鲜血。

（3）局部制动：患肢制动并用皮牵引或石膏固定于功能位，以缓解疼痛，防止肢体挛缩畸形和病理性骨折。

（4）手术治疗：早期经抗生素治疗48～72小时仍不能控制局部症状时即要手术，目的是引流脓液，防止演变为慢性骨髓炎。常用手术方式有钻孔引流术和开窗减压两种。骨髓腔内放置引流管，应用抗生素液持续冲洗引流。

3. 用药护理 遵医嘱联合应用足量抗生素，直至体温正常后3周左右。

二、化脓性关节炎

1. 辅助检查 血白细胞和中性粒细胞增高，血沉加快。关节腔穿刺抽脓，细菌培养可发现致病菌。X线检查显示骨质疏松、关节间隙进行性变窄和虫蚀样改变，严重者骨性强直。

2. 治疗要点 早期诊断、早期治疗是治愈感染及保留关节功能的关键。

（1）非手术治疗：早期、足量、全身性应用有效抗生素，关节腔内注射抗生素。关节腔持续性灌洗。牵引或石膏固定于功能位。

（2）手术治疗：主要有经关节镜手术、关节切开引流术及关节矫形术。

3. 用药护理

（1）控制感染：遵医嘱早期使用广谱有效的抗生素。

（2）关节穿刺或灌洗的护理：关节穿刺注入抗生素每天1～2次，直到关节液清亮，体温和实验室指标正常。关节腔灌洗每天滴入含抗生素的溶液2000～3000ml，直至引流液清澈，细菌培养阴性。

三、骨与关节结核

1. 辅助检查

（1）实验室检查：可有轻度贫血，少数患者白细胞计数升高。脓肿穿刺或病变部位的组织学检查可确诊。

（2）影像学检查：X线、CT和MRI。

2. 治疗要点

（1）非手术治疗

①抗结核药物治疗：早期、联合、适量、规律和全程。

②局部制动：可使用夹板、石膏绷带等方法使病变关节制动，预防、矫正患肢畸形。

③局部注射：关节穿刺抽液及注入抗结核药物。用药量小，局部药物浓度高，全身反应小。

（2）手术治疗

①脓肿切开引流：全身状况差，不能耐受病灶清除者，可先施行脓肿切开引流。

②病灶清除术：病灶清除时一般要将异物彻底清除。由于手术可能造成结核分枝杆菌的血源性播散，术前应规范应用抗结核药物至少 2 周，术后至少 3～6 月。

③其他手术：15 岁以上可行关节融合术。截骨术、关节成形术、脊柱固定融合术等。

3. 用药护理 观察治疗效果及不良反应，出现眩晕、耳鸣、听力异常、肝功能受损等改变时，及时通知医师调整药物。

1. 急性血源性骨髓炎患者出现典型 X 线表现，至少在其发病后

A. 2 周　　B. 2 天　　C. 3 天

D. 3 周　　E. 1 周

2. 全膝关节结核，行关节融合术的年龄为

A. 2 岁以上　　B. 5 岁以上　　C. 10 岁以上

D. 15 岁以上　　E. 18 岁以上

答案：1. A。2. D。

第42节　骨肿瘤

1. 辅助检查

（1）X 线表现：良性肿瘤界限清楚、密度均匀，无骨膜反应。Codman 三角多见于骨肉瘤。“葱皮样”现象常见于尤因肉瘤。“日光射线”影像多见于生长迅速的恶性肿瘤。

（2）实验室检查：注意检查血钙、酸性磷酸酶和碱性磷酸酶。

（3）病理检查：是确诊骨肿瘤的唯一可靠检查。

2. 治疗要点 良性肿瘤手术切除。恶性肿瘤采取以手术治疗为主，化疗、放疗和生物治疗为辅的综合治疗，最大限度保留肢体功能。截肢、关节离断是最常用的手术方法。

3. 用药护理 可按疼痛三阶梯疗法镇痛。一级镇痛针对疼痛较轻者，应用非阿片类解热镇痛药；二级镇痛针对中度疼痛，应用弱阿片类药物，如可待因；三级镇痛针对持续性剧痛，应用强阿片类药物，如吗啡。

骨巨细胞瘤 X 线检查显示

A. 干骺端骨性突起，呈蒂、杵状或鹿角状

B. 有骨膜反应

C. 骨端偏心性溶骨性破坏，骨皮质变薄呈肥皂泡样改变
D. 出现骨膜下三角形的肿瘤骨和反应骨
E. 出现“日光射线”现象

答案：C。

第43节　腰腿痛及颈肩痛

一、腰椎间盘突出症

1. 辅助检查　X 线正位片显示腰椎侧弯，侧位片显示生理前凸减少或消失，椎间隙狭窄。CT 和 MRI 检查可显示椎管形态、椎间盘突出的程度和位置。

2. 治疗要点

（1）非手术治疗

①绝对卧床休息：初次发作一般严格卧硬板床 3 周，症状缓解后戴腰围逐步下床活动。

②持续骨盆牵引。

③药物治疗：应用非甾体抗炎药，糖皮质激素硬膜外注射和髓核化学溶解法。糖皮质激素的药理机制主要为减轻疼痛，消肿，缓解肌痉挛，减轻神经根周围的炎症和粘连。

④理疗、推拿和按摩：中央型椎间盘突出者禁忌。

（2）手术治疗

①经半年以上非手术治疗无效，病情逐渐加重，影响正常工作和生活。

②中央型椎间盘突出具有明显的马尾综合征。

③有明显的神经受累表现，应行手术治疗。主要手术方法有腰椎间盘突出物摘除术、人工椎间盘置换术或经皮腰椎间盘切除术。

3. 手术护理

（1）非手术治疗及手术前护理

①休息活动护理：绝对卧硬板床 3 周，以减轻负重和体重对椎间盘的压力。抬高床头 20°，侧卧位时屈髋屈膝，放松背部肌肉；仰卧位时膝关节屈曲，膝、腿下可垫枕。病情缓解后 3 个月内避免弯腰持物。

②保持有效牵引：牵引重量一般为 7 ～ 15kg，抬高床脚做反牵引，持续 2 周。孕妇、高血压和心脏病患者禁用。

（2）术后护理

①休息活动护理：术后平卧 2 小时，禁止翻身。2 小时后协助患者轴性翻身。

②病情观察：注意监测生命体征及下肢皮肤温度，观察切口敷料有无渗血、渗液。

③引流管护理：观察引流液的颜色、性质和量，有无脑脊液漏出及活动性出血。注意防止引流管脱出、折叠。引流管一般于术后 24 ～ 48 小时取出。

④功能锻炼：术后第 1 天开始股四头肌等长舒缩和直腿抬高活动，防止肌肉萎缩和神经根粘连。术后 1 周进行腰背肌锻炼。术后平卧 2 周，戴腰围或支架下床活动。

二、颈椎病

1. **辅助检查** X 线检查显示颈椎生理前凸减少或消失，椎间隙狭窄或增生，椎间孔变窄等。CT 或 MRI 显示颈椎间盘突出，椎管和神经根管狭窄，脊髓、脊神经受压。

2. **治疗要点**

（1）非手术治疗：适用于多数神经根型、椎动脉型和交感型颈椎病。

①牵引，取端坐位颌枕带牵引。

②颈托和围领，限制颈椎过度活动。

③推拿按摩，脊髓型颈椎病禁用。

④理疗。

⑤药物治疗。

⑥改善不良工作和睡眠姿势。

（2）手术治疗：适用于非手术治疗无效、反复发作或脊髓型颈椎病者。

3. **手术护理**

（1）手术前护理：术前 1 周戒烟并行呼吸训练。经颈前路手术者，术前 3 ～ 5 天开始推移气管和食管训练，以适应术中反复牵拉气管和食管。经颈后路手术者，术前进行俯卧训练，以适应术中长时间俯卧并预防呼吸受阻。指导患者进行颈部前屈、后伸、侧屈及侧转等运动。

（2）手术后护理：

①观察伤口出血、呼吸情况。

②颈部制动。取平卧位，颈肩部两侧置沙袋或佩戴颈围以固定头部，搬动患者或翻身时保持头、颈和躯干在同一平面上，避免旋转颈部。

③功能锻炼。术后第 1 天开始各关节的主动和被动运动。术后 3 ～ 5 天引流管拔除后，可戴支架下床活动。

患者，男，48 岁。腰椎间盘突出症病史 2 年，并逐年加重，已严重影响生活及工作，且出现尿便障碍，其治疗方法应选择

A. 按摩　　B. 理疗　　C. 牵引

D. 用药　　E. 手术

答案：E。

第3章　妇产科护理学

第1节　妊娠期

一、妊娠诊断

根据妊娠不同时期的特点，临床上将妊娠分为3个时期。妊娠13周末以前为早期妊娠，妊娠第14～27周末为中期妊娠，妊娠第28周及其以后为晚期妊娠。

1. 早期妊娠诊断

（1）辅助检查

①妇科检查：阴道黏膜和宫颈阴道部充血呈紫蓝色。停经6～8周时，双合诊检查子宫峡部极软，感觉宫颈与宫体之间似不相连，称为黑加征。子宫逐渐增大变软，呈球形。

②妊娠试验：受精后10天即可测定血、尿hCG（绒毛膜促性腺激素），阳性可协助诊断。

③超声检查：主要目的是确定宫内妊娠、排除异位妊娠和滋养细胞疾病，估计孕龄。妊娠6周时，可见到胚芽和原始心管搏动。

④宫颈黏液检查：宫颈黏液量少、黏稠、拉丝度差，涂片干燥后光镜下仅见排列成行的椭圆体，不见羊齿植物叶状结晶，则早孕的可能性大。

⑤基础体温测定：双相型基础体温的已婚妇女，高温持续18天不见下降者，早期妊娠的可能性大。

2. 中、晚期妊娠诊断

（1）胎动：妊娠18～20周时，孕妇可自觉胎动，3～5次/小时。

（2）胎心：妊娠18～20周时，可用一般听诊器在腹壁听到胎心，110～160次/分。

（3）胎体：妊娠20周以后，经腹壁可触及子宫内的胎体。不同妊娠周数的子宫底高度及子宫长度见表3-1。

表3-1　不同妊娠周数的子宫底高度及子宫长度

妊娠周数	手测子宫底高度	尺测耻上子宫底高度（cm）
满12周	耻骨联合上2～3横指	
满16周	脐耻之间	
满20周	脐下1横指	18（15.3～21.4）
满24周	脐上1横指	24（22.0～25.1）
满28周	脐上3横指	26（22.4～29.0）
满32周	脐与剑突之间	29（25.3～32.0）
满36周	剑突下2横指	32（29.8～34.5）
满40周	脐与剑突之间或略高	33（30.0～35.3）

二、产前检查

1. **产前检查频率** 妊娠6～13周末、14～19周末各查1次；妊娠20～36周，每4周检查1次；37～41周，每周查1次；有高危因素者，酌情增加检查次数。

2. **推算预产期** 自末次月经第1天算起，月数减3（或加9），日数加7（农历日数加15）。

3. **全身检查** 观察发育、营养、精神状态、身高及步态；测量体重和血压；检查乳房、心肺功能等。

4. **产科检查方法**

（1）腹部检查

①视诊：观察腹部外形、大小及皮肤情况。

②触诊：孕妇平卧于检查床上，腹部暴露，双腿屈曲，检查者站在孕妇右侧。测量前要求排空膀胱。宫底高度是从宫底到耻骨联合上缘中点的弧形长度。腹围是平脐或腹最膨隆处绕腹一周的长度。运用四步触诊法，了解胎先露、胎方位、胎儿大小及胎先露是否衔接等情况。

③听诊：胎心音多在孕妇腹壁的胎背侧听得最清楚。枕先露时在脐下方右（左）侧，臀先露时在脐上方右（左）侧，肩先露时在靠近脐部下方。

（2）骨盆外测量：可间接判断骨盆大小及形态。髂棘间径（23～26cm）、髂嵴间径（25～28cm）、骶耻外径（18～20cm）、坐骨结节间径（出口横径，8.5～9.5cm，平均9cm）、耻骨弓角度（90°）。

（3）骨盆内测量：对角径（骶耻内径12.5～13cm，减去1.5～2cm为入口前后径）、坐骨棘间径（中骨盆横径10cm）。

1．快速、准确诊断早期妊娠的方法是
A．妊娠试验　B．B超检查　C．黄体酮试验
D．基础体温测定　E．宫颈黏液检查

2．患者，27岁。已婚，既往月经规律，因月经过期10天而就诊，要求明确是否怀孕，对确诊帮助最大的检查是
A．超声多普勒　B．免疫法测定hCG（绒毛膜促性腺激素）
C．测宫底高度　D．测孕激素
E．宫颈黏液涂片镜检

3．B超检查能听到胎心音的最早时间是
A．妊娠6周　B．妊娠8周　C．妊娠10周
D．妊娠16周　E．妊娠20周

4．简单可靠的诊断异位妊娠破裂的方法是
A．查血hCG　B．宫腔镜检查　C．腹腔镜检查
D．盆腔检查　E．阴道后穹窿穿刺

5．某孕妇，30岁。妊娠36周常规的产科复查，必查的项目是
A．骨盆外测量　B．糖耐量筛查　C．内诊检查
D．测宫底高度　E．查AFP

答案：1．B。2．B。3．B。4．E。5．D。

第2节　胎儿宫内窘迫及新生儿窒息的护理

一、胎儿宫内窘迫

1. 辅助检查

（1）胎盘功能检查：多次检查尿雌三醇＜10mg/24h或者急剧减少30%～40%。

（2）胎心监测：出现晚期减速或变异减速等。

（3）胎儿头皮血血气分析，pH＜7.20（酸中毒）。

2. 治疗要点与用药护理

（1）急性胎儿窘迫：应采取果断措施，改善胎儿缺氧。严密监测胎心、胎动，每15分钟听一次胎心，必要时行胎盘功能检查。寻找病因并及时纠正，停用催产素，给予高流量吸氧，取左侧卧位。经一般干预无法纠正者，应尽快终止妊娠。宫口开全，胎头双顶径已达坐骨棘平面以下，应尽快经阴道助娩；否则应立即行剖宫产。发生急性胎儿窘迫时可静脉为产妇注射新三联（50%葡萄糖、维生素C、维生素K_1），加强胎儿对缺氧的耐受性，预防新生儿颅内出血，改善胎儿窘迫后的新生儿情况。

（2）慢性胎儿窘迫：根据病因、孕周、胎儿成熟度及窘迫程度等因素决定治疗方案。

①一般处理：主诉胎动减少者，应全面检查评估母儿情况，嘱产妇左侧卧位，定时吸氧，积极治疗妊娠合并症和并发症。

②期待疗法：若孕周小，尽量保守治疗延长胎龄，促胎肺成熟后，及时终止妊娠。

③终止妊娠：在妊娠接近足月或胎儿已成熟的情况下，出现胎动减少、胎盘功能减退者，应及时行剖宫产术终止妊娠。

二、新生儿窒息

新生儿阿普加评分见表3-2。

表3-2　新生儿Apgar（阿普加）评分法

体　征	各项体征评分标准		
	0分	1分	2分
皮肤颜色	青紫或苍白	躯干红，四肢青紫	全身红
呼　吸	无	浅慢，不规则	正常，哭声响亮
心率（次/分）	无	＜100	≥100
弹足底或插鼻管后反应	无反应	有些动作，如皱眉	哭，喷嚏
肌张力	松弛	四肢稍屈	四肢活动好

1. 治疗要点　以预防为主，一旦发生窒息应立即按A（清理呼吸道）、B（建立呼吸，增加通气）、C（维持正常循环）、D（药物治疗）、E（评价和保温）步骤进行复苏。其中ABC三步最重要，A是根本，B是关键，评价和保温贯穿于整个复苏过程。呼吸、心率和血氧饱和度是窒息复苏评估的三大指标。清理呼吸道是抢救新生儿窒息的首要措施。

2. 用药护理

（1）快速开放静脉通道，胸外心脏按压 30 秒仍然不能恢复正常循环时，应遵医嘱给予 1 ∶ 10 000 肾上腺素静脉或气管内注入。血容量不足时给予扩容，疑似或证实代谢性酸中毒时给予 5% 碳酸氢钠。

（2）预防感染：严格执行无菌操作，遵医嘱给予抗生素。

1. 新生儿窒息时复苏步骤不包括

A. 清理呼吸道、建立呼吸　　B. 维持正常循环　　C. 药物治疗

D. 评价　　E. 人工升温

2. 在妊娠末期出现胎儿窘迫，其 24 小时尿雌三醇值测定一般低于

A. 5mg　　B. 10mg　　C. 15mg

D. 20mg　　E. 25mg

3. 某产妇，25 岁。妊娠 39 周，阴道流液 1 小时入院，产检：无宫缩，胎心 170 次 / 分，宫口未开，臀先露，羊水Ⅱ度粪染，进一步的处理是

A. 自然分娩　　B. 预防感染　　C. 产钳助产

D. 立即剖宫产　　E. 静点缩宫素引产

答案：1. E。2. B。3. D。

第3节　妊娠期并发症

一、流　产

1. 临床表现与处理原则　停经后腹痛及阴道出血是流产的主要临床症状。早期流产先阴道流血，后腹痛。晚期流产先腹痛，后阴道流血。各型流产的临床表现及处理原则见表 3-3。

2. 辅助检查

（1）妇科检查：了解宫颈口是否扩张，羊膜囊是否膨出，有无妊娠物堵塞于宫颈口内，子宫大小与孕周是否相符，有无压痛，双侧附件有无肿块、增厚及包块等。

（2）B 超检查：显示有无胎囊、胎动及胎心，以确定胎儿是否成活，协助确诊流产类型。

（3）实验室检查：连续测定血 hCG、血孕酮的动态变化，有助于妊娠诊断和预后判断。

3. 用药护理

（1）预防感染：每天消毒会阴 2 次，保持会阴部清洁。监测体温、血象及阴道分泌物的颜色、性状和气味。严格无菌操作，遵医嘱给予抗生素治疗。

（2）流产合并感染的护理：治疗原则为迅速控制感染，尽快清除宫内残留物。如为轻度感染或出血较多，可在静脉滴注抗生素同时进行刮宫，以达到止血目的；感染较严重而出血不多时，可用高效广谱抗生素控制感染后再行刮宫。刮宫时可用卵圆钳夹出残留组织，忌用刮匙全面搔刮，以免感染扩散。严重感染性流产必要时切除子宫以去除感染源。

表3-3 各型流产的临床表现及处理原则

类型	病史				妇科检查		处理原则
	出血量	下腹痛	胎膜	组织排出	宫颈口	子宫大小与孕周	
先兆流产	少量	无或轻	未破	无	未开	相符	卧床休息，减少刺激，保胎治疗
难免流产	较多	剧烈	破裂	无	扩张，有时组织物堵塞	相符或略小	不可避免，确诊后尽早使妊娠物完全排出
不全流产	流血不止	减轻	破裂	部分排出	扩张，组织物堵塞	小于	确诊后立即行刮宫术，清除宫腔内残留组织
完全流产	逐渐停止	消失	破裂	全部排出	关闭	接近非孕期	不需要特殊处理
稽留流产	无或少量	无或轻	未破	无	未开	小于	促使妊娠物尽早排出。易导致DIC，查凝血功能，做输血准备

二、异位妊娠

1. 辅助检查

（1）hCG测定：是早期诊断异位妊娠的主要方法。

（2）超声检查：宫腔内无妊娠产物，宫旁有低回声区，内有胚囊或胎心搏动，可确诊异位妊娠。

（3）阴道后穹窿穿刺：是简单可靠的诊断方法，直肠子宫陷凹抽出不凝血。

（4）腹腔镜检查：是异位妊娠诊断的金标准，并可同时行镜下手术治疗。

（5）子宫内膜病理检查：仅适用于阴道出血量较多者。宫腔内容物病理检查见到绒毛，可诊断为宫内妊娠。仅见蜕膜未见绒毛，有助于诊断异位妊娠。

2. 治疗要点

（1）手术治疗：在积极纠正休克的同时行手术治疗。腹腔镜手术是治疗异位妊娠的主要方法。

（2）药物治疗：适用于早期输卵管妊娠、要求保存生育能力的年轻孕妇。

3. 术后护理

（1）立即去枕平卧，吸氧，开放静脉。配血、输血或输液，维持血容量。监测并记录生命体征、液体出入量及出血量。

（2）同妇科腹部手术护理。

三、妊娠期高血压疾病

1. 辅助检查

（1）常规检查：根据尿常规蛋白定量确定病情的严重程度，根据镜检管型判断肾功能的受损情况。

（2）特殊检查

①眼底检查：出现眼底小动脉痉挛，视网膜水肿、渗出及出血。

②凝血功能检查：了解有无凝血功能异常。

③其他检查：B超及其他影像学检查，电解质检查，心功能测定，脐动脉血流等。

2. 治疗要点

（1）轻度子痫前期：以休息、饮食调节为主，必要时给镇静药物，加强孕期保健。

（2）重度子痫前期：住院治疗，遵医嘱解痉、降压、镇静、合理扩容，并适时终止妊娠，减少子痫及并发症的发生。妊娠28～34周重症者，经积极治疗24～48小时病情仍加重，促胎肺成熟后终止妊娠。妊娠34周者胎肺成熟后终止妊娠。妊娠37周后的重度子痫前期者终止妊娠。

（3）子痫：以控制抽搐、纠正缺氧和酸中毒、控制血压、抽搐控制后终止妊娠为原则。

①控制抽搐：是首要任务，首选硫酸镁。

②控制血压：脑血管意外是主要致死原因。

③适时终止妊娠：抽搐控制后2小时考虑终止妊娠，分娩方式应根据母儿情形而定。

（4）常用药物：见表3-4。

表3-4　妊娠期高血压疾病的常用药物

种　类	常用药物	药理作用	适用情况	注意事项
解痉药	25%硫酸镁	松弛骨骼肌，缓解血管痉挛，抑制宫缩，改善氧代谢	预防和控制子痫发作的首选药	血镁过高时可出现呼吸、循环抑制等中毒表现； 血镁过低时，出现类似于低钙血症表现
镇静药	地西泮、冬眠合剂	镇静催眠，松弛骨骼肌	对硫酸镁有禁忌或疗效不明显时	分娩时慎用，以免药物通过胎盘导致对胎儿的抑制作用
降压药	拉贝洛尔、硝苯地平	阻断β受体降压 抑制Ca^{2+}内流降压	预防子痫、心脑血管意外和胎盘早剥等严重母胎并发症	血压≥160/110mmHg必须降压，血压≥140/90mmHg者可以降压

①解痉药：25%硫酸镁为预防和控制子痫发作的首选药物。

②镇静药：适用于用硫酸镁有禁忌或疗效不明显时，分娩时应慎用。主要用药有地西泮和冬眠合剂。

③降压药：舒张压≥110mmHg或平均动脉压≥140mmHg者，可应用降压药。常用药物有拉贝洛尔、硝苯地平等钙通道阻滞剂，还可使用肼屈嗪、酚妥拉明等。

④扩容药：扩容应在解痉的基础上进行。扩容治疗时，应严密观察脉搏、呼吸、血压及尿量，防止肺水肿和心力衰竭的发生。常用的扩容药有人血白蛋白、全血、平衡盐溶液和低分子右旋糖酐。

⑤利尿药：仅用于全身性水肿、急性心力衰竭、肺水肿、脑水肿、血容量过高且伴有潜在水肿者。常用药物有呋塞米、甘露醇。

3. 用药护理

（1）降压药护理：为防止血液浓缩和高凝倾向，妊娠期一般不使用利尿药降压。禁止使用血管紧张素转换酶抑制剂（ACEI）和血管紧张素Ⅱ受体拮抗剂（ARB）降压。可选择的降压药除β受体阻滞剂和钙通道阻滞剂外，还可选择甲基多巴、酚妥拉明、硝酸甘油等。

（2）硫酸镁用药护理

①用药方法：静脉缓慢注射或滴注。

②毒性作用：硫酸镁的治疗剂量和中毒剂量接近，因此在治疗期间应严密观察其毒性作用。硫酸镁过量会降低神经、肌肉的兴奋性，抑制呼吸和心肌收缩，中毒最早表现膝反射消失。

③注意事项

a. 使用硫酸镁有 3 个必备条件：膝腱反射存在；呼吸≥ 16 次 / 分；尿量≥ 400ml/24h 或 17ml/h。

b. 控制子痫时首次剂量 2.5 ～ 5g，用 10% 葡萄糖注射液 20ml 稀释后缓慢静脉推注（15 ～ 20 分钟）。静脉滴注维持治疗以 1 ～ 2g/h 为宜，疗程 24 ～ 48 小时。

c. 如出现硫酸镁中毒，可遵医嘱给予 10% 的葡萄糖酸钙 10ml 解救，在 5 ～ 10 分钟内静脉缓慢推注完毕。

四、前置胎盘

1. 辅助检查

（1）超声检查：是最安全、有效的首选检查，可清楚显示子宫壁、胎头、宫颈及胎盘的位置，确定前置胎盘的类型。

（2）阴道检查：阴道检查有可能扩大前置胎盘剥离面导致阴道大出血，危及生命，一般不主张采用。

2. 治疗要点　以抑制宫缩、止血、纠正贫血及防治感染为原则。

（1）期待疗法：适用于妊娠＜ 34 周、胎儿体重＜ 2000g、胎儿存活、阴道流血量不多及一般情况良好的孕妇。

（2）终止妊娠：适用于反复发生大量出血甚至休克者；妊娠 36 周以上者；妊娠 34 ～ 36 周者，发生胎儿窘迫，促胎肺成熟后；胎儿死亡或难以存活。剖宫产是目前处理前置胎盘的主要手段。

3. 用药护理　遵医嘱给予铁剂、镇静药、止血药及抑制宫缩药物，必要时输血。胎儿娩出后应及时使用宫缩药，以防产后大出血。及时更换会阴垫，保持会阴部清洁、干燥。

五、胎盘早期剥离

1. 辅助检查

（1）超声检查：胎盘与子宫壁之间有液性低回声区，提示胎盘后血肿。

（2）实验室检查：主要了解贫血程度及凝血功能，防止发生 DIC 和产后出血。重型应检查肾功能和二氧化碳结合力。

2. 治疗要点　以纠正休克、及时终止妊娠、防治并发症为原则。

（1）纠正休克：迅速建立静脉通道，补充血容量，改善血液循环。

（2）及时终止妊娠：重型胎盘早剥患者一旦确诊，应及时终止妊娠。轻型患者如无胎儿宫内窘迫，短时间可结束分娩者，可经阴道分娩；重型患者采用剖宫产。胎儿分娩后，立即注射宫缩药物，按摩子宫促进子宫收缩，预防产后出血。发现子宫胎盘卒中，经按摩子宫和注射宫缩药物无效，应做好切除子宫的准备。

六、早　产

1. 治疗要点

（1）继续妊娠：先兆早产，胎儿存活，无明显畸形，若无胎儿窘迫及胎膜早破，通过休息和药物治疗控制宫缩，可明显延长孕周。常用的抑制宫缩药物有 β_2 肾上腺素受体激动剂（利托君）、硫酸镁、钙通道阻滞剂（硝苯地平）及前列腺素合成酶抑制剂（吲哚美辛）。

（2）终止妊娠：早产临产，胎膜已破，早产不可避免，应尽量预防新生儿合并症，提高早产儿存活率。

（3）促进胎肺成熟：孕 35 周以内，应用糖皮质激素促进胎儿肺成熟。

2. 用药护理 β 肾上腺素受体激动剂的主要不良反应是心率增快、血糖升高、水钠潴留、血钾降低等，严重者可出现肺水肿，孕妇心率＞120 次 / 分应减慢输液速度；＞140 次 / 分应停药。吲哚美辛可促进动脉导管关闭，还可抑制胎尿形成，仅可在 32 周前短时间（1 周内）选用。未足月胎膜早破者，必须预防性使用抗生素。

七、过期妊娠

1. 辅助检查

（1）胎动计数：12 小时＜ 10 次或逐日下降 50%，提示胎儿宫内缺氧。

（2）胎心监护：NST（无应激试验）无反应，OCT 试验（缩宫素激惹试验）多次反复出现晚期减速，提示胎盘功能减退。

（3）B 超检查：观察胎盘成熟度、羊水量及胎儿宫内情况。

（4）羊膜镜检查：观察羊水颜色，了解有无胎粪污染。

2. 治疗要点

（1）加强产前检查，准确核实预产期，妊娠 41 周后应考虑终止妊娠，避免过期妊娠。确诊过期妊娠者应根据胎儿安危状况、胎儿大小及宫颈成熟度选择恰当的分娩方式。

（2）预防并发症

①协助孕妇左侧卧位，吸氧，监测胎心。

②协助医生终止妊娠，发现胎心异常或羊水浑浊及时报告，做好剖宫产及抢救新生儿窒息的准备。

八、羊水量异常

（一）羊水量过多

1. 辅助检查 B 超检查显示羊水最大暗区垂直深度≥ 8cm，羊水指数≥ 25cm，即可诊断为羊水过多。羊水指数是以脐为中心的四个象限，各象限最大羊水暗区垂直径之和。

2. 治疗要点

（1）羊水过多合并胎儿畸形：及时终止妊娠。

（2）羊水过多合并正常胎儿：应寻找病因，积极治疗母体疾病。

①症状严重者（胎龄不足 37 周）穿刺放羊水，严格执行无菌操作。放羊水时避免速度过快，每小时约 500ml，一次不超过 1500ml。放羊水后腹部放置沙袋或腹带包扎，以防腹压骤降而发生休克。

②羊水反复增多、症状严重者，若妊娠≥ 34 周且胎肺成熟，可终止妊娠。如胎肺未成熟，可用地塞米松促胎肺成熟，24 ～ 48 小时后再考虑引产。

（二）羊水量过少

1. 辅助检查 妊娠晚期羊水最大暗区垂直深度≤ 2cm 为羊水过少，≤ 1cm 为严重羊水过少。羊水指数≤ 5cm 为羊水过少，≤ 8cm 为羊水偏少。

2. 治疗要点

（1）羊水过少合并胎儿畸形：应尽早终止妊娠。

（2）羊水过少合并正常胎儿：寻找病因，增加补液量，改善胎盘功能，抗感染。妊娠足月，胎儿可存活者，应尽快终止妊娠。

1. 稽留流产在处理前应做

A. 肝肾功能检查　B. 凝血功能检查　C. 肺功能检查
D. 心功能检查　E. 超声波检查

2. 难免流产的治疗原则是

A. 清除宫腔内残留组织　B. 促使胚胎及胎盘组织完全排出
C. 无感染征象时不需特殊处理　D. 及时进行凝血功能检查
E. 卧床休息，减少刺激

3. 治疗妊娠期高血压疾病时，硫酸镁治疗的主要药理作用是

A. 降压　B. 解痉　C. 利尿
D. 改善肾功能　E. 消除水肿

4. 重度妊娠期高血压疾病首选的药物是

A. 硫酸镁　B. 异丙嗪　C. 氯丙嗪
D. 苯巴比妥　E. 异戊巴比妥

5. 确诊前置胎盘最佳的辅助检查是

A. 肛检　B. 腹部 X 线平片　C. B 超检查
D. 阴道内诊　E. 宫腔镜

6. 胎盘早剥时，应在纠正休克的同时

A. 等待自然分娩　B. 及时终止妊娠　C. 改善凝血功能
D. 及时防治肾衰　E. 预防产后出血

7. 患者，停经 42 天。突发右下腹撕裂样疼痛 1 小时伴肛门坠胀感，血压 80/40mmHg，全腹压痛，反跳痛。以右侧为著，移动浊音阳性，宫颈举痛，后穹窿饱满触痛，子宫扪诊不满意，右附件区压痛明显，最简单可靠的诊断方法

A. 妊娠试验　B. 阴道后穹窿穿刺　C. B 超检查
D. 腹腔镜检查　E. 诊断性刮宫

8. 患者，28 岁。停经 36 周，阴道流血半小时就诊。产科检查：胎心 142 次 / 分，胎位清，先露高浮，无腹痛，怀疑前置胎盘。为明确诊断最安全有效的检查是

A. 阴道检查　B. 肛查　C. 腹部检查
D. B 超　E. 宫腔镜检查

答案：1. B。2. B。3. B。4. A。5. C。6. B。7. B。8. D。

第4节　妊娠期合并症

一、心脏病

1. 辅助检查　心电图显示严重心律失常，X线检查显示心脏显著扩大，超声心动图显示心肌肥厚、瓣膜运动异常或心内结构畸形。

2. 治疗要点

（1）孕前咨询：主要根据心功能级别、心脏病种类、病变程度等决定能否妊娠。

（2）妊娠期：加强孕期保健：不宜妊娠者，应于妊娠12周前行人工流产，12周后终止妊娠的危险性大。继续妊娠者，定期产检，妊娠20周前每2周一次；妊娠20周后每周一次，重点评估心功能和胎儿情况，发现早期心力衰竭表现应立即住院。妊娠36～38周提前住院待产。

（3）分娩期：心功能Ⅰ～Ⅱ级、胎儿不大、胎位正常、宫颈条件良好者，可在严密监护下，给予阴道助产。心功能Ⅲ～Ⅳ级的初产妇或有产科指征者，均应择期行剖宫产，连续硬膜外阻滞麻醉。预防性应用抗生素。

（4）产褥期

①预防感染：抗生素预防感染直至产后1周。保持外阴清洁，及时更换会阴垫，观察体温、伤口、子宫复旧和恶露变化。

②心功能Ⅲ～Ⅳ级不宜妊娠者，剖宫产的同时行输卵管结扎术，或在产后1周行绝育手术。

二、病毒性肝炎

1. 辅助检查

（1）肝功能检查：血清中ALT增高。血清胆红素＞17μmol/L。尿胆红素阳性、凝血酶原时间延长。

（2）血清病原学检测及意义

①甲型肝炎：检测血清中抗HAV抗体，发病第1周即可阳性，特异性高，有助于早期诊断。

②乙型肝炎：特异性标志为HBsAg阳性。

2. 治疗与用药护理

（1）妊娠期：积极进行保肝治疗，避免应用可能损害肝的药物，注意预防感染，并遵医嘱应用广谱抗生素，以防感染诱发肝性脑病。有黄疸应立即住院，按重症肝炎处理。合并重型肝炎时积极防治肝性脑病，给予各种保肝药物，严格限制蛋白质摄入量，每日应＜0.5g/kg。严禁肥皂水灌肠。应用肝素治疗时，观察有无出血倾向。

（2）分娩期

①预防DIC：于分娩前1周应用维生素K_1，观察产妇有无出血倾向。

②预防感染：应用广谱抗生素预防感染。

（3）产褥期

①病情观察：观察子宫收缩情况，可使用缩宫素预防产后出血。

②母乳喂养：新生儿于出生12小时内注射乙型肝炎免疫球蛋白和乙肝疫苗后，可接受HBsAg阳性母亲哺乳。不宜哺乳者，指导产妇退乳方法和人工喂养的知识与技能，可口服生麦芽冲剂或乳房外敷芒硝退乳，因雌激素对肝脏有损害，所以不宜用于退乳。

三、糖尿病

1. 辅助检查

（1）血糖测定：2 次或 2 次以上空腹血糖≥ 5.8mmol/L（105mg/dl）即诊断为糖尿病。

（2）糖筛查试验：常在妊娠 24 ～ 28 周用于筛查妊娠期糖尿病。方法为 50g 葡萄糖溶于 200ml 水中，5 分钟内口服完，服后 1 小时测血糖≥ 7.8mmol/L（140mg/dl）为异常。

（3）75g 葡萄糖耐量试验（OGTT）：4 次测量值中 2 项或 2 项以上达到或超过正常值为妊娠期糖尿病，1 项异常为糖耐量受损。

2. 治疗要点

（1）饮食控制：是糖尿病治疗的基础。

（2）药物治疗：多数孕妇经合理饮食控制和适当运动治疗，能控制血糖在满意范围。若血糖控制不理想，应用胰岛素调节血糖水平。不宜使用口服降糖药治疗，防止对胎儿产生毒性反应。

（3）孕期母婴监护：加强产前检查，妊娠早期每周检查一次至 10 周，妊娠中期每两周检查一次，妊娠 32 周后每周检查一次，注意血糖变化、胎儿发育等。

（4）妊娠前糖尿病和需胰岛素治疗的妊娠期糖尿病孕妇，若血糖控制良好，可选择妊娠 38 ～ 39 周终止妊娠。有母婴并发症，血糖控制不满意者，应促进胎肺成熟，适时终止妊娠。

3. 用药护理

（1）妊娠期：遵医嘱准确使用胰岛素，防止低血糖反应。指导孕妇掌握胰岛素的用法。

（2）分娩期

①及时调整胰岛素用量，预防低血糖。

②遵医嘱在胎肩娩出时注射宫缩药，如缩宫素或麦角新碱，预防产后出血。做好术前准备，助产器械准备和新生儿抢救准备。

（3）产褥期

①产后遵医嘱调整胰岛素用量并监测血糖变化。分娩后 24 小时内胰岛素减至原用量的 1/2，48 小时减少到原用量的 1/3。

②注意观察产妇有无疲乏、心慌、出冷汗、脉速、恶心、呕吐等低血糖表现。一旦发生，及时通知医生，并给予口服糖水或静脉注射 5% 葡萄糖。

③注意子宫收缩和恶露情况，遵医嘱适当应用抗生素，预防感染。

④接受胰岛素治疗的产妇鼓励母乳喂养，按需哺乳。

⑤出生后取脐血测血糖，30 分钟后定时喂 25% 葡萄糖溶液，预防新生儿低血糖的发生。

四、贫　血

1. 辅助检查

（1）血常规检查：呈小细胞低色素性贫血，血红蛋白< 110g/L，血细胞比容< 0.33 或红细胞计数< 3.5×10^{12}/L，可诊断为妊娠期贫血。

（2）血清铁测定：能更敏锐地反映缺铁状况，血清铁< 6.5μmol/L 即可诊断缺铁性贫血。

2. 治疗要点　轻度贫血应调整饮食，或给予硫酸亚铁或琥珀酸亚铁口服，同服维生素以促进铁的吸收。重度贫血如血红蛋白≤ 60g/L，接近预产期或短期内需行剖宫产者，应多次少量输红细胞悬液或全血，警惕发生急性左心衰竭。

3. 用药护理

（1）中、重度贫血孕妇临产前遵医嘱应用止血药，如维生素 K_1、卡巴克络等，备好新鲜血和新生儿急救的物品。

（2）严密观察产程进展，监测母婴状态，必要时第二产程行阴道助产。胎肩娩出后，及时使用宫缩药，防止产后出血。给予广谱抗生素预防感染。

1. 妊娠合并病毒性肝炎的辅助检查不包括

A. 肝功检查　B. 肝炎病毒检测　C. 凝血功能检查

D. 胎盘功能　E. 血 hCG 检测

2. 某孕妇，妊娠 11 周。休息时仍胸闷、气急。查脉搏 120 次 / 分，呼吸 22 次 / 分，心界向左侧扩大，心尖区有Ⅱ级收缩期杂音，性质粗糙，肺底有湿性啰音，处理应是

A. 立即终止妊娠　B. 控制心力衰竭后终止妊娠　C. 加强产前监护

D. 控制心力衰竭后继续妊娠　E. 限制钠盐摄入

3. 患者，32 岁。妊娠 25 周，空腹血糖 6.6mmol/L，怀疑妊娠合并糖尿病。为明确诊断应进行的检查是

A. 空腹血糖　B. 糖筛查试验　C. 眼底检查

D. 糖耐量试验　E. 尿糖测定

4. 某孕妇，27 岁。妊娠 36 周。感头晕、乏力、食欲缺乏 2 周。血常规：红细胞 3×10^{12}/L，血红蛋白 75g/L，血细胞比容 0.25，最恰当的诊断是

A. 巨幼红细胞贫血　B. 缺铁性贫血　C. 再生障碍性贫血

D. 感染性贫血　E. ABO 溶血

5. 某孕妇，29 岁。双胎妊娠 8 个月。近日面色苍白、倦怠乏力、心悸，伴有恶心。查体：重度贫血貌；心率 110 次 / 分，律齐；肝、脾触诊不满意，双下肢水肿。实验室检查：白细胞 40×10^9/L，血红蛋白 80g/L，血清铁蛋白 8μg/L，平均红细胞体积 70fl，平均红细胞血红蛋白浓度 27%。患者最佳的治疗方案是

A. 口服硫酸亚铁　B. 肌内注射右旋糖酐铁　C. 口服叶酸

D. 肌内注射维生素 B_{12}　E. 口服硫酸亚铁＋维生素 C

答案：1. E。2. B。3. D。4. B。5. E。

第5节　异常分娩

一、产力异常的治疗要点

1. 协调性宫缩乏力

（1）有明显头盆不称和胎位异常者，应及时行剖宫产术。

（2）估计能经阴道分娩者，应加强宫缩，人工破膜，静脉滴注缩宫素。缩宫素适用于协调性宫缩乏力、宫口扩张≥ 3cm、胎心良好、胎位正常、头盆相称者。用药的原则是以最小浓度获得最佳宫缩。缩宫素 2.5U 加入 0.9% 氯化钠溶液 500ml 内，每滴含缩宫素 0.33mU，从 4 ～ 5 滴 / 分（1 ～ 2mU/min）开始，根据宫缩强弱进行调整，调整间隔 15 ～ 30 分钟，每次增加 4 ～ 5 滴 / 分，最快给药速

度不超过 60 滴 / 分，使宫腔内压力达到 60mmHg，宫缩间隔 2 ～ 3 分钟，持续 40 ～ 60 秒。若 10 分钟内宫缩≥ 5 次、每次宫缩＞ 1 分钟或胎心率异常，应立即停用缩宫素。

（3）密切监测胎心、宫缩情况及产程进展，做好阴道助产和剖宫产准备。宫口扩张缓慢、宫颈水肿者，可加用地西泮。

2. 不协调性宫缩乏力　处理原则是调节子宫收缩，恢复正常宫缩的节律性和极性。给予镇静药哌替啶、吗啡肌内注射或地西泮静脉注射，使宫缩恢复为协调性宫缩，严禁使用缩宫素。不协调性宫缩未能纠正，出现胎儿宫内窘迫或病理性缩复环者，应行剖宫产。

3. 协调性宫缩过强　以预防为主，慎用宫缩药及其他促进宫缩的方法，提前做好急产后的抢救准备。

4. 不协调性宫缩过强　立即停用缩宫素，停止阴道内操作。给予镇静药和宫缩抑制药，常用 25% 硫酸镁缓慢静脉注射。若仍不缓解或出现胎儿宫内窘迫，应立即行剖宫产术。

5. 预防急产　有急产史的产妇应提前 2 周住院待产，住院后不宜远离病房或独自行动。

6. 产后处理　产后及时检查软产道和新生儿。急产者应严格消毒后结扎脐带、缝合裂伤。新生儿遵医嘱给予维生素 K_1，预防颅内出血。

二、产道异常的治疗要点

有明显头盆不称不能阴道分娩者，做好剖宫产的准备。有轻度头盆不称，在严密监护下可以试产。试产中的护理要点为：专人守护，密切观察胎儿情况及产程进展。若胎儿窘迫、子宫先兆破裂或试产 2 ～ 4 小时胎头仍未入盆者停止试产，并做好剖宫产的术前准备。

漏斗骨盆者遵医嘱做好阴道手术助产和剖宫产的术前准备。

三、胎位、胎儿发育异常

若胎位异常，应定期产前检查，妊娠 30 周前顺其自然。胎位异常者于妊娠 30 周前多能自行转为头先露；30 周后仍不正者，可根据情况采取膝胸卧位进行胎位矫治。膝胸卧位时排空膀胱，松解裤带。若矫治失败，临产前提前 1 周住院，根据产妇及胎儿具体情况综合分析，以对产妇和胎儿造成最小的损伤为原则决定分娩方式。

1. 妇产科护士在指导护生关于催产素的使用，说法正确的是
A. 用于产道异常、前置胎盘的产妇
B. 用于协调性子宫收缩乏力，以加强宫缩
C. 根据宫缩强度调整，通常每分钟不超过 30 ～ 40mU
D. 教会家属自行调节滴速
E. 使用中无需注意胎心率情况

2. 梗阻性原因的难产，治疗原则是
A. 加强宫缩　B. 给予镇静剂　C. 立即行剖宫产
D. 对有急产史者，提前住院　E. 对因纠正子宫痉挛性狭窄环

3. 对于臀位出生的新生儿应防止其发生
A. 新生儿肝炎　B. 新生儿败血症　C. 新生儿破伤风

D．新生儿颅内出血　　E．新生儿肺炎

4．某孕妇，临产 10 小时，出现不协调性子宫收缩乏力，正确的处理是

A．静脉滴注缩宫素　　B．肌内注射哌替啶（度冷丁）　　C．产钳助产

D．人工破膜　　E．适当休息，补充能量

答案：1．B。2．C。3．D。4．B。

第6节　分娩期并发症

一、胎膜早破

1．辅助检查　阴道液 pH ≥ 6.5；阴道液涂片检查可见羊齿植物叶状结晶；羊膜镜检查可直视胎先露，看不见前羊膜囊；超声检查显示羊水量减少。

2．治疗要点

（1）期待疗法：适用于妊娠 28 ～ 35 周胎膜早破且不伴感染者，密切观察产妇生命体征，经一般处理后，预防性使用抗生素和子宫收缩抑制药，给予糖皮质激素促进胎肺成熟。绝对卧床，防止感染，适时终止妊娠。注意胎儿宫内情况，避免不必要的肛查和阴道检查。

（2）终止妊娠：妊娠＜ 24 周发生胎膜早破者应终止妊娠。妊娠 35 周以上分娩发动且胎肺成熟，可自然分娩。若孕龄＜ 37 周但已临产，或孕龄达 37 周，在破膜 12 小时后尚未临产者，应采取措施尽快终止妊娠。

二、产后出血

1．治疗要点　针对出血原因，迅速止血。补充血容量，纠正失血性休克，防治感染。产后出血的处理原则见表 3-5。

表3-5　产后出血的处理原则

出血原因	身体检查	处理原则
子宫收缩乏力	宫底升高，子宫质软、轮廓不清	按摩子宫，应用宫缩药
胎盘因素	胎盘、胎膜是否完整	及时取出胎盘，做好刮宫准备
软产道损伤	宫颈、阴道及会阴处是否有裂伤	及时准确地修复缝合
凝血功能障碍	全身多部位出血或有瘀斑	尽快输新鲜全血，补充血小板等

2．用药护理

（1）预防产后出血

①妊娠期与分娩期：妊娠期定期产前检查，高危孕妇提前入院。第一产程密切观察产程进展，防止产程延长。第二产程正确使用腹压，适时、适度做会阴侧切，胎肩娩出后立即给予缩宫素，减少出血。第三产程胎盘未剥离前不可过早牵拉脐带或按压子宫。

②产褥期：2小时内严密监护，观察血压、脉搏、宫缩及阴道出血，预防休克。

（2）止血的护理：针对不同原因，迅速止血。宫腔纱布填塞适用于子宫松弛无力、虽经按摩及宫缩剂等处理仍无效者。24小时后取出纱布条，取出前应先使用宫缩药，并给予抗生素预防感染。由于宫腔内填塞纱布条可增加感染的机会，故只有在缺乏输血条件，病情危急时考虑使用。

（3）失血性休克的护理：积极纠正休克，补充血容量。若大量失血，及时输新鲜血或行扩容治疗。遵医嘱给予抗生素控制感染。

三、羊水栓塞

1. 紧急处理　一旦怀疑羊水栓塞，立刻抢救。抗过敏，抗休克，纠正呼吸、循环功能衰竭，改善低氧血症，防止DIC和肾衰竭的发生。

2. 产科处理

（1）若发生于胎儿娩出前，应积极改善呼吸、循环功能，防止DIC，抢救休克，待病情好转后迅速结束分娩。

（2）第一产程发病者，应立即考虑行剖宫产术结束分娩，以去除病因。

（3）第二产程发病者可根据情况经阴道助产结束分娩。

（4）若无法控制子宫出血可考虑同时行子宫切除术，以减少胎盘剥离面开放的血窦出血。

（5）临产后出现羊水栓塞先兆，立即停用缩宫素。

1．对疑有胎盘胎膜残留的产妇，首选的措施是

A．应用宫缩药　　B．按摩腹部

C．加强营养和休息，增强机体抵抗力　　D．开腹探查

E．行刮宫术

2．患者，30岁。孕38周，经会阴侧切娩出一男婴，胎盘胎膜完整。产后20小时阴道出血增多，约600ml，子宫轮廓不清，触不到宫底。<u>不恰当</u>的治疗措施是

A．立即输血，输血情况加重者可结扎盆腔血管　　B．刮宫止血

C．可用纱布填塞宫腔止血　　D．按摩子宫

E．应用麦角新碱

3．某产妇，34岁。妊娠足月临产，胎儿胎盘娩出后，出现间歇性阴道流血，量较多，血液凝固，检查子宫体柔软。进一步的处理原则是

A．加强宫缩　　B．防治感染　　C．补充凝血因子

D．清除残留胎盘　　E．缝合软产道裂伤

4．患者，30岁。孕39^{+6}周时临产，第一产程破膜后宫缩仍乏力，遵医嘱给予催产素2.5U+5%GS500ml静脉滴注，于第二产程患者突然出现烦躁不安、气促、呼吸困难、发颤，医生考虑是羊水栓塞。此时最佳处理是

A．行鼻导管给氧　　B．停止滴注催产素　　C．剖宫产结束分娩

D．安抚患者稳定情绪　　E．向家属解释患者病情

答案：1．E。2．B。3．A。4．C。

第7节　产后并发症

1. **产褥感染**　首要处理为控制感染。清除感染灶，会阴伤口出现感染及时切开引流，清除宫腔残留物，及时应用抗生素。发生血栓静脉炎者，可加用肝素，并口服双香豆素、阿司匹林，也可用活血化瘀中药治疗。严重感染者应及时行子宫切除术。

2. **晚期产后出血**　针对晚期产后出血的原因进行治疗，以止血、抢救休克、预防感染为治疗原则。疑有宫内残留或胎盘附着部位复旧不全者，静脉输液、备血并给予刮宫，操作应轻柔，以防子宫穿孔。刮出物应送病理检查。密切观察病情变化，若大量阴道出血，可做开腹探查。

3. **产褥期抑郁症**　心理治疗为产后抑郁的主要治疗方法。中度抑郁症辅以药物治疗，首选5-羟色胺再吸收抑制剂，如盐酸帕罗西汀、盐酸舍曲林。

1. 产褥期感染严重的患者。选用广谱高效抗生素治疗。必要时可短期选用

A. 肾上腺糖皮质激素　　B. 肝素　　C. 子宫收缩药

D. 肾上腺素　　E. 麦角新碱

2. 晚期产后出血处理方法中正确的是

A. 剖宫产术后少量阴道流血行刮宫术　　B. 胎盘胎膜残留时行刮宫术

C. 阴道大量流血应立即刮宫　　D. 剖宫产术后流血应立即剖腹探查

E. 蜕膜残留应用缩宫素

3. 有胎盘胎膜残留或胎盘附着部位复旧不全的产妇，首要的治疗措施是

A. 应用宫缩剂　　B. 应用抗生素　　C. 中药治疗

D. 行刮宫术　　E. 切除子宫

4. 初产妇，产后10天仍有阴道出血，考虑为胎盘残留，首先的治疗是

A. 行刮宫术　　B. 绝对卧床　　C. 行开腹探查术

D. 行子宫动脉结扎　　E. 输血，补充血容量

答案：1. A。2. B。3. D。4. A。

第8节　妇科护理病历

1. **全身体格检查**　测量体温、脉搏、呼吸、血压、身高、体重；观察精神状态、全身发育、毛发分布、皮肤、淋巴结、头部器官、颈、乳房、心、肺、脊柱及四肢。

2. **腹部检查**　是妇产科体格检查的重要组成部分，应在盆腔检查前进行。

3. **盆腔检查**　盆腔检查为妇科特有的检查，又称为妇科检查，包括外阴、阴道、宫颈、宫体及双侧附件。

（1）基本要求

①检查前向患者做好解释工作，检查时仔细认真，动作轻柔。若有其他患者在场，应注意遮挡。

②除尿失禁患者外，检查前嘱咐患者排空膀胱，必要时先导尿排空膀胱。大便充盈者应在排便或灌肠后进行。

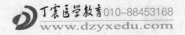

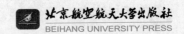

③每检查一人，应更换一块置于臀部下面的垫单（或塑料布、纸单）、无菌手套和检查器械，以避免感染或交叉感染。

④除尿瘘患者有时需取膝胸位外，一般妇科检查均取膀胱截石位。不宜搬动的危重患者不能上检查台，可在病床上检查。

⑤正常月经期应避免检查，若为阴道异常出血，则必须检查。检查前应先消毒外阴，以防发生感染。

⑥无性生活患者禁做阴道窥器检查和双合诊或三合诊检查，一般行直肠腹部诊。若确有检查必要时，应先征得患者及其家属同意后，方可用示指放入阴道扪诊，或行阴道窥器或双合诊检查。

⑦怀疑有盆腔内病变而腹壁肥厚、高度紧张不合作或无性生活史患者，若妇科检查不满意，可行B型超声检查。

⑧男性护士对患者进行妇科检查时，应有一名女性医护人员在场，以减轻患者紧张心理，并可避免发生不必要的误会。

（2）检查方法：一般按下列步骤进行。

①外阴部检查：观察外阴发育、阴毛多少和分布情况（女性型或男性型），有无畸形、水肿、炎症、溃疡、赘生物或肿块。然后分开小阴唇，暴露阴道前庭、尿道口和阴道口，观察尿道口周围黏膜色泽及有无赘生物。检查时还应让患者用力向下屏气，观察有无阴道前壁或后壁膨出、子宫脱垂或尿失禁等情况。

②阴道窥器检查：根据患者阴道大小和阴道壁松弛情况，选用适当大小的阴道窥器。无性生活者未经本人同意，禁用阴道窥器检查。

③双合诊：为盆腔检查中最重要的项目。检查者一手两指或一指放入阴道内，另一手放在腹部配合检查，称双合诊。

④三合诊：经直肠、阴道、腹部联合检查，称三合诊。一手示指放入阴道，中指插入直肠，另一手放在腹部配合检查。

⑤直肠腹部诊：检查者一手示指伸入直肠，另一手在腹部配合检查，称直肠肛腹诊。一般适用于无性生活史、阴道闭锁、经期或有其他原因不宜行双合诊检查的患者。

患者，20岁。未婚。运动时突发下腹痛，自己触及腹部包块，就诊后正确的妇科检查方法是

A．直肠-腹部诊　　B．腹部触诊　　C．三合诊

D．双合诊　　E．肛查

答案：A。

第9节　女性生殖系统炎症

一、外阴部炎症

（一）外阴炎

1．治疗要点　消除病因，保持局部清洁、干燥，应用抗生素。可用0.1%聚维酮碘或1∶5000高锰酸钾坐浴。高锰酸钾具有防腐、消毒、除臭及解毒作用，其治疗外阴炎的原理是通过氧化菌体的活性基团，发挥杀菌作用。坐浴后涂抗生素软膏或紫草油。

2．用药护理 可用1∶5000的高锰酸钾溶液坐浴，水温40℃，每天2次，每次15～30分钟。会阴部浸没于溶液中，月经期停止坐浴。保持外阴清洁干燥，避免搔抓皮肤，禁止使用刺激性药物或肥皂擦洗。

（二）前庭大腺炎

根据病原体选择敏感抗生素控制感染。也可应用中药热敷或坐浴。脓肿形成时行切开引流并造口术是治疗前庭大腺囊肿最简单有效的方法。

二、阴道炎症

（一）滴虫阴道炎

1．辅助检查 检查滴虫最简单的方法是生理盐水悬滴法，属阴道分泌物检查，在阴道分泌物中找到滴虫即可确诊。

2．治疗要点 切断传播途径，杀灭阴道毛滴虫，恢复阴道正常pH值。

（1）全身用药：甲硝唑连用7天。甲硝唑具有强大的抗厌氧菌和抗原虫的作用，是治疗阴道滴虫病的首选药，也可治疗厌氧菌、阿米巴原虫感染等。性伴侣应同时治疗，患者及性伴侣治愈前应避免无保护性生活。

（2）局部用药：每晚用酸性药液，如1%乳酸或0.1%～0.5%醋酸溶液冲洗阴道，再用甲硝唑塞入阴道，连用7天。

3．用药护理 指导患者遵医嘱正确用药，注意观察疗效和不良反应。甲硝唑应餐后服用，主要不良反应有消化道反应，如食欲缺乏、恶心、呕吐等。此外，偶见头痛、皮疹、白细胞减少等，一旦发现应停药。甲硝唑用药期间及停药24小时内禁酒，因甲硝唑可通过胎盘，妊娠20周前及哺乳期妇女禁用。

（二）外阴阴道假丝酵母菌病

1．治疗要点 消除诱因，2%～4%碳酸氢钠液冲洗阴道或坐浴。以局部药物治疗为主，可选用咪康唑栓剂、制霉菌素栓剂等阴道给药。

2．用药护理

（1）妊娠合并感染者禁口服，坚持局部用药，以7日疗法效果为佳。性伴侣无须常规治疗，但有症状男性应进行假丝酵母菌检查及治疗。

（2）阴道用药者应在晚上睡前，洗手后戴手套放置。

（3）假丝酵母菌阴道炎常在月经前复发，治疗后应在月经前复查阴道分泌物。

（三）老年性阴道炎

1．治疗要点 治疗原则为补充雌激素，增加阴道抵抗力，应用抗生素抑制细菌生长。补充雌激素为主要的治疗方法，全身或局部用药。阴道局部应用抗生素甲硝唑或诺氟沙星。

2．用药护理

（1）可用1%乳酸液或0.1%～0.5%醋酸液冲洗阴道，抑制细菌生长。冲洗后阴道局部使用抗生素。

（2）对卵巢切除、放疗患者给予雌激素替代治疗指导。

三、子宫颈炎症

急性子宫颈炎主要采取抗生素治疗。慢性子宫颈炎以局部治疗为主，物理治疗是最常用的有效治疗方法。糜烂样改变无症状者无须治疗，常规做细胞学检查即可。糜烂样改变伴有分泌物增多、乳头状增生或接触性出血者，可给予激光、冷冻、微波等物理治疗。治疗时间以月经干净后3～7天为宜。

四、盆腔炎症

1. 治疗要点　主要为经验性、广谱、及时及个体化的抗生素治疗，必要时手术治疗。

（1）如为厌氧菌感染，治疗首选甲硝唑，甲硝唑具有强大的抗厌氧菌和抗原虫的作用，是治疗阴道滴虫病的首选药，对阿米巴原虫也有杀灭作用。

（2）在盆腔炎性疾病诊断48小时内及时用药，可明显减少后遗症的发生。

（3）盆腔炎性疾病后遗症则应采取物理治疗、中药治疗、西药治疗及手术等综合性方案治疗。

2. 用药护理

（1）遵医嘱给予抗生素，必要时应用镇静、镇痛药。

（2）抗生素治疗者应在72小时内随访，注意观察疗效。沙眼衣原体和淋病奈瑟菌感染者，可在治疗后4～6周复查病原体。

五、尖锐湿疣

尚无根除方法，主要采取局部药物治疗和物理治疗，改善症状和体征。局部药物治疗可外用0.5%足叶草毒素酊、三氯醋酸等。物理治疗包括微波、激光、冷冻、光动力等。干扰素可作为辅助用药，具有抗病毒及调节免疫作用。病灶较大可行手术切除。

六、淋　病

1. 治疗要点　及时、足量、规范用药。首选第三代头孢菌素（如头孢曲松等）。部分淋病患者同时合并沙眼衣原体感染，可同时使用抗衣原体药物。妊娠期禁用喹诺酮类及四环类药物。

2. 用药护理

（1）所有淋病娩出的新生儿应尽快使用红霉素眼膏，预防淋菌性眼炎。

（2）治疗期间严格禁止性交，性伴侣应同时治疗。

七、梅　毒

以青霉素治疗为主，足量、规范用药。

八、获得性免疫缺陷综合征

1. 辅助检查

（1）血常规检查：白细胞、血红蛋白、红细胞及血小板计数均降低，红细胞沉降率加快。

（2）免疫学检查：$CD4^{+}T$淋巴细胞是HIV感染最主要的靶细胞，HIV感染后，出现$CD4^{+}T$淋巴细胞进行性减少，CD4/CD8值＜1.0，比值倒置，表明细胞免疫功能受损，故CD4/CD8值有助于判断治疗效果及预后。

（3）血清学检查：HIV-1/HIV-2 抗体检查是 HIV 感染诊断的金标准，阳性即可确诊。

（4）HIV-RNA 检测：有助于诊断，并可判断治疗效果及预后。

2. 治疗要点 早期高效抗反转录病毒是治疗的关键，至今无特效药。目的是最大限度地抑制病毒复制，重建或维持免疫功能。齐多夫定为治疗艾滋病的首选药，药物可通过血 - 脑脊液屏障，逆转 HIV 所致痴呆，尤其针对儿童的治疗；免疫重建；治疗机会性感染和肿瘤；对症治疗；预防性治疗。

3. 用药护理 齐多夫定的不良反应主要有抑制骨髓、恶心、头痛、疲劳、药物热、皮疹、肌炎等，用药期间注意有无严重的骨髓抑制作用和耐药发生，定期检查血象。Hb＜80g/L 或骨髓抑制时可输血，中性粒细胞＜0.5×10^9/L 时应停药。

1．前庭大腺囊肿处理正确的是
A．药液坐浴　B．全身用抗生素　C．切除囊肿
D．囊肿造口术　E．切开囊肿引流

2．盆腔炎的主要治疗手段是
A．物理疗法　B．手术治疗　C．卧床休息
D．抗生素治疗　E．活血化瘀和清热解毒

3．患者，50 岁。5 天前出现外阴痒，白带多，黏稠，呈豆腐渣样。进一步应检查
A．血常规　B．尿常规　C．阴道分泌物悬滴检查
D．阴道脱落细胞检查　E．宫颈黏液检查

4．患者，42 岁。因接触性出血就诊，检查宫颈重度糜烂样改变，要排除宫颈癌，首选的检查是
A．子宫颈刮片　B．子宫颈活检　C．子宫颈黏液检查
D．阴道镜检查　E．诊断性刮宫

答案：1．D。2．D。3．C。4．A。

第10节　月经失调

一、排卵障碍性异常子宫出血

1. 辅助检查

（1）诊断性刮宫：可同时达到止血和明确诊断的目的。多于月经前 3 ～ 7 天或月经来潮 6 小时（不超过 12 小时）内刮宫确定排卵和黄体功能。黄体功能异常者在月经期第 5 ～ 6 天刮宫，增生期和分泌期内膜共存可确诊子宫内膜不规则脱落。不规则出血者可随时刮宫。

（2）基础体温测定：是判断排卵简易可行的方法，指早晨醒来后（夜间工作者休息 6~8 小时后）未进行任何活动测量的体温，记录体温并连接成曲线。单相型提示无排卵。双相型但高体温持续时间短，提示黄体功能不足；双相型但体温下降缓慢，提示子宫内膜不规则脱落。

（3）宫颈黏液结晶检查：经前羊齿状结晶提示无排卵，经前有卵圆体提示有排卵。

2. 治疗要点

（1）无排卵性异常子宫出血：青春期及育龄期以止血、调整周期、促进排卵为原则。围绝经期以止血、调整周期、减少经量、预防子宫内膜病变为原则。

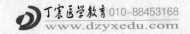

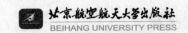

①止血：大量出血者，性激素治疗要求8小时见效，24～48小时出血基本停止。

a. 性激素：是首选的止血方法。

b. 刮宫术：可立即有效止血，并了解子宫内膜病理。

c. 辅助治疗：一般止血药、雄激素等。

②调整月经周期：应用雌孕激素序贯疗法、雌孕激素联合疗法或后半周期疗法。

③手术治疗：子宫内膜切除术，子宫切除术等。

（2）黄体功能异常

①月经过多：应用止血药或宫腔放置左炔诺孕酮缓释系统等。

②黄体功能不足：出血前补充孕激素或hCG，卵泡期应用低剂量雌激素或氯米芬。

③子宫内膜不规则脱落：排卵后第1～2天或下次月经前10～14天开始补充孕激素。也可应用hCG，促进黄体功能。

3. 用药护理 遵医嘱正确使用性激素。

（1）按时按量服用，不得随意漏服或停服。

（2）药物减量在止血后开始，3天减量1次，每次减量不超过原剂量的1/3，直到维持量。

（3）雌激素仅适用于青春期功血，育龄期和围绝经期不宜使用。

（4）按停药后发生撤退性出血的时间确定维持量服用时间。

（5）治疗期间出现不规则阴道出血，应及时就诊。

二、闭 经

1. 辅助检查 激素测定如药物撤退试验、孕激素实验、垂体兴奋试验等；影像学检查如盆腔超声检查、CT等；腹腔、宫腔镜检查；染色体检查；其他如基础体温测定、子宫内膜取样等。

2. 治疗要点 确定病因后，根据病因治疗。

3. 用药护理 指导合理用药，说明性激素的作用，并严格遵医嘱用药，不可擅自停服、漏服、更改剂量。

三、痛 经

避免精神刺激和过度疲劳，以对症治疗为主。可应用前列腺素合成酶抑制剂，常用药物有布洛芬、酮洛芬、双氯酚酸等。有避孕要求的痛经妇女可口服避孕药，抑制子宫内膜生长。未婚少女可用雌孕激素序贯疗法减轻症状。

四、绝经综合征

1. 治疗要点 心理治疗配合对症治疗或激素治疗。激素治疗以补充雌激素为关键，以生理性补充、个体化治疗为原则。

2. 用药护理 遵医嘱给予性激素治疗，用药期间注意观察有无异常阴道出血、乳房胀痛、白带增多、头痛、水肿或色素沉着等。

1. 患者，18岁。月经周期紊乱，本次月经10余天未止，量多，测基础体温单相型，诊断为排卵障碍性异常子宫出血，首选治疗原则是

A. 诊断性刮宫　　B. 调整周期　　C. 恢复黄体功能

D．促进排卵　　E．中医调养

2．患者，16 岁。行经 10 余天未止，量多。月经周期 6 ～ 7 天 /20 ～ 25 天，基础体温单相型。该患者最佳的治疗方案是

A．宫腔镜下止血　　B．孕激素＋雌激素　　C．雌激素＋周期治疗

D．雄激素＋孕激素　　E．三合激素

3．患者，18 岁。未婚，因月经周期紊乱，出血量时多时少，本次月经量多，大于 100ml，时间长前来就诊。诊断为排卵障碍性异常子宫出血，首选的治疗原则是

A．卧床休息　　B．抑制排卵　　C．补充营养，增强抵抗力

D．调整周期　　E．激素治疗

答案：1．B。2．C。3．D。

第11节　妊娠滋养细胞疾病

一、葡萄胎

1．辅助检查

（1）B 超：是诊断葡萄胎的可靠和敏感的检查方法，无胎心搏动或妊娠囊，呈落雪状改变。

（2）hCG 测定：明显高于正常孕周的相应值，而且在停经 8 ～ 10 周以后继续持续上升。

2．治疗要点

（1）清除宫腔内容物：葡萄胎一旦确诊，及时清宫。一般选择吸刮术，即先用大号吸管吸出大部分葡萄胎组织，子宫明显缩小后改用刮匙轻柔刮宫。一次未刮净时可于 1 周后行第 2 次刮宫。在充分扩张宫颈管和开始吸宫后，使用缩宫素减少出血和子宫穿孔。但出现严重并发症时，应先对症处理，稳定病情。清宫在手术室进行，开放静脉通路。

（2）卵巢黄素化囊肿的处理：发生坏死应切除患侧附件。

（3）预防性化疗：适用于有高危因素和随访困难者，应在葡萄胎排空前或排空时实施。

3．用药护理　按照体重计算和调整化疗药物剂量，在每个疗程的用药前及用药中各测量 1 次。

二、妊娠滋养细胞肿瘤

1．辅助检查

（1）血 hCG 测定：是主要的诊断依据，葡萄胎排空 9 周以上或足月产、流产、异位妊娠 4 周以上，血、尿 hCG 仍持续高水平，或一度下降后又上升。

（2）B 超检查：是诊断子宫原发病灶的最常用方法。

（3）其他：X 线胸片、CT、MRI、组织学检查等。

2．治疗要点　采用以化疗为主，手术和放疗为辅的综合治疗。

1．葡萄胎患者健康指导，最关键的是按时复查

A．盆腔 B 超　　B．X 线胸片　　C．肝功能

D. 阴道检查　　E. 绒毛膜促性腺激素

2. 葡萄胎患者确诊后首选的治疗方法是

A. 止血　　B. 化疗　　C. 子宫切除

D. 清宫术　　E. 中药

3. 绒毛膜癌患者的治疗原则是

A. 放疗为主　　B. 同位素治疗为主　　C. 子宫切除为主

D. 化疗为主　　E. 中药治疗为主

答案： 1. E。2. D。3. D。

第12节　妇科腹部手术

一、子宫颈癌

1. 辅助检查

（1）宫颈刮片细胞学检查：用于筛查子宫颈癌，是早期发现的主要方法。其结果采用巴氏分级：Ⅰ级正常；Ⅱ级炎症；Ⅲ级可疑癌；Ⅳ级高度可疑癌；Ⅴ级癌细胞阳性。

（2）宫颈和宫颈管活组织检查：是确诊子宫颈癌最可靠的方法。正常宫颈阴道部鳞状上皮含丰富糖原，可被碘液染成棕色。宫颈管柱状上皮、瘢痕、宫颈糜烂部位及异常鳞状上皮区均无糖原，故不着色。采用碘试验或醋酸染色法，在碘不着色区或醋酸白区取材行活检，可提高诊断率。

2. 治疗要点　以手术和放疗为主，化疗为辅的综合治疗。手术治疗适用于ⅠA～ⅡA的早期患者，放射治疗适用于部分ⅠB2期和ⅡA2期及ⅡB～ⅣA期患者。

二、子宫肌瘤

1. 辅助检查　B型超声是最常用而简便的辅助检查，可确定肌瘤大小、数目及部位。还可进行MRI、宫腔镜、子宫输卵管造影等检查。

2. 治疗要点　根据患者的年龄、症状、生育要求和肌瘤大小等全面考虑。

（1）观察随访：无症状者一般不需治疗，特别是近绝经期患者，每3～6个月随访1次。

（2）药物治疗：适用于肌瘤＜妊娠2个月大小、症状轻、近绝经年龄或全身情况不宜手术者。常用药物有雄激素、米非司酮等。

（3）手术治疗：是目前主要的治疗方法。适用于肌瘤较大、症状明显或经保守治疗无效时，可行肌瘤切除术或子宫切除术。

三、子宫内膜癌

1. 辅助检查　分段诊断性刮宫是早期确诊最常用、最可靠的检查方法，可区分宫颈和宫腔的病变。吸取分泌物做细胞学检查可用于筛查。还可进行B超和宫腔镜等检查。

2. 治疗要点　早期以手术治疗为主，晚期采用手术、孕激素、放疗、化疗等综合治疗。手术为首选的治疗方法，根据病情选择全子宫及双侧附件切除术等手术方式。放疗是术后最主要的辅助治疗方法。

四、卵巢肿瘤

1. 辅助检查 B超检查为诊断卵巢肿瘤的主要手段。此外，可行CT检查、肿瘤标志物、腹腔镜检查及细胞学检查等。

2. 治疗要点 若卵巢肿块直径小于5cm，疑为卵巢瘤样病变，短期观察或口服避孕药2～3个月，一般可自行消失。若肿块持续存在或增大，卵巢肿瘤的可能性较大。卵巢肿瘤一经确诊，首选手术治疗。卵巢良性肿瘤可行腹腔镜下手术，而恶性肿瘤一般采用经腹手术。

五、子宫内膜异位症

1. 辅助检查

（1）腹腔镜：是目前诊断子宫内膜异位症的最佳方法，对不明原因不孕或腹痛者是首选的有效诊断方法。

（2）其他：B超检查、血清CA125。

2. 治疗要点 总目标是：缩减和去除病灶，减轻和控制疼痛，治疗和促进生育，预防和减少复发。

（1）药物对症治疗：采用非甾体抗炎药缓解疼痛，但不能阻止病情进展。

（2）性激素抑制治疗：常用药物有口服避孕药、高效孕激素、雄激素衍生物等。口服避孕药抑制排卵，使异位内膜萎缩。孕激素如醋酸甲羟孕酮，直接作用于子宫内膜和异位内膜，使子宫内膜萎缩。雄激素衍生物有达那唑和孕三烯酮，抑制卵巢甾体激素生成并增加雌、孕激素代谢，导致子宫内膜萎缩、闭经。

（3）手术治疗：腹腔镜手术是首选的手术方法。腹腔镜确诊及手术＋药物治疗为子宫内膜异位症的金标准治疗。

3. 用药护理 性激素抑制治疗的药物种类多，用药时间长，一般长达6个月，用药期间的注意事项复杂，应遵医嘱规范用药，注意观察药物疗效和不良反应。达那唑的不良反应主要表现为雄性化作用，如多毛、痤疮、头痛、性欲减退、体重增加及肝功能损害等。

1．宫颈癌初步筛查的检查方法是

A．子宫颈刮片细胞学检查　B．阴道后穹窿穿刺　C．分段诊断刮宫

D．双合诊检查　E．碘试验和肉眼观察

2．子宫内膜异位症确诊最佳检查是

A．阴道B超　B．腹腔镜　C．子宫输卵管碘油造影

D．腹部B超　E．妇科检查

3．患者，40岁。性交后阴道出血，宫颈重度糜烂样改变。排除宫颈癌的首选检查是

A．宫颈刮片　B．宫颈活检　C．宫腔镜检查

D．阴道侧壁涂片　E．分段诊断性刮宫

4．经产妇，39岁。1年来月经量增多，经期持续4～14天。检查：子宫如孕3个月大小，凹凸不平，双附件无异常，血红蛋白90g/L，恰当的处理为

A．随访观察　B．手术治疗　C．放射治疗
D．重要治疗　E．激素治疗

5．患者，64岁。绝经7年，阴道流出血水样分泌物2个月，有臭味，妇科检查：阴道黏膜充血，宫颈萎缩，子宫如孕40天大，质软，无其他异常，对确定诊断最有意义的检查是
A．分段诊断性刮宫　B．阴道镜检查　C．宫颈刮片细胞学检查
D．宫颈活检　E．宫腔镜检查

答案：1．A。2．B。3．A。4．B。5．A。

第13节　外阴、阴道手术

一、外阴鳞状细胞癌

1．辅助检查

（1）病理组织学检查：是确诊外阴癌的唯一方法。

（2）其他：有细胞学检查、超声、CT、膀胱镜检和直肠镜检。

2．治疗要点　手术治疗为主，晚期可辅以放射治疗及化学药物综合治疗。

3．手术护理

（1）术前护理：外阴癌多为老年人，除常规阴部手术准备外，还应积极纠正内科合并症。

（2）术后护理

①一般护理：术后取平卧外展屈膝体位，并在腘窝垫软垫。保持引流管通畅，观察引流性状、颜色和量，鼓励多饮水。

②预防感染：观察切口有无渗血，皮肤有无红、肿、热、痛等感染征象。保持会阴清洁，每日行会阴擦洗，并遵医嘱给予抗生素。

③红外线照射：术后2天起，会阴部、腹股沟部可用红外线照射，每天2次，每次20分钟，促进切口愈合。

二、外阴、阴道创伤

1．治疗要点　处理原则为止血、止痛、防治感染和抗休克。

2．手术护理

（1）手术前护理：外阴、阴道创伤较重的患者有急诊手术的可能，应作好配血、皮肤准备，嘱患者暂时禁食。

（2）术后护理

①外阴、阴道创伤手术后阴道内常填塞纱条、外阴加压包扎，患者疼痛明显，应积极止痛。

②阴道纱条取出或外阴包扎松解后应密切观察阴道及外阴伤口有无出血，患者有无进行性疼痛加剧或阴道、肛门坠胀等再次血肿的症状。

③保持外阴部清洁、干燥；遵医嘱给予抗生素防治感染。

三、子宫脱垂

1. 治疗要点

（1）轻度患者或不能耐受手术者，进行盆底肌肉锻炼和放置子宫托。

（2）重度患者采取手术治疗。

2. 手术护理

（1）术前护理：同妇科外阴阴道手术护理。

（2）术后护理：术后取平卧位，卧床休息 7 ～ 10 天，禁止半卧位。留置尿管 10 ～ 14 天，避免增加腹压的动作，应用缓泻药预防便秘。

四、尿 瘘

1. 辅助检查

（1）亚甲蓝试验，用于鉴别膀胱阴道瘘、膀胱宫颈瘘或输尿管阴道瘘。

（2）靛胭脂试验，可确诊输尿管阴道瘘。

（3）其他：膀胱镜、输尿管镜检查、静脉肾盂造影等。

2. 治疗要点 手术修补为主要治疗方法。

3. 手术护理

（1）术前护理：术前 3 ～ 5 天每天用 1 ∶ 5000 的高锰酸钾或 0.2‰的碘伏液坐浴，外阴部有湿疹者，可在坐浴后行红外线照射，然后涂氧化锌软膏。

（2）术后护理：术后留置尿管或耻骨上膀胱造瘘 7 ～ 14 天，保持引流通畅，使漏孔居于高位，每天补液不低于 3000ml，达到膀胱冲洗的目的。避免增加腹压的动作。

1. 患者，60 岁。慢性支气管炎 30 年。自感外阴有物脱出多年，妇科检查见宫颈糜烂样改变且脱出于阴道口外，宫体仍在阴道内，双附件未触及异常。治疗时应首选

A. 手术治疗　　B. 使用子宫托　　C. 改善全身情况

D. 加强盆底肌肉锻炼　　E. 积极治疗慢性咳嗽

2. 患者，60 岁。子宫脱垂Ⅰ度轻型，下列治疗原则正确的是

A. 加强运动　　B. 手术治疗　　C. 放射治疗

D. 使用子宫托　　E. 增强腹压

答案：1. A。2. D。

第14节　不孕症

1. 辅助检查

（1）女方检查

①体格检查：重点检查生殖器与第二性征的发育。

②超声影像学检查：是诊断不孕的常用手段，具有无损伤、方便、检出率和准确率高的优点。

③排卵及内分泌功能测定：包括基础体温测定、子宫内膜病理学检查、血激素水平测定。周期性

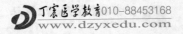

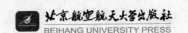

连续基础体温测定可以大致反映排卵和黄体功能，排卵后基础体温平均上升 0.5℃。

④输卵管通畅度检查：包括输卵管通液术、子宫输卵管碘油造影等。

⑤宫颈与子宫因素检查：可进行宫颈黏液评分。

⑥生殖免疫学检查：包括精子抗原、抗子宫内膜抗体等检查。

（2）男方检查

①体格检查：重点检查外生殖器是否畸形、发育情况等。

②精液检查：为不孕症夫妇的首选检查项目。

2. 治疗要点　针对不同不孕因素对因治疗。

患者，29 岁。婚后 3 年不孕，连续 3 个月每天清晨测得基础体温呈一规则水平线，说明其卵巢

A. 有排卵　　B. 无排卵　　C. 激素水平异常

D. 黄体发育不良　　E. 黄体功能不全

答案：B。

第15节　计划生育

一、避孕方法

1. 工具避孕

（1）宫内节育器放置术

①禁忌证：妊娠或可疑妊娠；生殖道急、慢性炎症；月经过多、过频或不规则出血；人工流产、分娩、剖宫产有妊娠组织残留或感染；生殖器官肿瘤；子宫畸形；宫颈口过松、重度陈旧性宫颈裂伤或子宫脱垂；严重全身性疾病；宫腔＜ 5.5cm 或＞ 9.0cm；对铜过敏者。

②放置时间：月经干净后 3 ～ 7 天，无性生活；产后 42 天，恶露已净，会阴伤口愈合，子宫恢复正常；剖宫产后半年；人工流产术后宫腔深度＜ 10cm；哺乳期排除早孕者。术前常规测体温，2 次测试超过 37.5℃暂不放置。

（2）宫内节育器取出术

①适应证：绝经 1 年者；改用其他避孕措施或绝育者；放置期限已满需更换者；带器妊娠者；计划再生育或已无性生活者；有并发症或不良反应治疗无效者；确诊节育器嵌顿或移位者。

②禁忌证：生殖道炎症需治愈后再取出；全身情况不良或疾病的急性期，病情好转后再取出。

③取出时间：月经干净后 3 ～ 7 天；出血多者随时取出；带器早期妊娠于人工流产同时取出；带器异位妊娠术前诊断性刮宫时，或术后出院前取出。

2. 药物避孕　药物避孕又称激素避孕，是应用甾体激素达到避孕效果。常用避孕药由雌激素和孕激素配伍构成。

（1）种类：口服避孕药（短效、长效）、长效避孕针、探亲避孕药、缓释避孕药、外用避孕药、紧急避孕药。

（2）原理：抑制排卵；改变宫颈黏液性状；改变子宫内膜形态和功能；改变输卵管的功能。

（3）短效口服避孕药：从月经第 5 天开始每晚服 1 片，连服 22 天，不能中断。如果漏服，应于次晨（12 小时内）补服。停药 7 天内发生撤药性出血即月经，若停药 7 天无出血，于当晚或第 2 天

开始第 2 周期服药。

（5）用药护理

①类早孕反应：一般不需特殊处理，服药数个周期后自然消失，症状严重者对症治疗或更换制剂。

②月经改变：服药期间发生不规则出血，多因漏服、迟服引起突破性出血。轻者点滴出血，不需处理；若出血量较多，可加服雌激素。出血似月经量或出血时间近月经期，应暂停服药，作为一次月经来潮。还可出现经期缩短，月经减少，痛经减轻或消失等。即以上月经改变均不需要停药，只有出现闭经，连续停经 3 个月，才需要停药观察。

二、终止妊娠方法

不愿生育、母体疾病、胎儿畸形等原因，利用人工方式终止妊娠是避孕失败的补救方法。早期妊娠采取人工流产，包括手术流产和药物流产。中期妊娠采取引产术。（表 3-6）

表3-6　人工终止妊娠的方法

方　法	适用时间	特　点
吸宫术	妊娠10周内	利用负压，通过吸管将妊娠物从宫腔内吸出
钳刮术	妊娠10～14周	扩张宫颈管后，用卵圆钳夹取妊娠物，再行刮宫、吸宫
药物流产	妊娠7周内	常用米非司酮和米索前列醇
依沙吖啶引产	妊娠13～28周	依沙吖啶是强力杀菌药，刺激子宫平滑肌收缩
水囊引产	妊娠13～28周	水囊置子宫壁和胎膜间，增加宫腔压力及机械刺激宫颈管

三、女性绝育方法

1. 经腹输卵管结扎术　是最常用的绝育手术。

（1）适应证：自愿接受绝育术且无禁忌证；严重全身性疾病或遗传性疾病不宜生育者。

（2）禁忌证：各种疾病急性期；腹部皮肤或急、慢性盆腔感染；全身状况不佳不能胜任手术者；严重的神经官能症，或缺少绝育的决心；24 小时内两次测量体温≥ 37.5℃者。

（3）手术时间：非孕者月经干净后 3 ～ 4 天；剖宫产和非炎症妇科手术时；人工流产或分娩后 48 小时内；自然流产后 1 个月；哺乳期或闭经者排除妊娠后行绝育手术。

（4）术后并发症：出血、血肿、感染、脏器损伤、绝育失败。

（5）护理：局部浸润麻醉者不需禁食，数小时后即可早下床活动。保持切口敷料清洁干燥，防止感染。密切观察有无腹痛、内出血及脏器损伤。鼓励患者及早排尿。术后休息 3 ～ 4 周，1 个月内禁止性生活。

2. 经腹腔镜输卵管绝育手术

（1）禁忌证：腹腔粘连、心肺功能不全、膈疝等，其余同输卵管结扎术。

（2）护理：术时取头低臀高仰卧位。术后静卧 4 ～ 6 小时后下床活动。

某孕妇，30 岁。G_2P_1，妊娠 60 天需终止妊娠，最常用的方法是

A. 钳刮术　　B. 吸宫术　　C. 静脉滴注催产素

D. 利凡诺羊膜腔内注射　　E. 药物流产

答案：B。

第16节　妇产科诊疗及手术

一、阴道及宫颈细胞学检查

女性生殖道上皮细胞受卵巢激素的影响出现周期性变化，因此临床上既可通过检查生殖道脱落上皮细胞（包括阴道上段、宫颈阴道部、宫颈管、子宫、输卵管及腹腔的上皮细胞）反应体内性激素水平变化，又可协助诊断不同部位的恶性病变，是一种简便、经济、实用的辅助诊断方法。

1. 适应证　不明原因闭经；功能失调性子宫出血；流产；生殖道感染性疾病；妇科肿瘤的筛查：宫颈细胞学检查是 CIN 及早期宫颈癌筛查的基本方法。

2. 禁忌证　生殖器急性炎症；月经期。

3. 操作方法

（1）阴道涂片：主要目的是了解卵巢或胎盘功能，检测下生殖道感染的病原体。已婚者一般用木质小刮板在阴道侧壁 1/3 处轻轻刮取；无性生活妇女应签署知情同意书后，用浸湿的棉签伸入阴道，紧贴阴道侧壁卷取，薄而均匀地涂于玻片上，立即将其置于 95% 乙醇中固定。

（2）子宫颈刮片法：是筛查早期子宫颈癌的重要方法。应在宫颈外口鳞 - 柱状上皮交界处，用木质刮板以宫颈外口为圆心，轻刮一周，均匀涂于玻片上，避免损伤组织引起出血而影响检查结果。若受检者白带过多，应先用无菌干棉球轻轻擦净黏液，再刮取标本。

（3）宫颈管涂片：用于筛查宫颈管内病变。先将宫颈表面分泌物拭净，用小型木质刮板进入宫颈管内，轻轻刮取一周做涂片。

（4）宫颈吸片：用于筛查宫腔内恶性病变，较阴道涂片及诊刮阳性率高。将无菌塑料管一端连接注射器，另一端送入子宫腔内达宫底部，上下左右转动抽吸。

二、子宫颈活体组织检查

（一）局部活组织检查

1. 适应证

（1）宫颈脱落细胞学涂片检查巴氏Ⅲ级及以上者，宫颈脱落细胞学涂片检查巴氏Ⅱ级经反复治疗无效者。

（2）TBS 分类鳞状上皮细胞异常低度鳞状上皮内病变及以上者。

（3）阴道镜检查反复出现可疑阳性或阳性者。

（4）可疑宫颈恶性病变或宫颈特异性感染，需进一步明确诊断者。

2. 禁忌证

（1）生殖道患有急性或亚急性炎症者。

（2）妊娠期、月经期或有不规则子宫出血者。

（3）患血液病有出血倾向者。

3. 操作方法　在宫颈外口鳞 - 柱状上皮交界处钳取适当大小组织。临床明确为宫颈癌，只为确定病理类型或浸润程度者可单点取材；可疑宫颈癌者，应按时钟位置 3、6、9、12 点四处取材。可在宫颈阴道部涂以复方碘溶液，在碘不着色区域取材。

4. 手术护理

（1）患者于术后 24 小时自行取出棉球。

（2）术后 1 个月禁止性生活及盆浴。

（二）锥形切除法

1．适应证

（1）宫颈细胞学检查多次阳性，而宫颈活检阴性者。

（2）宫颈活检为高级别上皮内病变需确诊者。

（3）可疑为早期浸润癌，为明确病变累及程度及确定手术范围者。

2．禁忌证　同宫颈活检。

3．操作方法　以宫颈钳钳夹宫颈前唇向外牵引，在病灶外0.5cm处，以尖刀在宫颈表面做环形切口。于切除标本的12点位置处做一标志，以10%甲醛溶液固定，送病理检查。将行子宫切除者，手术最好在锥切术后48小时内进行。

4．手术护理

（1）术后留置尿管24小时，休息3天，2个月内禁止性生活及盆浴。

（2）6周后门诊复查，探查宫颈管有无狭窄。

三、诊断性刮宫术

诊断性刮宫术是刮取宫腔内容物行病理学检查的一种诊断方法、简称诊刮。

1．适应证

（1）异常子宫出血，或阴道排液患者需进一步诊断者。

（2）排卵障碍性子宫出血、闭经、不孕症患者进一步了解子宫内膜变化、有无排卵等。

（3）怀疑同时有宫颈病变时，应行分段诊刮。

（4）宫腔内残留组织的清除。

2．禁忌证

（1）急性生殖器官炎症。

（2）体温超过37.5℃。

3．操作方法

（1）诊断性刮宫：用宫颈钳夹宫颈前唇，用探针探测宫腔深度，用刮匙刮取宫腔前、后、侧壁及宫底和两侧宫角部。

（2）分段诊刮：先不探及宫腔，先用小刮匙刮取宫颈内口及以下的宫颈管组织，再刮取宫腔内膜组织。

4．手术护理

（1）因不孕症进行诊刮，应选择月经来潮前12小时内，以判断有无排卵。

（2）术后2周内禁止性生活及盆浴。

四、输卵管通畅检查

输卵管通畅检查的主要目的是检查输卵管是否畅通，了解子宫和输卵管腔的形态及输卵管的阻塞部位。常用的方法为输卵管通液术。

1．适应证

（1）疑有输卵管阻塞的不孕症患者。

（2）检验和评价输卵管绝育术、输卵管再通术或输卵管成形术的效果。

（3）对轻度输卵管粘连有疏通作用。

2．禁忌证　内外生殖器炎症急性或亚急性发作；月经期或有不规则子宫出血者；可疑妊娠者；

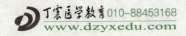

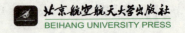

严重的全身性疾病及手术不能耐受者；体温高于 37.5℃者。

3. **物品准备**：常用液体：生理盐水，抗生素溶液（庆大霉素 8 万 U、地塞米松 5mg、透明质酸酶 1500U, 注射用水 20 ～ 50ml），可加用 0.5% 的利多卡因 2ml 以减少输卵管痉挛。

4. **手术护理**

（1）检查时间应在月经干净后 3 ～ 7 天进行，术前 3 天禁止性生活。

（2）检查前半小时可肌内注射阿托品 0.5mg，解除痉挛。

（3）术后 2 周内禁止性生活及盆浴。

五、阴道后穹窿穿刺术

是用穿刺针经阴道后穹窿刺入直肠子宫陷凹处，抽取积血、积液、积脓进行肉眼观察及生物化学、微生物学和病理检查的方法。

1. **适应证**

（1）疑有异位妊娠或黄体破裂导致的腹腔出血时，可协助诊断。

（2）疑盆腔内有积液、积脓时，穿刺抽液了解积液性质，还可通过穿刺引流注入广谱抗生素。

（3）进行穿刺抽吸或行活检可明确诊断位于直肠子宫陷凹的肿块。

（4）B 超引导下行注药治疗、穿刺取卵等。

2. **禁忌证**

（1）盆腔严重粘连、占据直肠子宫陷凹或疑有子宫后壁与肠管粘连。

（2）异位妊娠采取非手术治疗者。

（3）高度怀疑恶性肿瘤者。

3. **手术护理** 观察患者出血情况，及时将抽出液体送检。

六、内镜检查术

内镜检查是利用连接于摄像系统和冷光源的内镜窥察人体体腔及脏器的一种诊疗技术。妇产科常用的内镜检查有阴道镜、宫腔镜和腹腔镜。

（一）阴道镜

1. **适应证**

（1）宫颈细胞学检查巴氏Ⅱ 级以上，妇科检查怀疑宫颈病变、有接触性出血、或可疑癌变者。

（2）宫颈锥切术前确定切除范围。

（3）对可疑外阴、阴道、宫颈病变处进行指导性活检。

（4）对外阴、阴道和宫颈病变的诊断、治疗和效果评估。

2. **禁忌证** 无绝对禁忌证。

3. **手术护理**

（1）检查前 24 小时避免性交及宫腔、阴道操作，术前 48 小时禁止阴道宫颈上药，宜在月经干净后 3 ～ 4 天进行。

（2）填塞纱布于术后 24 小时自行取出，术后 2 周内禁止性生活及盆浴。

（二）宫腔镜

1. **适应证** 异常子宫出血者；不明原因的不孕症或反复流产者；宫腔镜引导下输卵管通液等。

2. 禁忌证　严重心肺功能不全者；严重血液系统疾病；急性、亚急性生殖道感染；近3个月有子宫手术或有子宫穿孔史者。

3. 手术护理

（1）术后评估有无腹痛、阴道流血情况及其他并发症等。

（2）术后2周内禁止性生活及盆浴。

（三）腹腔镜

1. 适应证　不明原因的腹痛与盆腔痛；妇科某些器质病变的诊断与治疗；计划生育手术及并发症的治疗等。

2. 禁忌证　严重心肺功能不全者；腹腔内大出血；弥漫性腹膜炎或怀疑盆腔内广泛粘连者；大的腹壁疝或膈疝者；凝血功能障碍者。

3. 手术护理

（1）评估患者有无与气腹相关的并发症，如皮下气肿、上腹不适、肩痛等。

（2）术后平卧24～48小时，可在床上翻身活动，并常规留置导尿24小时。

七、会阴切开缝合术

会阴切开术分会阴侧切和会阴正中切开两种，会阴侧切较常用。

1. 适应证

（1）估计会阴裂伤不可避免，如会阴坚韧、水肿或有瘢痕等。

（2）持续性枕后位、耻骨弓狭窄等。

（3）需阴道助产或需要缩短第二产程时。

（4）预防早产儿因会阴阻力引起的产后出血。

2. 操作方法

（1）切开前在切口部位用0.5%普鲁卡因进行局部麻醉。

（2）分娩结束后协助术者缝合，缝合线应超过切口顶端上方0.5～1.0cm，注意逐层缝合、对合整齐。

3. 手术护理

（1）会阴左后-侧切开者嘱产妇右侧卧位。

（2）会阴后-侧切伤口于术后第5天拆线，正中切开于术后第3天拆线。会阴切口有感染时可提前拆线。

（3）外阴伤口肿胀者，24小时内可用95%乙醇湿冷敷，24小时后可用50%硫酸镁湿热敷，或用红外线照射。

八、胎头吸引术

胎头吸引术是利用负压吸引原理，将胎头吸引器置于胎头顶部，按分娩机制牵引胎头，配合产力，协助胎儿娩出的一项助产技术。

1. 适应证

（1）胎儿窘迫、妊娠合并心脏病、妊娠高血压疾病子痫前期等需要缩短第二产程者。

（2）子宫收缩乏力导致第二产程延长，或胎头已拨露达半小时仍不能娩出者。

（3）有剖宫产史或瘢痕子宫，不宜屏气加压的孕妇。

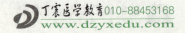

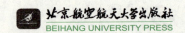

2. 禁忌证

（1）严重头盆不称、产道阻塞或畸形不能经阴道分娩者。

（2）胎位异常（面先露、横位、臀位）。

（3）胎头位置高或宫口未开全者。

3. 操作方法 一般牵引负压控制在 280 ～ 350mmHg，按分娩机制缓慢牵引。牵引过程中随时监测胎心率的变化，待胎头双顶径超过骨盆出口时，协助术者解除负压，取下胎头吸引器。

九、人工剥离胎盘术

人工剥离胎盘术是指胎儿娩出后，用人工的方法使胎盘剥离并取出的手术。

1. 适应证 胎儿经阴道娩出 30 分钟后，胎盘尚未娩出者；剖宫产胎儿娩出 5 ～ 10 分钟后，胎盘尚未娩出者；胎盘部分剥离，引起子宫大出血者。

2. 操作方法

（1）术者五指并拢，沿脐带伸入宫腔，找到胎盘边缘，掌心向上，以手掌尺侧缘钝性剥离胎盘，另一手在腹壁协助按压子宫底。待胎盘全部剥离，手握胎盘取出，若无法剥离，应考虑胎盘植入，切忌强行或暴力剥离。

（2）胎盘取出后应仔细检查是否完整，若有缺损应再次徒手伸入宫腔清除残留胎盘及胎膜，必要时行刮宫术。取出后遵医嘱给予止血剂。

3. 手术护理 评估产妇子宫收缩及出血情况，宫缩不佳时应按摩子宫，遵医嘱给予缩宫素或麦角新碱等。

十、产钳术

1. 适应证 同胎头吸引术；胎头吸引术失败者；臀先露胎头娩出困难者；剖宫产娩出胎头困难者。

2. 禁忌证 同胎头吸引术；有明显头盆不称者；严重胎儿窘迫、短时间胎儿不能结束分娩者；畸形儿、死胎等，应以不损伤产道为原则。

3. 手术护理 同胎头吸引术。

十一、剖宫产术

1. 术式 子宫下段剖宫产术，最常用；子宫体部剖宫产术；腹膜外剖宫产术，较费时。

2. 适应证

（1）产力异常、骨盆狭窄、软产道异常、头盆不称、巨大儿、珍贵儿、胎位异常如横位、臀位。

（2）妊娠并发症与妊娠合并症不宜经阴道分娩者。

（3）脐带脱垂、胎儿宫内窘迫者。

3. 禁忌证 死胎或胎儿畸形，应以不损伤母体为原则。

4. 手术护理

（1）术前准备同一般开腹手术。

（2）术前禁用呼吸抑制剂（如吗啡），以防发生新生儿窒息。

（3）密切观察产妇生命体征变化。

（4）早期下床活动，6 小时后可进流食。

（5）术后 24 小时取半卧位，以利恶露排出。

（6）常规留置导尿 24 小时。

（7）鼓励母乳喂养，指导避孕 2 年。

1．输卵管通液检查禁忌证是

A．不孕症检查　B．月经干净 5 天　C．术前体温 37℃

D．阴道炎治疗中　E．高血压病史

2．胎头吸引术的适应证不包括

A．第二产程达 2 个小时　B．前置胎盘　C．有剖宫产史

D．产妇有心脏病　E．持续性枕后位

3．患者，女，42 岁。因接触性出血就诊，检查结果为宫颈重度糜烂样改变。要排除宫颈癌，首选的检查是

A．子宫颈刮片　B．子宫颈活检　C．子宫颈黏液检查

D．阴道镜检查　E．诊断性刮宫

4．孕妇，33 岁。妊娠 39 周。不规律宫缩 3 小时。B 超检查：胎头双顶径为 10cm。该孕妇最适合的分娩方式是

A．剖宫产　B．自然分娩　C．胎头吸引

D．产钳助产　E．会阴侧切

答案：1．D。2．B。3．A。4．A。

第 4 章　儿科护理学

第 1 节　小儿保健

计划免疫

根据小儿的免疫特点和传染病发生的情况制订，婴儿出生后，从母体获得的抗体逐渐消失，对各种传染病易感。通过有计划地使用生物制品进行预防接种，以提高人群的免疫水平，达到控制和消灭传染病的目的。计划免疫程序见表 4-1。

表4-1　小儿计划免疫程序

疫　苗	预防疾病	接种方法	接种部位	反应情况及处理	接种次数	接种时间	复　种	注意事项
卡介苗	结核病	皮内注射（ID）	左上臂三角肌外下缘	接种后4～6周局部有小溃疡，防止感染，个别腋下或锁骨上淋巴结肿大或化脓，肿大时热敷，化脓时用针筒抽出脓液，溃破处涂5%异烟肼软膏	1	出生时	—	2个月以上小儿接种前应做结核菌素试验，阴性才能接种
乙肝疫苗	乙型肝炎	肌内注射（IM）	上臂三角肌	接种后一般反应轻微，个别有局部轻度红肿、疼痛症状，属正常反应，无须特殊处理	3	3次分别在出生后24小时、1个月和6个月	1周岁复查：成功者3～5年加强；失败者重复基础免疫	—
脊髓灰质炎减毒活疫苗糖丸	脊髓灰质炎	口服	—	有时有低热或轻泻	3（间隔1个月）	3次分别在2、3、4个月	4岁时加强，口服三型混合糖丸疫苗	冷开水送服或含服，服后1小时内禁饮热水

（续 表）

疫 苗	预防疾病	接种方法	接种部位	反应情况及处理	接种次数	接种时间	复 种	注意事项
百白破疫苗	百日咳、白喉、破伤风	有吸附制剂肌内注射（IM），无吸附制剂皮下注射（H）	上臂三角肌	个别有轻度发热、局部红肿、疼痛、发痒症状	3（间隔4～6周）	3次分别在3、4、5个月	1.5～2岁用百白破混合制剂，7岁用吸附白破二联类毒素	掌握间隔期，避免无效注射
麻疹减毒活疫苗	麻疹	皮下注射（H）	上臂三角肌	部分接种后9～12天有发热及卡他症状，一般持续2～3天，也有个别婴儿出现散在皮疹或麻疹黏膜斑	1	8个月	7岁时加强1次	接种前1个月及接种后2周避免用胎盘球蛋白、丙种球蛋白制剂
乙脑减毒活疫苗	流行性乙型脑炎	皮下注射（H）	上臂外侧	少数可能出现一过性发热反应，一般不超过2天，可自行缓解。偶有散在皮疹，一般不需特殊处理	1	8个月	2岁时加强1次	注射疫苗过程中，切勿使消毒剂接触疫苗。疫苗复溶后立即使用完

1. 疫苗种类

（1）主动性免疫制剂：包括灭活疫苗（死疫苗）、活疫苗（减毒活疫苗）和类毒素。

（2）被动性免疫制剂：有特异性免疫血清、丙种球蛋白、胎盘球蛋白等。

（3）异常反应：主要有过敏性休克、晕厥、过敏性皮疹、血管神经性水肿等。

①过敏性休克：于注射后数分钟或0.5～2小时出现烦躁不安、面色苍白、口周青紫、四肢湿冷、呼吸困难、脉搏细速、恶心、呕吐、惊厥、大小便失禁以至昏迷，严重者可危及生命。一旦发生，应立即协助患儿平卧，头稍低，注意保暖，给予氧气吸入，遵医嘱立即皮下或静脉注射0.1%肾上腺素0.5～1ml，必要时重复注射。

②晕厥：由于空腹、疲劳、室内闷热、紧张等原因，儿童在接种时或几分钟内，常出现头晕、心慌、面色苍白、出冷汗、手足发麻冰凉、心率血压变化等症状。此时应保持患儿平卧，头部稍低，给予少量热开水或糖水，必要时针刺人中穴或遵医嘱皮下注射0.1%肾上腺素。

③过敏性皮疹：荨麻疹最为多见，一般于接种后几小时至几天内出现，经服用抗组胺药物后即可痊愈。

④全身感染：有严重免疫功能受损者，接种活菌（疫）苗后可扩散为全身感染，应积极控制感染

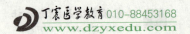

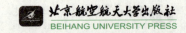

及对症治疗。

（4）偶合症：是指受种者正处于某种疾病的潜伏期，或者存在尚未发现的基础疾病，接种疫苗后巧合发病，或使原有疾病加重。故偶合症与疫苗接种无关，仅是时间上的巧合。

脊髓灰质炎减毒活疫苗初种次数为

A．1 次　　B．2 次　　C．3 次

D．4 次　　E．5 次

答案：C。

第 2 节　新生儿及新生儿疾病

一、新生儿窒息

1．治疗要点　以预防为主，一旦发生窒息应立即按 A（清理呼吸道）、B（建立呼吸，增加通气）、C（维持正常循环）、D（药物治疗）、E（评价和保温）步骤进行复苏。其中 ABC 三步最重要，A 是根本，B 是关键，评价和保温贯穿于整个复苏过程。呼吸、心率和血氧饱和度是窒息复苏评估的三大指标。

（1）清理呼吸道：是抢救新生儿窒息的首要措施。新生儿娩出后立即置于远红外辐射床上，头轻微仰伸位，用洗耳球或吸痰管吸出口、鼻、咽和气道黏液及羊水。先吸口腔，后吸鼻腔。

（2）建立自主呼吸：清理呼吸道后如仍无呼吸，可轻拍或轻弹足底，或摩擦背部以诱发自主呼吸。触觉刺激效果不佳，无自主呼吸建立或心率＜ 100 次 / 分，立即用气囊面罩或气管插管正压通气。一般维持呼吸 40 ～ 60 次 / 分（胸外按压时为 30 次 / 分），吸呼之比为 1 ∶ 2。施加的压力不可过大，以胸廓起伏适中为宜，防止肺泡破裂。有效的正压通气应显示心率迅速增快，以心率、胸廓起伏、呼吸音及氧饱和度作为评估指标。如有自主呼吸，且心率＞ 100 次 / 分，可逐步减少并停止正压通气。

（3）恢复循环：如充分正压通气 30 秒后心率持续＜ 60 次 / 分，应在继续正压通气的条件下，立即加做胸外心脏按压，按压部位为胸骨体下 1/3 处，深度为胸廓 1/3 前后径。按压通气比为 3 ∶ 1，即 90 次 / 分按压和 30 次 / 分呼吸，达到每分钟 120 个动作，2 秒内 3 次胸外心脏按压加 1 次正压通气。持续 45 ～ 60 秒后评估心率恢复情况。

2．用药护理　快速开放静脉通道，胸外心脏按压 45 ～ 60 秒仍然不能恢复正常循环时，应遵医嘱给予 1 ∶ 10 000 肾上腺素静脉或气管内注入。血容量不足时给予扩容，疑似或证实代谢性酸中毒时给予 5% 碳酸氢钠。

二、新生儿缺氧缺血性脑病

1．辅助检查

（1）头颅 CT 检查：明确脑损伤的部位、范围、严重程度和评估预后。

（2）脑电图：生后 1 周内检查，有助于临床确定脑病变严重程度、判断预后和对惊厥的诊断。

2．治疗要点　以控制惊厥和脑水肿，对症治疗及支持疗法为主。

（1）支持疗法

①维持良好的通气功能是支持疗法的中心，应选择适当的给氧方法。

②维持良好的血流灌注是支持疗法的关键措施，可用多巴胺和多巴酚丁胺适当升高血压。

③维持血糖在正常高值，保证神经细胞所需能量。

（2）控制惊厥：首选苯巴比妥钠，15～30分钟静脉滴注完毕。肝功能不全者改用苯妥英钠，顽固性抽搐者加用地西泮或水合氯醛。

（3）治疗脑水肿：可用呋塞米（速尿）静脉推注，严重时给予20%甘露醇。全亚低温治疗可在发病6小时内进行，仅适用于足月儿，早产儿不宜使用。

三、新生儿颅内出血

1. 辅助检查 B超和CT等检查可显示出血部位和范围。MRI检查是确诊各型颅内出血、评估预后最敏感的检测手段。脑脊液检查急性期为均匀血性和皱缩红细胞，但病情危重者不宜进行。

2. 治疗要点

（1）支持疗法：保持安静，减少搬动及刺激性操作。

（2）止血：常用维生素K_1、酚磺乙胺、巴曲酶等。

（3）控制惊厥：首选苯巴比妥，其次为地西泮、水合氯醛等。

（4）降低颅内压：呋塞米静推，中枢性呼吸衰竭时用小剂量甘露醇。

（5）减轻脑积水：应用乙酰唑胺减少脑脊液生成，病情稳定后行腰椎穿刺或脑室引流。

（6）对症处理。

四、新生儿黄疸

1. 辅助检查

（1）生理性黄疸与病理性黄疸鉴别：见表4-2。

表4-2 新生儿生理性黄疸与病理性黄疸鉴别

	生理性黄疸	病理性黄疸
血清胆红素	足月儿＜221μmol/L（12.9mg/dl） 早产儿＜256μmol/L（15mg/dl）	足月儿＞221μmol/L（12.9mg/dl） 早产儿＞256μmol/L（15mg/dl）
胆红素每天上升	＜85μmol/L（5mg/dl）	＞85μmol/L（5mg/dl）
结合胆红素	＜34μmol/L（2mg/dl）	＞34μmol/L（2mg/dl）

（2）胆红素脑病：血清胆红素＞342μmol/L（20mg/dl）。

2. 治疗要点

（1）生理性黄疸：不需要特殊治疗，只需观察黄疸变化即可。

（2）母乳性黄疸：一般不需任何治疗，停喂母乳24～48小时，黄疸可明显减轻；但对于胆红素水平较高者应密切观察或干预。

（3）蓝光疗法：原理是光疗可使未结合胆红素光异构化，代谢产物直接经胆汁和尿液排出。一般主张足月儿血清总胆红素＞205μmol/L即可给予光疗，降低血清胆红素。对于早产儿及高危新生儿，可适当放宽光疗指征，更积极地开展治疗。极低和超低出生体重儿可给予预防性光疗。

（4）换血疗法：对大部分Rh溶血和严重的ABO溶血患儿应采取换血疗法。

五、新生儿肺透明膜病

1. 辅助检查

（1）X 线胸片：早期两肺野普遍透明度降低，内有散在细小颗粒和网状阴影，即毛玻璃样改变，以后可有支气管充气征。严重者可出现“白肺”，即双肺野均呈白色，肺肝界及肺心界均消失。

（2）动脉血气分析：pH 值和 PaO_2 降低、$PaCO_2$ 升高。

（3）羊水检测：分娩前抽取羊水卵测磷脂和鞘磷脂的比值低于 2 ∶ 1，提示胎儿肺发育不成熟。

（4）胃液振荡试验：有助确诊，泡沫多者可排除本病。

2. 治疗要点

（1）氧疗：可使用头罩、鼻导管吸氧。维持 $PaO_2$50 ～ 70mmHg，$SaO_2$85% ～ 90%。

（2）机械通气。

（3）维持酸碱平衡及营养支持治疗：合理限制液体入量，根据呼吸、循环及水、电解质、酸碱平衡等及时调整营养治疗方案。

六、新生儿肺炎

（一）胎粪吸入性肺炎

1. 辅助检查

（1）动脉血气分析：pH 值下降，PaO_2 降低等。

（2）X 线检查、超声波检查：两肺透过度增强并伴有节段性或小叶性肺不张，也可仅有弥漫性浸润影或并发纵膈气肿、气胸等肺气漏改变。

2. 治疗原则　尽快清除吸入物，保持呼吸道通畅，对症治疗。

（二）感染性肺炎

1. 辅助检查

（1）血液检查：细菌感染者白细胞数升高；病毒感染者白细胞数降低。

（2）X 线检查：胸片可见肺纹理增粗。

2. 治疗要点

（1）感染治疗：针对病原体选择合适的抗生素。重症或耐药菌感染者可用第三代头孢菌素；衣原体肺炎首选红霉素；病毒性肺炎可采用利巴韦林或干扰素雾化吸入治疗；巨细胞病毒肺炎可用阿昔洛韦。

（2）保持呼吸道通畅：有低氧血症时可用鼻导管、面罩、头罩给氧。必要时可使用人工呼吸机。

（3）支持疗法：纠正水、电解质平衡紊乱，保证能量和营养成分的供给，提高机体免疫能力。

七、新生儿败血症

1. 辅助检查

（1）细菌培养：使用抗生素前做血培养，查找致病菌以协助诊断。新生儿抵抗力低下，即使血中培养出机会致病菌也应予以重视，阴性结果不能排除败血症。部分患儿合并化脓性脑膜炎，可行脑脊液培养。做尿培养时，最宜在耻骨上膀胱穿取标本，避免污染。

（2）直接涂片：脑脊液直接涂片找细菌意义大。

（3）血常规：白细胞总数＜ 5.0×10^9/L 或＞ 20×10^9/L，出现中毒颗粒或空泡、或血小板计数

＜ 100×10^9/L 有诊断价值。

2. 治疗要点

（1）感染治疗：针对病原体选择合适的抗生素。早期、足量、足疗程、静脉联合用药，一般应10～14天，有并发症者应治疗3周以上。对怀疑败血症的新生儿，可不必等血培养结果即应使用抗生素，待明确病原菌后改用药敏试验敏感的抗菌药。

（2）对症治疗：积极抗休克，纠正酸中毒、低氧血症等。

八、新生儿寒冷损伤综合征

复温是最关键的措施。复温原则为循序渐进，逐渐复温。支持疗法，控制感染，纠正器官功能紊乱。

九、新生儿破伤风

1. 中和游离毒素 损伤后早期注射破伤风抗毒素（TAT）。破伤风人体免疫球蛋白早期应用有效，一般只需一次肌内注射。

2. 控制并解除肌痉挛 新生儿破伤风慎用镇静和解痉药物，首选地西泮，可酌情使用呼吸兴奋药。

3. 防治并发症 保持呼吸道通畅，防治肺部并发症。加强营养支持，及时补充水、电解质。已发生肺部感染者，根据菌种选用抗生素，常选用青霉素。

4. 抗生素治疗 青霉素可抑制破伤风梭菌，也可给予甲硝唑。

1. 若判断新生儿缺血性脑病预后是否良好，具有重要参考价值的检查是

A. DSA　B. 头颅 MRI　C. 血氨测试

D. 脑电图　E. 头颅 CT

2. 可用于治疗新生儿缺氧缺血性脑病脑水肿严重者的药物是

A. 呋塞米（速尿）　B. 苯巴比妥　C. 20% 甘露醇

D. 地西泮　E. 地塞米松

3. 新生儿因颅内出血出现颅内压增高，首选的药物是

A. 20% 甘露醇静脉滴注　B. 5% 白蛋白静脉滴注　C. 呋塞米静脉注射

D. 地塞米松静脉滴注　E. 中分子右旋糖酐静脉滴注

4. 足月新生儿生理性黄疸血清胆红素值最高<u>不超过</u>

A. 68μmol/L（4mg/dl）　B. 171μmol/L（10mg/dl）　C. 205μmol/L（12mg/dl）

D. 221μmol/L（12.9mg/dl）　E. 257μmol/L（15mg/dl）

5. 新生儿肺透明膜病 X 线的特征性改变<u>不包括</u>

A. 两肺普遍透光度降低　B. 肺野有均匀颗粒网状阴影

C. 有支气管充气征　D. 重者可呈现“白肺”

E. 肺野内可见云雾状阴影

6. 足月儿，出生后10天黄疸加重，体温不升，拒乳，不哭，精神萎靡，面色发灰，脐带脱落，见脐窝有少许脓性分泌物，肝肋下2cm，质软，脾肋下1cm，心肺未见异常，协助诊断最有价值的检查是

A．脑脊液检查　　B．血清胆红素　　C．血培养
D．腹部 CT　　E．血常规

7．患儿，女，2 天。体温 38.1℃，吃奶好，精神萎靡。血常规：白细胞 $25 \times 10^9/L$，诊断为新生儿败血症。对于该患儿的治疗正确的是

A．做血培养，等待结果，然后选用抗生素
B．选用一种抗生素，避免发生菌群失调
C．血培养阴性，病情好转即可停药
D．血培养阳性，疗程至少需要 5 ～ 7 天
E．若患儿出现并发症，则需治疗 3 周以上

答案：1．D。2．C。3．C。4．D。5．E。6．C。7．E。

第3节　营养性疾病

一、小儿营养不良

1．**辅助检查**　血清白蛋白降低为特征性改变。胰岛素样生长因子 1 较敏感，是早期诊断灵敏、可靠的指标。

2．**治疗要点**　积极处理各种危及生命的并发症，去除病因，调整饮食并促进消化功能。

二、小儿肥胖症

1．**辅助检查**　甘油三酯、胆固醇增高，严重者血清 β 白蛋白增高。肝脏超声可见脂肪肝。

2．**治疗要点**　采取饮食控制，适量运动，消除心理障碍，配合药物治疗的综合措施。饮食、运动治疗为主要措施。

（1）饮食疗法：推荐低脂肪、低糖类和高优质蛋白、高微量营养素、适量纤维素饮食。

（2）运动疗法：适当的运动可促进脂肪分解，减少胰岛素分泌，脂肪合成减少，蛋白质合成增加，促进肌肉发育。选择患儿喜欢和易于坚持的运动，活动量以运动后轻松愉快、不感到疲劳为原则，运动要循序渐进，不要求之过急，运动过度。

（3）药物治疗：一般不主张药物治疗，儿童慎用食欲抑制剂及甲状腺激素。

三、小儿维生素D缺乏性佝偻病

1．临床表现与辅助检查

（1）初期（早期）：多见于 6 个月内，特别是 3 个月以内，主要为神经兴奋性增高的表现，如易激惹、烦躁，汗多刺激头皮，致婴儿摇头擦枕，出现枕秃。此期并无明显骨骼改变，骨骼 X 线可正常或钙化带稍模糊，血清 25-（OH）D_3 下降（是最可靠的诊断指标），一过性血钙下降，血磷降低，碱性磷酸酶正常或稍高。

（2）活动期（激期）：主要为骨骼改变和运动功能及智力发育迟缓。

①骨骼改变：6 个月以内以颅骨软化为主，重者有压乒乓球样的感觉。6 个月以上四肢出现手镯

或足镯征。7～8个月出现方颅，前囟闭合延迟，出牙迟，牙釉质缺乏，易患龋齿。会坐或站立后可发生脊柱后凸或侧凸畸形。1岁左右可见胸廓畸形，胸部骨骼出现肋骨串珠，以第7～10肋最明显；膈肌附着处的肋骨内陷形成郝氏沟；胸骨突出形成鸡胸，内陷形成漏斗胸。1岁左右患儿由于行走负重，下肢弯曲，还可导致“O”形腿或“X”形腿。

②运动功能发育迟缓：全身肌肉松弛，肌张力减低，表现为头颈软弱无力，坐、立、行等运动功能落后，腹部膨隆如蛙腹。

③神经、精神发育迟缓：表情淡漠，语言发育落后，条件反射形成缓慢，免疫力低下，常伴感染及贫血。

④血生化：血清钙稍低，其余指标改变更加明显。

⑤X线检查：长骨钙化带消失，干骺端呈毛刷样、杯口状改变，骨密度减低，骨皮质变薄，可有骨干弯曲或青枝骨折。

（3）恢复期：临床症状和体征逐渐减轻或消失。血清钙、磷恢复正常，碱性磷酸酶开始下降，1～2个月恢复正常。治疗2～3周后X线改变有所改善，出现不规则的钙化线。

（4）后遗症期：多见于2岁以后小儿。遗留不同程度的骨骼畸形，临床症状消失，血生化正常，X线检查骨骼干骺端病变消失。

2. 治疗要点

（1）补充维生素D：以口服为主，每天2000～4000U，持续4～6周。之后小于1岁的婴儿改为400U/d，大于1岁的幼儿改为600U/d。

（2）补充钙剂：给予牛奶、配方奶和豆制品以补充钙和磷，仅在有低血钙表现、严重佝偻病和营养不良时补充钙剂。

（3）辅助治疗：加强营养，保证奶量，及时添加辅食，坚持每天户外活动。

3. 用药护理 婴儿预防的关键是行日光浴与补充适量维生素D。指导家长尽早带婴儿户外活动。足月儿出生2周后补充维生素D400U/d。早产儿、低出生体重儿、双胎儿出生1周后补充维生素D800U/d，3个月后改预防量400U/d，1岁后改为600U/d。

四、小儿维生素D缺乏性手足搐搦症

1. 辅助检查 总血钙＜1.75～1.88mmol/L，离子钙＜1.0mmol/L，血磷正常或偏高。

2. 治疗要点

（1）急救处理：加压给氧，保持呼吸道通畅。迅速控制惊厥或喉痉挛，用10%水合氯醛保留灌肠，地西泮肌内或缓慢静脉注射。

（2）钙剂治疗：尽快给予10%葡萄糖酸钙5～10ml加入10%葡萄糖液5～20ml中，缓慢静脉注射（10分钟以上）或滴注，切勿快速推注。惊厥停止后改用口服钙剂，不可皮下或肌内注射。

（3）维生素D治疗。

1．营养不良患儿血液检查最突出的表现是

A．血清白蛋白浓度降低　B．血清白蛋白浓度升高　C．血清球蛋白浓度降低

D．血清球蛋白浓度升高　E．胰岛素样生长因子升高

2．预防婴儿佝偻病，护士指导家长每天给婴儿口服维生素D的剂量是

A．400～800U　B．5000～8000U　C．10 000～20 000U

D．10万～20万U　E．30万～40万U

3. 为预防佝偻病，一般应服用维生素D至
A. 5个月　　B. 1岁　　C. 3岁
D. 2岁　　E. 7岁

4. 能有效缓解维生素缺乏性手足抽搐发作的措施是
A. 高浓度持续吸氧　　B. 口服水合氯醛　　C. 肌内注射地西泮
D. 静脉滴注葡萄糖酸钙　　E. 补充维生素D

5. 患儿，男，2岁。重度营养不良，清晨起床后突然大汗，面色苍白，体温下降，神志不清，脉搏减慢。对其进行急救处理应选择静脉推注
A. 生理盐水　　B. 葡萄糖　　C. 甘露醇
D. 葡萄糖酸钙　　E. 肾上腺素

答案：1. A。2. A。3. D。4. D。5. B。

第4节　消化系统疾病

一、口　炎

1. **治疗要点**　对症治疗、清洗口腔及局部涂药（表4-3）。

表4-3　口炎病因、表现及治疗鉴别

	鹅口疮	溃疡性口腔炎	疱疹性口腔炎
病　原	真菌：白色念珠菌	细菌：链球菌、金黄色葡萄球菌	病毒：单纯疱疹病毒
局部表现	白色或灰白色乳凝块样物，不宜拭去，强行拭去可见充血性创面	灰白色或黄色假膜，易拭去	小水疱破溃形成溃疡，覆盖黄白色膜样渗出物，周围绕以红晕
局部用药	2%碳酸氢钠、制霉菌素	3%过氧化氢、金霉素	疱疹净、西瓜霜、锡类散

2. **用药护理**　清洁口腔；先将纱布或干棉球放在颊黏膜腮腺管口处及舌系带两侧，以隔断唾液，防止药物被冲掉。再用干棉球将病变部位表面唾液吸干。涂药后嘱患儿闭口10分钟，再取出纱布或棉球，并嘱患儿不可立即漱口、饮水或进食。在清洁口腔及局部涂药时，动作要轻、快、准，使用棉签在溃疡面上滚动式涂药，不可摩擦，以免使患儿疼痛加重。年长儿可用含漱剂。对疼痛较重者可按医嘱在进食前局部涂2%利多卡因。

二、小儿腹泻

1. **辅助检查**　见表4-4。

2．治疗要点 调整饮食，预防和纠正脱水，合理用药，加强护理，预防并发症。

（1）纠正水、电解质紊乱及酸碱失衡：见本章第五节小儿液体疗法的相关内容。

（2）补钙：患儿出现手足抽搐、惊厥，可补充10%葡萄糖酸钙。

（3）补镁：补钙后手足抽搐未好转应考虑低镁血症的可能，如低镁应给予25%硫酸镁。

（4）控制感染：水样便多为病毒或非侵袭性细菌导致，一般不使用抗生素；黏液脓血便多为侵袭性细菌感染，应针对病原选择敏感抗生素。

（5）肠道微生态疗法：可恢复肠道正常菌群平衡。常用药物为双歧杆菌、嗜酸乳杆菌等制剂。

表4-4 几种常见类型肠炎及生理性腹泻的辅助检查

	轮状病毒肠炎	诺如病毒肠炎	产毒性细菌肠炎	侵袭性细菌肠炎	出血性大肠埃希菌肠炎	金黄色葡萄球菌肠炎	真菌性肠炎	生理性腹泻
大便特点	大便次数多、水分多，黄色水样或蛋花汤样便，带少量黏液，无腥臭味	无特殊	水样或蛋花汤样，混有黏液	黏液脓血便，有腥臭味	黄色水样便转为血水便，特殊臭味	暗绿色，量多带黏液，少数为血便	黄色稀便，泡沫较多，带黏液，豆腐渣样细块	真菌孢子和菌丝
大便检查	偶见少量白细胞	无特殊	无白细胞	大量白细胞和红细胞，粪便培养找到致病菌	大量红细胞，无白细胞	大量脓细胞，成簇革兰阳性细菌	真菌孢子和菌丝	无特殊

（6）肠黏膜保护药：可吸附病原体和毒素，维持肠细胞的吸收和分泌功能；可与肠道黏液糖蛋白结合，有助于修复和维护肠黏膜的屏障功能。常用药物为蒙脱石散。

（7）抗分泌治疗：脑啡肽抑制剂消旋卡多曲可抑制肠道水、电解质的分泌，治疗分泌性腹泻。

（8）止泻治疗：感染性腹泻禁用止泻药如洛哌丁胺，因其可抑制胃肠动力，可增加细菌繁殖和毒素吸收。

三、急性坏死性小肠结肠炎

1．辅助检查

（1）血象：血小板减少，血细菌培养阳性有助于诊断。

（2）腹部X线平片：肠壁积气和门静脉充气征为本病的特征性表现。

2．治疗要点

（1）抗感染：抗生素控制感染，可参考药物敏感试验结果选用抗生素。一般选用第三代头孢菌素、哌拉西林等。

（2）支持疗法：维持呼吸功能，必要时机械通气。

（3）手术治疗：出现气腹或腹膜炎可行手术治疗。

四、小儿液体疗法及护理

（一）液体疗法常用溶液

溶液张力是指溶液中电解质所产生的渗透压，与血浆渗透压相等者为等张，高于者为高张，低于者为低张。葡萄糖虽有渗透压，但输入体内后逐渐被氧化成水和 CO_2，不能起到维持血浆渗透压的作用，故液体疗法时视其为无张溶液。

1. **非电解质溶液** 常用的5%葡萄糖和10%葡萄糖。前者为等渗液，后者为高渗液。

2. **电解质溶液**

（1）氯化钠溶液：0.9%氯化钠（生理盐水）为等张液。Na^+ 含量与血浆相近，但 Cl^- 含量比血浆含量高约50mmol/L，大量输入可使血氯升高，HCO_3^- 被稀释，发生高氯性酸中毒。3%氯化钠为高张液，用于纠正低钠血症。

（2）碱性溶液

①碳酸氢钠溶液：用于纠正酸中毒。1.4%碳酸氢钠为等张液，5%碳酸氢钠为高张液。

②乳酸钠溶液：需要在有氧条件下经肝脏代谢为 HCO_3^- 才有纠酸作用，奏效较慢，在休克、缺氧、肝功能不全、新生儿等情况下不宜选用。1.87%乳酸钠为等张液；11.2%乳酸钠为高张液（稀释6倍为1.87%乳酸钠）。

（3）氯化钾溶液：10%氯化钾，不可静脉直接推注，一般稀释为0.2%的浓度静脉滴注，最高浓度不超过0.3%。静滴时注意观察尿量。

3. **常用混合溶液** 组成见表4-5。

表4-5 儿科常用混合溶液组成

混合溶液	0.9%氯化钠	5%~10%葡萄糖	1.4%碳酸氢钠（1.87%乳酸钠）	张力	应用
2∶1含钠液	2份	—	1份	等张	低渗或重度脱水，常用于扩容
1∶1液	1份	1份	—	1/2张	轻、中度等渗性脱水
1∶2液	1份	2份	—	1/3张	高渗性脱水
1∶4液	1份	4份	—	1/5张	生理需要
2∶3∶1液	2份	3份	1份	1/2张	中度等渗性脱水
4∶3∶2液	4份	3份	2份	2/3张	中度低渗性脱水

4. **口服补液盐**

（1）配比组分：2002年WHO推荐口服补液盐（ORS液）的低渗性配方含氯化钠2.6g，枸橼酸钠2.9g，氯化钾1.5g，葡萄糖13.5g，加水至1000ml，总渗透压245mmol/L，电解质渗透压170mmol/L，1/2张，传统配方为2/3张。

（2）ORS液中加入葡萄糖的机制：是基于小肠的 Na^+-葡萄糖耦联转运吸收机制，即小肠上皮细胞刷状缘的膜上存在着 Na^+-葡萄糖共同载体，此载体上有 Na^+ 和葡萄糖两个结合位点，当 Na^+ 和葡萄糖同时与结合位点相结合时即能运转，并显著增加钠和水的吸收。

（3）临床应用及禁忌：ORS液用于治疗轻、中度脱水，无严重呕吐者，轻度脱水50ml/kg，中度脱水 100ml/kg。患儿极度疲劳、昏迷或昏睡、休克、腹胀、心肾功能不全者，不宜使用 ORS 液。

（二）液体疗法实施

1. 补液方法 包括补充累积损失量、继续丢失量及生理需要量。静脉补液适用于严重呕吐、腹泻导致中、重度脱水的患儿。补液的原则简单归纳为以下三定、两补、三先后。三定：定量、定性、定速；两补：见尿补钾，防惊补钙；三先后：先盐后糖、先快后慢、先浓后稀。补液的定量、定性及定速见表 4-6。

表4-6　小儿液体疗法实施

<table>
<tr><th></th><th></th><th>累积损失量</th><th>继续丢失量</th><th>生理需要量</th></tr>
<tr><td rowspan="3">定　量</td><td>轻度脱水</td><td>50ml/kg</td><td rowspan="3">10～40ml/kg
（30ml/kg）</td><td rowspan="3">60～80ml/kg</td></tr>
<tr><td>中度脱水</td><td>100ml/kg</td></tr>
<tr><td>重度脱水</td><td>100～150ml/kg</td></tr>
<tr><td rowspan="3">定　性</td><td>低渗性脱水</td><td>2/3张</td><td rowspan="3">1/3～1/2张</td><td rowspan="3">1/5～1/4张</td></tr>
<tr><td>等渗性脱水</td><td>1/2张</td></tr>
<tr><td>高渗性脱水</td><td>1/5～1/3张</td></tr>
<tr><td>定　速</td><td></td><td>8～12小时内输入（每小时8～10ml/kg，重度脱水扩容时20ml/kg）</td><td colspan="2">在补完累积损失量后的12～16小时输入（每小时5ml/kg）</td></tr>
</table>

（1）补充累积损失量：是指补充自发病以来累积损失的液体量。

（2）补充继续丢失量：是指补充治疗过程中因呕吐、腹泻、胃肠引流等引起液体的继续丢失。

（3）供给生理需要量：包括尿（占 60%）、大便（5%）在内的显性失水和通过皮肤、呼吸在内的不显性失水（35%）。不显性失水在发热时增加，体温每增加 1℃，不显性失水增加 12%。

（4）第 1 天综合补液量：对以上 3 部分综合分析，轻度脱水 90 ～ 120ml/kg，中度脱水 120 ～ 150ml/kg，重度脱水 150 ～ 180ml/kg。

2. 用药护理

（1）预防低钾血症：如患儿出现恶心、食欲缺乏、肠蠕动减弱、腹胀、腱反射减弱、心音低钝、尿潴留，应考虑低钾血症。

（2）预防低钙、低镁血症：补液过程中患儿突然出现手足抽搐，应考虑低钙血症，遵医嘱给予 10% 葡萄糖酸钙；低镁血症者给予 25% 硫酸镁。

1. 静脉滴入氯化钾溶液时，临床观察应注意的是

A. 血压　　B. 尿量　　C. 呼吸

D. 脉搏　　E. 体温

2. 患儿，16 日龄。口腔黏膜有白色乳凝状物附着，诊断为“鹅口疮”。护士为患儿清洁口腔最恰当的漱口液是

A．矿泉水　　B．漱口水　　C．0.1% 依沙吖啶溶液
D．2% 碳酸氢钠溶液　　E．3% 过氧化氢溶液

3．患儿，女，10 个月。腹泻 3 天，大便为蛋花汤样带黏液，有霉臭味，无尿 8 小时，眼窝凹陷，四肢厥冷，诊断为腹泻病。如血钠 125mmol/L，该患儿可能的诊断是
A．等渗中度脱水　　B．等渗重度脱水　　C．低渗中度脱水
D．低渗重度脱水　　E．等渗轻度脱水

4．患儿，女，10 个月。呕吐、腹泻 3 天，每天大便 8 ～ 9 次，呈稀水样，呕吐 2 ～ 3 次 / 天。体检：反应差，皮肤略干燥、弹性差，前囟及眼窝凹陷，哭泪少，咽稍充血，心音低钝，腹软，肠鸣音减弱。入院后最重要的处理是
A．给止吐药　　B．给止泻药　　C．给促消化药
D．控制肠内外感染　　E．纠正水、电解质代谢紊乱

答案：1．B。2．D。3．D。4．E。

第5节　呼吸系统疾病

一、急性上呼吸道感染

1. 辅助检查　见第 1 章内科护理学第 2 节呼吸系统疾病的相关内容。

2. 治疗要点　积极抗感染和对症处理。病毒感染者常选用利巴韦林等抗病毒药物；细菌感染者应用抗菌药物治疗，常选用青霉素类、头孢菌素类或大环内酯类。

3. 用药护理　使用退热药后应多饮水，以免大量出汗引起虚脱；高热惊厥的患儿使用镇静药时，应注意观察药物效果及不良反应。

二、急性感染性喉炎

1. 辅助检查

（1）间接喉镜：喉部、声带不同程度充血、水肿，发声时两侧声带不能闭紧。

（2）直接喉镜：喉部充血、肿胀，声门下区变窄。黏膜表面可见黏稠分泌物。

2. 治疗要点

（1）保持呼吸道通畅：糖皮质激素或麻黄碱雾化吸入，促进呼吸道黏膜水肿消退。糖皮质激素具有抗炎和抑制变态反应的作用。

（2）控制感染：病毒感染者可用利巴韦林等抗病毒，细菌感染者给予足量抗生素。

（3）对症治疗：缺氧者吸氧，烦躁不安者及时镇静，痰多应用祛痰药。不宜使用氯丙嗪和吗啡。

（4）气管切开：经上述治疗仍有严重缺氧征象或喉梗阻者，应及时行气管切开术。

3. 用药护理　遵医嘱给予抗生素、糖皮质激素及镇静药，观察药物疗效和不良反应。

三、急性支气管炎

1. **辅助检查** 血常规显示白细胞正常或稍高，合并细菌感染时可明显增高。胸部X线检查无异常改变，或仅有肺纹理增粗。

2. **治疗要点**

（1）控制感染：病原体以病毒为主，多不采用抗生素。怀疑细菌感染者应用抗生素。

（2）对症治疗：一般不使用镇咳药或镇静药。

四、小儿肺炎

1. **辅助检查**

（1）实验室检查：病毒性肺炎白细胞计数正常或降低；细菌性肺炎白细胞计数和中性粒细胞比例增高。

（2）病原学检查：鼻咽分泌物病毒分离，气管分泌物、胸腔积液、脓液及血标本等细菌培养可确定病原体。

2. **治疗要点** 治疗原则为积极控制感染、改善通气、对症治疗及防治合并症。

（1）控制感染：早期、联合、足量、足疗程应用抗生素，重症患儿宜静脉给药。据不同病原体使用敏感的抗感染药物见表4-7。一般抗生素用药时间持续到体温正常后5～7天，临床症状消失后3天。

（2）对症治疗：吸氧、退热、祛痰、平喘、止咳及防治并发症。

表4-7 不同病原所致肺炎常用的抗感染药物

病原体	药物种类	用药时间
肺炎链球菌	青霉素或阿莫西林	体温正常后5～7天，临床表现消失后3天
金黄色葡萄球菌	甲氧西林或万古霉素	体温正常后2～3周，总疗程≥6周
支原体	大环内酯类，如红霉素	至少用药2～3周
病　毒	利巴韦林	

3. **用药护理** 遵医嘱应用抗感染药物，注意观察药物疗效及不良反应。阿奇霉素属大环内酯类抗菌药，常用于支原体肺炎的治疗，进食可影响阿奇霉素吸收，故应在餐前1小时、餐后2小时或空腹时口服。

1. 对急性感染性喉炎的治疗最佳的是

A. 原则上，不用广谱抗生素

B. 为避免水肿，可适当减少水分的摄入

C. 烦躁不安者给予镇静药氯丙嗪

D. 应用抗生素的同时给予肾上腺皮质激素

E. 有Ⅱ度喉梗阻者及时行气管切开

2. 对小儿肺炎诊断最有意义的检查是

A. 血常规

B. 胸部X线

C. 痰细菌培养

D. 咽拭子涂片

E. 纤维支气管镜

3. 肺炎患儿护理诊断“气体交换受损”的主要依据是

A. 咳嗽　　B. 气促　　C. 血气分析结果
D. 烦躁不安　　E. 三凹征

4. 患儿，女，6个月。高热，中毒症状明显。呻吟，双肺有中细湿啰音，诊断为支气管肺炎，其抗生素应用至体温正常后
A. 1周　　B. 2周　　C. 3周
D. 4周　　E. 5周

5. 患儿，女，7岁。因反复发热、咳嗽半月入院。查体：一般情况好，双肺呼吸音粗，偶闻及痰鸣音。胸片示右下肺斑片状阴影，白细胞 8.6×10^9/L。首选抗生素为
A. 青霉素　　B. 大环内酯类　　C. 头孢菌素类
D. 环丙沙星　　E. 氨基糖苷类

答案： 1. D。2. C。3. C。4. A。5. B。

第6节 循环系统疾病

一、先天性心脏病

1. 辅助检查

（1）实验室检查：法洛四联症患儿周围血红细胞增多，血红蛋白增高。

（2）X线检查：先天性心脏病X线检查见表4-8。

表4-8 先天性心脏病X线检查及主要体征鉴别

		室间隔缺损	房间隔缺损	动脉导管未闭	法洛四联症
X线检查	胸透：肺门舞蹈征	有	有	有	无
	肺动脉段	凸出	凸出	凸出	凹陷
	肺野	充血	充血	充血	清晰
	肺门阴影	增粗	增粗	增粗	缩小
	房室增大	左室（早）、右室（晚）	右房（早）、右室（晚）	左室、偶有左房	右室，靴形心
体征	杂音部位	胸骨左缘第3、4肋间	胸骨左缘第2、3肋间	胸骨左缘第2肋间	胸骨左缘第2～4肋间

（3）心电图：可提示房、室增大或肥厚，判断心律失常的类型。

（4）超声心动图：可准确地探查到室间隔或房间隔缺损的部位、大小、数目和类型及未闭合的动脉导管，多普勒彩色血流显像还可明确分流的方向和大小，且属无创检查，故超声心动图检查是先天性心脏病最有价值的辅助检查。

（5）其他检查：心导管检查、心血管造影是进一步明确诊断和手术前的有创性检查，可确定畸形

的部位、性质，并可明确血流动力学的情况。

2. 治疗要点

（1）内科治疗：对症治疗，控制感染，防治并发症，使之安全达到手术年龄。

①动脉导管未闭的早产儿生后1周内应用吲哚美辛，抑制前列腺素合成，促进导管关闭。

②法洛四联症患儿缺氧发作时使用普萘洛尔，可减慢心率，减弱心肌收缩力，减少心输出量，降低心肌耗氧。

（2）介入导管治疗：主要针对缺损小的房间隔缺损和动脉导管未闭，疗效确切。

（3）外科治疗：小型房间隔缺损（＜3mm）、室间隔缺损、动脉导管未闭有自然闭合的可能，可随访在学龄前期。中大型缺损及可能出现肺动脉高压、充血性心力衰竭者，应及早行介入或手术治疗。法洛四联症轻症者可考虑于5～9岁行根治术，重者应提前至出生后6个月，重症患儿也可先行姑息性手术，待一般状况改善后再行根治术。

3. 用药护理 应用洋地黄类药物前应计1分钟脉搏，若年长儿＜60～70次/分，婴幼儿＜80～90次/分，应暂停用药并通知医生。口服水剂洋地黄类药物时，可用1ml针管抽取后口服。

患儿，男，9个月。生长发育落后，青紫明显，有杵状指，缺氧发作频繁，诊断为法洛四联症。处理缺氧发作应选用的药物是

A. 地高辛　　B. 异搏定　　C. 胺碘酮
D. 普萘洛尔　　E. 利多卡因

答案：D。

第7节　血液系统疾病

一、营养性缺铁性贫血

1. 辅助检查

（1）血象：典型血象为小细胞低色素性贫血，血红蛋白降低较红细胞更明显，白细胞、血小板正常或减低。

（2）骨髓象：增生活跃或明显活跃，以中、晚幼红细胞为主，粒细胞及巨核细胞无明显异常。骨髓铁染色检查可见细胞外铁减少或消失，铁粒细胞数＜15%，可作为诊断缺铁的金指标。

（3）血清铁、总铁结合力、转铁蛋白饱和度：血清铁＜10.7μmol/L，总铁结合力＞62.7μmol/L。转铁蛋白饱和度＜0.15。

2. 治疗要点

（1）去除病因：是根治贫血，防止复发的关键环节。积极治疗原发病。

（2）补充铁剂：首选口服铁剂，如硫酸亚铁、富马酸亚铁等。也可用铁剂肌内注射。早产儿出生后2个月开始预防性补铁。

3. 用药护理

（1）口服铁剂的护理：最常见的不良反应是恶心、呕吐、胃部不适和黑便等胃肠道反应，应从小剂量开始，于两餐之间服用。可与维生素C或各种果汁同服，但避免与茶、咖啡、牛奶、植酸盐等同服，以免影响铁吸收。口服液体铁剂使用吸管，服后漱口，避免牙齿染黑。

（2）注射铁剂的护理：需深层肌内注射并经常更换注射部位，减少疼痛与硬结形成。注射时应注

意不要在皮肤暴露部位注射。抽取药液后，更换针头注射。可采用“Z”形注射法，以免药液溢出导致皮肤染色。注射后 10 分钟至 6 小时内，密切观察不良反应，主要有注射局部肿痛、硬结形成、皮肤发黑和过敏反应等。

（3）疗效判断：一般补充铁剂 12 ～ 24 小时后患者自觉症状好转，精神症状减轻，食欲增加。网织红细胞能最早反映其治疗效果，用药 2 ～ 3 天后开始上升，5 ～ 7 天达到高峰。2 ～ 3 周后血红蛋白开始升高，通常 3 ～ 4 周恢复至正常。铁剂治疗应在血红蛋白恢复正常后继续服用 2 个月，以增加铁储存。

二、营养性巨幼细胞贫血

1. 辅助检查

（1）典型血象呈大细胞性贫血，血红细胞数下降较血红蛋白量更明显。血小板一般减低。

（2）骨髓增生活跃，红系增生明显，可见各阶段巨幼红细胞。

（3）血清维生素 B_{12} 和叶酸低于正常。

2. 治疗要点

（1）病因治疗是有效治疗或根治的关键。

（2）有精神神经症状者，以维生素 B_{12} 治疗为主，不可单用叶酸治疗，以免加重神经、精神症状。在应用维生素 B_{12} 的基础上，口服叶酸。

3. 用药护理　按医嘱使用维生素 B_{12} 和叶酸，同时加服维生素 C。密切观察药物的疗效及不良反应。有效治疗 2 ～ 4 天后神经、精神症状可好转且网织红细胞增加，2 ～ 6 周后血红蛋白恢复正常。

三、特发性血小板减少性紫癜

1. 辅助检查

（1）血常规：血小板减少至 100×10^9/L 以下，出血程度与血小板高低成正比，＜ 50×10^9/L 时自发出血，＜ 20×10^9/L 时出血明显，＜ 10×10^9/L 时出血严重。出血症状严重时可合并失血性贫血。

（2）骨髓象：巨核细胞成熟障碍。原巨核细胞和幼稚巨核细胞百分比正常或稍高。

（3）血小板抗体检查：抗血小板抗体增高。

2. 治疗要点

（1）糖皮质激素：为首选药物。

（2）静脉输注丙种球蛋白：适用于不宜采用糖皮质激素治疗、激素治疗无效的急性型或危重型患儿，常用剂量 100mg/（kg · d）3 ～ 5 天或 0.8 ～ 1.0g/（kg · d）1 ～ 2 天。

（3）脾切除：考虑儿童患者的特殊性，尽量推迟切脾时间。

（4）输血和输血小板：适用于危及生命的患儿，如出血严重而广泛，疑有或已存在颅内出血者。

3. 用药护理　餐后服药，长期使用糖皮质激素会引起身体外形的变化、胃肠道出血、诱发感染、骨质疏松等。指导患者遵医嘱按时、按量、按疗程服药，不可自行停药或增减药物用量。避免感冒以防加重病情或复发。避免使用阿司匹林等损伤血小板的药物。

1．关于小儿营养性缺铁性贫血辅助检查的描述错误的是
A．血红蛋白降低较红细胞降低明显　B．骨髓象以中、晚幼红细胞增生为主
C．血清铁蛋白降低　D．转铁蛋白饱和度增高
E．骨髓象中粒细胞系和巨核细胞系正常

2．小细胞低色素贫血最重要的治疗是
A．补充维生素　B．给予叶酸　C．补充铁剂
D．输入鲜血　E．增加蛋白质

3．特发性血小板减少性紫癜的首选治疗是
A．脾切除　B．输血小板　C．大剂量免疫球蛋白
D．糖皮质激素　E．免疫抑制药

4．患儿，女，8个月。近2个月来肤色苍黄，食欲减退入院。一直羊乳喂养，未加辅食。体检：营养差，皮肤、黏膜苍白，心前区有Ⅱ级收缩期杂音，肝肋下3.2cm，脾肋下1.5cm。化验：血红蛋白及红细胞均低于正常，白细胞、血小板及网织红细胞均正常。患儿最可能的诊断是
A．失血性贫血　B．营养性缺铁性贫血　C．炎症性贫血
D．慢性肾病性贫血　E．营养性巨幼红细胞性贫血

5．患儿，男，10月。面色苍黄，表情呆滞，反应迟钝，嗜睡，智能、动作发育落后，伴有全身震颤。血常规显示巨幼细胞性贫血。该患儿应首选的药物是
A．叶酸　B．维生素 B_{12}　C．口服铁剂
D．肌内注射铁剂　E．锌

答案：1．D。2．C。3．D。4．E。5．B。

第8节　泌尿系统疾病

一、急性肾小球肾炎

1．辅助检查

（1）尿常规：镜检除大量红细胞外，尿蛋白 + ～ +++。红细胞管型是急性肾小球肾炎的重要特征。疾病早期可见较多上皮细胞、白细胞，但并非感染。

（2）血液检查：轻、中度贫血，血沉增快。少尿期有轻度氮质血症，血肌酐、尿素氮可增高，肾小管功能正常。抗链球菌溶血素O（ASO）多增高，其滴度高低与链球菌感染的严重性相关。总补体及补体 C_3 明显下降，起病后8周恢复正常。

2．治疗要点　本病为自限性疾病，无特异治疗。主要是休息，控制水钠摄入，对症治疗及防治严重并发症。

（1）利尿：轻者选用氢氯噻嗪，重者给予呋塞米肌内或静脉注射。

（2）降压：经休息、控制水钠摄入及利尿后血压仍高者，给予硝苯地平或卡托普利口服。高血压脑病患者首选硝普钠。

（3）抗感染：避免使用肾毒性药物，有感染灶时应用青霉素10～14天。

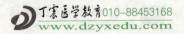

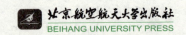

3. 用药护理

（1）利尿药的不良反应主要有低钾、低钠及低血容量性休克，应注意观察尿量、血压及水肿变化，定期监测电解质和酸碱平衡。

（2）降压药使用期间应定时监测血压、心率，并注意观察药物不良反应。

二、原发性肾病综合征

1. 辅助检查

（1）尿液检查：尿蛋白定性 +++ ～ ++++，尿蛋白定量＞ 3.5g/d，尿中有红细胞、颗粒管型。

（2）血液检查：血浆白蛋白＜ 30g/L，血胆固醇、甘油三酯、低密度脂蛋白及极低密度脂蛋白均增高，血沉明显增快。

（3）肾功能检查：血尿素氮、肌酐可升高，内生肌酐清除率降低。

2. 治疗要点

（1）一般治疗：注意休息，合理饮食。

（2）对症治疗

①利尿消肿：噻嗪类利尿药与保钾利尿药合用。

②减少尿蛋白：血管紧张素转换酶抑制剂（ACEI）或血管紧张素Ⅱ受体拮抗剂（ARB），可直接降低肾小球内高压，减少尿蛋白。

（3）抑制免疫与炎症反应

①糖皮质激素：抑制免疫炎症反应，减少醛固酮和抗利尿激素分泌，是原发性肾病综合征首选的治疗药物。

②细胞毒药物：以环磷酰胺最常用，常与激素合用。

③环孢素 A：适用于激素及细胞毒药物治疗无效的难治性肾病综合征。

（4）并发症防治

①感染：用激素治疗时无须预防性使用抗生素，以免诱发真菌双重感染。

②血栓及栓塞：当血浆白蛋白＜ 20g/L 时，提示存在高凝状态，可预防性应用肝素并辅以抗血小板药。

③急性肾衰竭：利尿无效且达到透析指征时应进行血液透析。

3. 用药护理

（1）利尿药：定期复查电解质，遵医嘱补钾，肾衰竭者禁用保钾利尿药。注意利尿不宜过快、过猛，以免血容量不足而加重血液高凝，诱发血栓、栓塞并发症。

（2）糖皮质激素：严格遵医嘱用药，长期使用应注意有无消化道溃疡、继发感染、骨质疏松、高血压、糖尿病、满月脸及向心性肥胖等不良反应。用药应遵循起始足量、缓慢减药、长期维持的原则。可采取全日量顿服或维持用药期间两日量隔日一次顿服，以减轻不良反应。中程疗法总疗程 6 个月，长程疗法 9 个月。

（3）环磷酰胺：不良反应有出血性膀胱炎、骨髓抑制、胃肠道反应、中毒性肝损害、脱发及性腺抑制（尤其男性）等。

（4）环孢素 A：长期应用存在肝肾毒性、高血压、高尿酸血症、多毛及牙龈增生等不良反应，停药后易复发。

三、泌尿道感染

1. 辅助检查

（1）尿液检查：尿细菌培养及菌落计数是诊断尿道感染的主要依据。清洁中段尿离心沉渣镜检中白细胞＞10个/HP，即可怀疑为尿路感染，也可有血尿。尿细菌定量培养≥10^5/ml为真性菌尿，可确诊尿路感染。10^4～10^5/ml为可疑阳性，需复查。＜10^4/ml则可能是污染。

（2）影像学检查：有助于检查泌尿系统有无畸形、了解肾损害的病程等，包括B超、肾盂造影、排泄性膀胱造影、CT等。

2. 治疗要点

（1）一般治疗：注意休息，鼓励饮水。

（2）对症治疗：尿路刺激症状明显者可口服碳酸氢钠碱化尿液。

（3）抗菌药物治疗：应用抗菌药物，参考药敏试验结果及临床疗效选用敏感性药物治疗。上行性感染者首选磺胺类药物治疗，血源性感染者选用青霉素类、氨基糖苷类或头孢菌素类单独或联合治疗。

1. 急性肾炎小儿可以恢复上学的标准是

A. 血压正常　B. 红细胞沉降率正常　C. 尿常规正常

D. 尿阿迪计数正常　E. 抗“O”滴定度正常

2. 急性肾小球肾炎患儿一般血清总补体恢复正常的时间是

A. 起病后1～2周　B. 起病后2～4周　C. 起病后4～6周

D. 起病后6～8周　E. 起病后8～10周

3. 患儿，9岁。发热、咳嗽2周，水肿伴少尿4天。体检：颜面及全身高度水肿，腹水征（+），阴囊肿大，尿蛋白（++++），尿红细胞（－），血白蛋白降低，胆固醇增高，BUN正常。此患儿最可能的诊断为

A. 肾病综合征　B. 肾炎性肾病　C. 继发性肾病

D. 先天性肾炎　E. 急性肾衰竭

答案：1. B。2. D。3. A。

第9节　神经系统疾病

一、化脓性脑膜炎

1. 辅助检查

（1）外周血象：白细胞明显增高，以中性粒细胞为主。

（2）脑脊液检查：是确诊本病的重要依据。脑脊液检查压力增高，外观浑浊或呈脓性，似米汤样。白细胞总数增多，以中性粒细胞为主。糖含量显著降低，蛋白质含量显著增高。涂片或细菌培养可找到致病菌。

2. 治疗要点　化脓性脑膜炎病情严重，应早期、足量、足疗程静脉给药，力争24小时内杀灭脑脊液中的致病菌。

（1）抗生素治疗

①病原菌明确前，应选择对肺炎链球菌、脑膜炎双球菌和流感嗜血杆菌三种常见致病菌均有效的抗生素，如第三代头孢菌素头孢噻肟或头孢曲松，效果不理想可联用万古霉素。

②病原菌明确后，若为脑膜炎双球菌应首选青霉素（此处青霉素是指其本身，因脑膜炎时，血-脑屏障对青霉素的通透性增加，大剂量的青霉素 G 治疗有效）；青霉素耐药可选用氨苄西林或第三代头孢菌素。

③肺炎链球菌大多对青霉素耐药，仅当对青霉素敏感时选用青霉素，否则应选择第三代头孢菌素。青霉素应在 1 小时内输完，以免影响药效。

④若为流感嗜血杆菌感染，应选氨苄西林或第三代头孢菌素。

⑤革兰阴性杆菌如大肠埃希菌、铜绿假单胞菌感染，应选氨苄西林或第三代头孢菌素。

⑥金黄色葡萄球菌感染，应选用萘夫西林、万古霉素或利福平。

⑦抗生素使用疗程：脑膜炎双球菌 1 周，肺炎链球菌和流感嗜血杆菌 2 周，金黄色葡萄球菌和革兰阴性杆菌 3 周以上。

（2）糖皮质激素：使用糖皮质激素可抑制细菌内毒素介导的炎症反应，还可降低血管通透性，减轻脑水肿，降低颅内压。常用地塞米松，注意不可长期使用。对新生儿非常规应用糖皮质激素。

（3）对症和支持治疗：及时处理颅内压增高及高热、惊厥等情况，保证能量摄入，维持水、电解质及酸碱平衡。

二、病毒性脑膜炎、脑炎

1. 辅助检查

（1）脑脊液检查：多数压力正常或增高，外观清亮，白细胞正常或轻度增高（10 ～ 500）$\times 10^6$/L，早期以中性粒细胞为主，晚期以淋巴细胞为主，蛋白含量正常或稍高，糖和氯化物正常。涂片和培养无细菌发现。

（2）病毒学检查：部分患儿病毒培养阳性及特异性抗体检测阳性。恢复期血清特异性抗体滴度高于急性期 4 倍以上有诊断价值。

（3）脑电图检查：以弥漫性或局限性异常慢波背景活动为特征。某些患者脑电图可正常。

2. 治疗要点 无特异性治疗。

（1）维持水、电解质平衡与合理营养支持。

（2）控制脑水肿和颅内高压，限制液体入量，静脉注射脱水药。

（3）控制惊厥发作，可给予止惊药，如地西泮、苯巴比妥等。

（4）呼吸道和心血管功能监护。

（5）抗病毒药物，如阿昔洛韦（无环鸟苷）、更昔洛韦、利巴韦林等。

三、急性炎症性脱髓鞘性多发性神经病

1. 辅助检查

（1）脑脊液检查：典型的脑脊液检查为细胞数正常而蛋白质明显增高，称蛋白-细胞分离现象。

（2）血清免疫球蛋白：IgM 显著增高。

（3）神经肌电检查：神经传导速度减慢或正常，运动神经反应电位波幅明显减低。

2. 治疗要点 支持治疗、呼吸肌麻痹的抢救、免疫调节治疗、血浆置换疗法、激素疗法等。

3. 用药护理 激素治疗时，注意有无急性溃疡致消化道出血及真菌感染的发生。慎用镇静催眠

药，因可导致呼吸肌麻痹或使原有症状加重。

四、脑性瘫痪

1．辅助检查 影像学及脑电图检查可确定脑损伤部位。MRI 应用最广泛，比 CT 更清楚。脑电图检查对伴有癫痫发作的患儿可明确发作类型。

2．治疗要点

（1）早发现、早治疗：婴幼儿运动系统发育快，实施综合治疗和康复。

（2）物理治疗：包括各种躯体训练、技能训练、语言训练、针灸、理疗、推拿、按摩、辅助矫形器械等。

（3）药物、手术治疗：可矫正肢体畸形，减轻肌肉痉挛。

五、注意缺陷多动障碍

1．治疗要点 主要通过行为和药物治疗。

（1）行为治疗与指导：对注意缺陷多动障碍儿童预后非常重要，需要医院、学校、家庭三方合作。

（2）药物治疗：神经兴奋剂，如哌甲酯、苯丙胺、匹莫林。6 岁以下及青春期以上患儿原则上不用药，药物治疗结合行为矫正比单独用药效果好。

2．用药护理 从小剂量开始，定期监测患儿症状及药物的不良反应。

1．治疗小儿化脓性脑膜炎，病原菌明确后，使用敏感性抗生素的时间至少是

A．3 ～ 7 天　B．7 ～ 10 天　C．2 ～ 3 周
D．4 ～ 5 周　E．5 ～ 6 周

2．脑脊液检查出现蛋白 - 细胞分离现象的疾病是

A．脑性瘫痪　B．化脓性脑膜炎　C．结核性脑膜炎
D．病毒性脑膜炎　E．急性炎症性脱髓鞘性多发性神经病

3．患儿，男，1 岁。高热，呕吐 10 小时。面色灰暗，嗜睡，前囟隆起，颈软，怀疑化脓性脑膜炎，为协助诊断最重要的检查是

A．血培养　B．脑脊液　C．血常规
D．大便常规　E．咽拭子培养

4．患儿，男，3 岁半。发热伴惊厥 1 次入院。查体：体温 39.5℃，精神欠佳，颈部抵抗，四肢肌张力正常，腱反射活跃，左侧巴宾斯基征阳性。血常规白细胞及分叶球细胞增高，脑脊液白细胞 15×10^9/ml，淋巴细胞为主，糖和蛋白正常。最可能的诊断应是

A．化脓性脑膜炎　B．高热惊厥　C．中毒性脑病
D．癫痫　E．病毒性脑炎

答案：1．B。2．E。3．B。4．E。

第10节 结缔组织疾病

一、风湿热

1. 辅助检查

（1）风湿热活动指标：血常规检查白细胞计数和中性粒细胞增高，血沉明显增快，C 反应蛋白和黏蛋白增高，能反映疾病的活动情况，但对诊断本病并无特异性。

（2）抗链球菌抗体测定：血清抗链球菌溶血素 O（ASO）、抗链球菌激酶、抗透明质酸酶、抗脱氧核糖核酸酶 B 增高，提示近期有过链球菌感染，即有风湿热可能，不说明风湿的活动。

2. 治疗要点

（1）一般治疗：卧床休息是重要的一般治疗手段。

（2）药物治疗：青霉素控制链球菌感染，持续用药 2 ～ 3 周。青霉素过敏可改用头孢菌素类或红霉素。单纯关节受累，首选阿司匹林抗风湿治疗，疗程 4 ～ 8 周。发生心脏炎者，常用糖皮质激素较快地控制症状，疗程至少 12 周。舞蹈病的药物治疗可选镇静药，如苯巴比妥、地西泮。

（3）并发症和合并症的治疗：充血性心力衰竭者应用地高辛、卡托普利、利尿药等药物。关节肿痛时给予制动。

3. 用药护理 遵医嘱及时正确用药，注意观察药物疗效和不良反应。

（1）阿司匹林可引起胃肠道反应和出血，宜饭后服用或同服氢氧化铝，加用维生素 K 防治出血。

（2）糖皮质激素的不良反应主要有消化道溃疡、感染、骨质疏松、血压增高、向心性肥胖、满月脸等，注意预防交叉感染及骨折。

（3）预防药物首选长效青霉素（如苄星青霉素），坚持每月肌内注射 120 万 U，至少持续 5 年，最好坚持到 25 岁。有严重心脏炎者，宜终身药物预防。

二、幼年特发性关节炎

1. 辅助检查

（1）血液检查：白细胞数增高，以中性粒细胞增高为主，C 反应蛋白、黏蛋白大多增高。

（2）免疫检测：IgG、IgA、IgM 均升高，补体 C_3 正常或升高，可见类风湿因子和抗核抗体为阳性。

（3）X 线检查：早期可见关节附近软组织肿胀、关节周围骨质疏松。晚期可见骨质疏松和破坏等征象。

2. 治疗要点 控制病变的活动度，减轻或消除关节疼痛和肿胀，预防感染和关节炎症加重。可使用药物疗法、理疗及眼科治疗。

（1）一般治疗：急性发热期应卧床休息，待病情好转后可适度活动。关节病变严重者可行理疗、按摩等物理治疗，以保持关节功能。

（2）药物治疗

①非甾体抗炎药：阿司匹林不良反应较多，现多使用萘普生、布洛芬、双氯芬酸钠、尼美舒利等药物。

②慢作用抗风湿药：甲氨蝶呤、柳氮磺吡啶、羟氯喹等。近年来认为，在患儿尚未发生骨侵蚀或关节破坏时及早使用本组药物，可以控制病情加重。

③糖皮质激素：在初始治疗中糖皮质激素慢作用抗风湿药短期联合使用，有益于疾病的诱导缓解，但不能阻止关节破坏，长期使用副作用太大，应严格掌握指征。

④生物制剂：生物制剂是近年来新发展起来的一类靶向性药物，可缓解炎症与阻止骨侵蚀。

3. 用药护理 非甾体抗炎药常有胃肠道反应及肝肾功能损害，应做好饮食的护理，定时对患儿的肝肾功能进行检测。使用免疫抑制药者应注意观察药物的不良反应，定期行血常规检查。

三、过敏性紫癜

1. 辅助检查 血小板计数、出凝血时间和凝血试验均正常，可有束臂试验阳性。肾穿刺活组织检查有助于肾型的临床诊断、病情和预后的判断及指导治疗。

2. 治疗要点 消除致病因素，尽可能寻找并防止接触过敏原；抗组胺药；改善血管通透性药物，如维生素 C 等；糖皮质激素，症状明显时服用泼尼松；对症治疗。

3. 用药护理 遵医嘱正确、规律用药。注意观察药物的疗效和不良反应。

四、皮肤黏膜淋巴结综合征

1. 辅助检查

（1）血液检查：白细胞数升高，中性粒细胞增高为主，可有轻度贫血，血沉增快。血小板早期正常，第 2 ～ 3 周增多。

（2）影像学检查：X 线检查可见肺纹理增多、模糊或片状阴影。冠状动脉造影是诊断冠状动脉病变最准确的方法。

（3）心电图：早期示窦性心动过速，非特异性 ST-T 变化；心包炎时可有广泛 ST 段抬高和低电压；心肌梗死时相应导联有 ST 段明显抬高，T 波倒置及异常 Q 波。

（4）超声心动图：急性期可见心包积液，左室内径增大，二尖瓣、主动脉瓣或三尖瓣反流。

2. 治疗要点

（1）阿司匹林：首选治疗药物。足量使用有抗炎作用，小剂量维持有抗凝作用。

（2）丙种球蛋白：在发病 10 天内大剂量滴注静脉用丙种球蛋白可减少冠状动脉病变的发生率，缩短病程。

（3）双嘧达莫（潘生丁）：若并发冠状动脉瘤加用华法林抗凝治疗。

（4）对症治疗：补充液体、保护肝脏、控制心力衰竭、纠正心律失常等，有心肌梗死时及时进行溶栓治疗。

3. 用药护理 注意观察药物的不良反应。阿司匹林不良反应可有出血倾向，注射丙种免疫球蛋白可发生过敏反应。

1. 控制小儿风湿热复发首选的药物是

A. 红霉素　B. 氯霉素　C. 链霉素

D. 阿司匹林　E. 长效青霉素

2. 小儿风湿热采用的治疗原则不正确的是

A. 抗风湿治疗以应用水杨酸盐或肾上腺皮质激素为主

B. 有舞蹈病者可口服苯巴比妥等

C. 无心肌炎患儿可用阿司匹林

D. 心肌炎时宜早期使用肾上腺皮质激素

E. 可使用肾上腺皮质激素预防复发

答案：1. E。2. E。

第11节　小儿常见传染病

一、麻　疹

1. **辅助检查**　出疹前 2 天至出疹后 1 天，取鼻咽分泌物、痰、尿沉渣涂片，可见多核巨细胞或包涵体细胞；麻疹特异性 IgM 抗体检测有早期诊断价值。

2. **治疗要点**　无特效抗病毒药物，主要为对症治疗，加强护理，防治并发症。高热患者可酌情使用小剂量退热药或物理降温，但应避免急骤退热，特别是在出疹期。呼吸道隔离至出疹后 5 天，有并发症者延至出疹后 10 天。易感的接触者隔离观察 21 天，并使用被动免疫制剂，在 5 天内注射血清免疫球蛋白。

二、水　痘

1. **辅助检查**　白细胞多正常，继发感染时偏高。疱疹刮片可见多核巨细胞或核内包涵体。血清水痘病毒特异性 IgM 抗体检测有助于早期诊断。

2. **治疗要点**　无并发症时以一般治疗和对症处理为主。患者应隔离，加强护理。高热者给予解热药，但避免使用阿司匹林，以免增加 Reye 综合征的危险。皮肤瘙痒可局部应用炉甘石洗剂。抗病毒药物首选阿昔洛韦，仅在皮疹出现 24 小时内应用有效。

3. **用药护理**　有接触史的易患儿应隔离观察 21 天。体弱、孕妇、使用免疫抑制药或免疫缺陷者，应在接触后 72 小时内肌内注射水痘 - 带状疱疹免疫球蛋白或恢复期血清，有助于预防和减轻症状。

三、猩红热

1. **辅助检查**　血白细胞计数明显增高，以中性粒细胞（＞ 0.80）为主。咽拭子或伤口分泌物涂片免疫荧光法检测可进行快速诊断。细菌培养发现溶血性链球菌。

2. **治疗要点**　急性期卧床休息，呼吸道隔离。首选青霉素治疗，连用 5 ～ 7 天，重者可加大剂量或联合使用两种抗生素。青霉素过敏者改用红霉素。

四、流行性腮腺炎

1. **辅助检查**　白细胞计数和尿常规多正常，血、尿淀粉酶增高。血脂肪酶增高有助于胰腺炎的诊断。血清或脑脊液中特异性 IgM 抗体增高。

2. **治疗要点**　本病是一种自限性疾病，无特殊治疗，以对症治疗为主。发病早期可使用利巴韦林，重症或并发脑膜炎、心肌炎者可短期使用糖皮质激素治疗。

五、中毒型细菌性痢疾

1. **辅助检查**　病初大便可正常，以后出现黏液脓血便，镜检可见大量脓细胞、少数红细胞，如有巨噬细胞有助于诊断。粪便培养出痢疾杆菌是确诊的最直接依据。送检标本应注意做到尽早、新鲜，选取黏液脓血部分多次送检。

2. **治疗要点**　因病情危重，应采取综合急救措施，力争早期治疗。

（1）降温止惊：使用物理、药物降温或亚冬眠疗法。

（2）控制感染：选用对痢疾杆菌敏感的抗生素，如阿米卡星（丁胺卡那霉素）、头孢噻肟钠或头孢曲松钠等。

（3）抗休克：迅速扩充血容量，纠正酸中毒，改善微循环，及早应用糖皮质激素。

（4）防治脑水肿和呼吸衰竭：首选20%甘露醇快速静脉滴注或与利尿药交替使用，降低脑水肿，也可应用血管活性药物改善脑部微循环。保持呼吸道通畅，吸氧，可使用呼吸兴奋药，必要时应用人工呼吸器。

1．若用阿昔洛韦有效治疗水痘，其开始用药的时间应在水痘发病后的

A．24小时之内　B．36小时之内　C．48小时之内

D．72小时之内　E．96小时之内

2．关于水痘治疗不正确的是

A．发热者避免使用阿司匹林口服　B．阿昔洛韦宜在发病后48小时应用

C．给予人血丙种球蛋白可缩短病程　D．可用维生素B_{12}肌内注射

E．尽快减量或停用正在应用的激素

3．目前临床治疗猩红热首选的药物是

A．链霉素　B．泼尼松（强的松）　C．青霉素

D．地塞米松　E．维生素E

4．患儿，男，5岁。发热38.5℃，全身不适、咳嗽，查体全身皮疹，以躯干多见，白细胞正常，诊断为水痘，对其进行积极治疗，其中处理措施不当的是

A．使用阿司匹林降温　B．保持皮肤清洁

C．观察精神、食欲、有无呕吐　D．在家隔离治疗

E．加强预防知识教育

5．患者，女，34岁。聚餐后突然发热38.3℃，腹痛，大便呈脓样，有里急后重，诊断为菌痢。确诊的大便检查依据是

A．红细胞满视野　B．粪便培养出痢疾杆菌　C．隐血试验阴性

D．大便呈米泔水样　E．大便呈灰白色

答案：1．A。2．B。3．C。4．A。5．B。

第12节　小儿结核病

一、概　述

1．辅助检查

（1）结核菌素（PPD）试验：患儿受感染4～8周后即呈阳性反应。

①注射方法：常用PPD，在左前臂屈侧中部皮内注射0.1ml（5U）的结核菌素。

②观察结果：48～72小时测量皮肤硬结直径（表4-9）。

③临床意义

a．阴性：除提示无结核菌感染外，还见于初染结核菌4～8周、应用糖皮质激素、营养不良、严重结核病、HIV感染或老年人等。

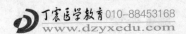

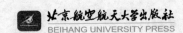

表4-9 结核菌素试验判断标准

硬结直径	判断标准
＜5mm	阴性（－）
5～9mm	阳性（+）
10～19mm	中度阳性（++），提示有结核菌感染
≥20mm（儿童≥15mm）	强阳性（+++），提示有活动性结核病的可能
除硬结外，还有水疱、破溃、淋巴管炎及双圈反应	极强阳性（++++）

b．阳性：可见于接种卡介苗后；年长儿无明显临床症状阳性反应一般，表示感染过结核杆菌；3岁以下尤其是 1 岁以下未接种卡介苗且阳性反应为中度者，表示体内有新的结核病灶，年龄越小，活动性结核可能性愈大；由阴性转阳性反应，或反应强度从原直径＜ 10mm 增大至＞ 10mm，且增幅超过 6mm 者，表示新近有感染。

（2）痰结核杆菌检查：痰中找到结核杆菌是确诊肺结核最特异的方法，也是制订化疗方案和判断化疗效果的重要依据。

（3）X 线检查：可早期发现肺结核。有助于明确诊断，判断分型，指导治疗及了解病情变化。

（4）纤维支气管镜检查：对诊断有重要价值。

（5）血液检查：血沉增快，可反应结核病的活动性。

（6）免疫学诊断及分子生物学诊断：酶联免疫吸附试验、聚合酶链反应等。

2. 治疗要点

（1）治疗原则：早期、联合、适量、规律和全程治疗。

（2）一般治疗：补充足够的营养，注意休息，对症治疗。

（3）化学药物治疗：是治疗和控制疾病、防止传播的主要手段。

①一线化疗药物：全杀菌药有异烟肼、利福平；半杀菌药有链霉素、吡嗪酰胺；抑菌剂有乙胺丁醇等。

②第二线药物：氧氟沙星、环丙沙星、对氨基水杨酸、卡那霉素、阿米卡星、卷曲霉素等。

（4）儿童抗结核药物的使用及不良反应：见表 4-10。

表4-10 儿童抗结核药物的使用及不良反应

药物	剂量	常见不良反应
链霉素		听力障碍、眩晕、肾功能损害及口周麻木
利福平	10～20mg（≤600mg/d）口服	胃肠道刺激症状、肝毒性、皮疹、药热
异烟肼	10～15mg（≤300mg/d）口服或静脉滴注	周围神经炎、肝毒性、皮疹、胃肠道反应、粒细胞减少
乙胺丁醇	15～25mg口服	球后视神经炎，胃肠道反应、过敏反应、高尿酸血症
吡嗪酰胺	30～40mg（≤750mg/d）口服	肝毒性，痛风、过敏和发热

（5）化疗方案：可分为标准疗法（结核性脑膜炎、骨关节结核）和短程疗法。但均分为强化和巩固两个阶段。强化治疗阶段中，标准疗法一般需 2 ～ 3 个月，短程疗法一般为 2 个月。巩固维持治疗阶段中，标准疗法一般为 5 ～ 9 个月，短程疗法时一般为 4 个月。

二、原发型肺结核

1. 辅助检查

（1）原发综合征：年长儿 X 线检查多呈小圆形或小片状影；小儿 X 线胸片呈典型哑铃 " 双极影 " 少见，即一端为原发病灶（多位于胸膜下，肺上叶底部和下叶的上部），一端为肿大的肺门淋巴结、纵隔淋巴结。

（2）支气管淋巴结结核：在儿童原发型肺结核 X 线胸片最为常见，分炎症型和结节型。

（3）结核菌素试验：常用于结核感染的流行病学指标，也是卡介苗接种后效果的验证指标。对婴幼儿的诊断价值大于成年人，3 岁以下呈强阳性，提示新近感染的活动性结核病。

2. 治疗要点　选用短程疗法，每天服用异烟肼，配合利福平 + 乙胺丁醇，强化治疗阶段 2 ～ 3 个月，巩固维持治疗 4 ～ 6 个月，总疗程 6 ～ 9 个月。

3. 用药护理　抗结核药物可有胃肠道反应、耳毒性、肾毒性等不良反应，必要时遵医嘱加用保肝药物，并改用其他抗结核药物，定期检查肝功能、血常规及尿常规等。有不适症状及时就诊。

三、急性粟粒型肺结核

1. 辅助检查　X 线检查对诊断起决定性作用。起病 2 ～ 3 周后可见大小一致、分布均匀的粟粒状阴影，密布于两侧肺野。

2. 治疗要点　早期抗结核治疗甚为重要。

（1）抗结核药物：分强化治疗阶段和维持治疗阶段，总疗程 6 ～ 8 个月。强化治疗阶段给予异烟肼、利福平、吡嗪酰胺及乙胺丁醇。

（2）糖皮质激素：有严重中毒症状、呼吸困难时，应用足量抗结核药物的同时，加用泼尼松每天 1 ～ 2mg/kg，疗程 2 ～ 4 周。

四、结核性脑膜炎

1. 辅助检查

（1）脑脊液：葡萄糖和氯化物含量同时降低是结核性脑膜炎的典型改变。常见脑炎、脑膜炎的脑脊液检查鉴别见表 4-11。

表4-11　常见脑炎、脑膜炎的脑脊液检查鉴别

	压力	外观	蛋白质	葡萄糖	氯化物	细胞计数
化脓性脑膜炎	显著增高	浑浊	显著增高	显著减低	稍低	中性粒细胞显著增加
结核性脑膜炎	增高	毛玻璃样	增高	减低	减低	淋巴细胞增加
病毒性脑膜炎	稍高	清晰或微浊	稍高	正常或稍高	正常	淋巴细胞增加
流行性乙型脑炎	稍高	清晰或微浊	增高	正常或稍高	正常	先中性粒细胞增加，后淋巴细胞增加

（2）其他：X 线胸片可有结核病改变。结核菌素试验可呈假阴性。结核菌抗原检测是敏感、快速诊断的辅助方法。脑脊液结核菌培养是诊断结核性脑膜炎的可靠依据。

2. 治疗要点

（1）抗结核治疗：联合应用易透过血 - 脑屏障的抗结核杀菌药物。

（2）控制颅内压：20% 甘露醇降颅压，应于 30 分钟内快速静脉输入。利尿药。侧脑室穿刺引流，适用于急性脑积水药物降颅压无效或疑有脑疝者。

（3）糖皮质激素：可迅速减轻结核中毒症状，抑制炎症渗出，改善毛细血管通透性，减轻脑水肿，降低颅内压，且可减轻粘连并预防脑积水的发生，是抗结核药物有效的辅助疗法，常用泼尼松。

1. 结核菌素试验判断结果的时间是注射后

A. 4 ～ 6 小时　B. 8 ～ 10 小时　C. 12 ～ 18 小时　D. 24 ～ 36 小时　E. 48 ～ 72 小时

2. 结核菌素试验强阳性（+++）的表现是

A. 平均直径在 0 ～ 5mm　B. 红硬，平均直径在 5 ～ 9mm

C. 红硬，平均直径在 10 ～ 19mm　D. 红硬，平均直径在 ≥20mm

E. 除硬结外，还有水痛、坏死或淋巴管炎

3. 患儿，4 岁。诊断为原发型肺结核。服利福平治疗 1 个月后出现食欲下降，疲乏无力，巩膜稍黄染。此时应

A. 输新鲜全血　B. 加用利尿药物　C. 加用升白细胞药物

D. 利福平的正常治疗反应，不必处理　E. 加用保肝药物，并改用其他抗结核药物

答案：1. E。2. D。3. E。

第13节　小儿常见急症

一、小儿惊厥

1. 辅助检查　血生化、脑脊液、脑电图检查。

2. 治疗要点

（1）迅速控制惊厥：抗惊厥药物首选地西泮缓慢静脉注射或灌肠，也可使用苯妥英钠、苯巴比妥、10% 水合氯醛等药物。苯巴比妥是新生儿惊厥（新生儿颅内出血、新生儿缺氧缺血性脑病等）的首选药。

（2）对症治疗：用 20% 甘露醇、呋塞米降颅压。高热者给予降温、吸氧等。

（3）若惊厥不能有效控制或反复发作，可按癫痫持续状态处理。

（4）病因治疗：针对引起惊厥的不同病因，采取相应治疗。

（5）预防惊厥发作：用地西泮、丙戊酸或苯巴比妥提前预防。

二、急性颅内压增高

1. 辅助检查

（1）CT 或 MRI：首选 CT 进行定位和定性诊断，在 CT 不能确认时进一步行 MRI。

（2）脑血管造影或数字减影血管造影：判断脑血管是否有畸形。

（3）头颅X线摄片：慢性颅内压增高时可见脑回压迹增多、加深，蝶鞍扩大，颅骨局部破坏或增生。小儿可见颅缝分离。

（4）颅内压测定：有明显颅内压增高者禁止腰穿，以免引起枕骨大孔疝。侧脑室穿刺测压法最准确而又较安全。前囟未闭者可行前囟测压。

2．治疗要点

（1）病因治疗：去除病因是最根本的治疗原则，如手术切除颅内肿瘤、清除颅内血肿、处理大片凹陷性骨折等。可行脑脊液分流术或脑室穿刺引流术缓解颅内高压。

（2）脱水治疗：病因不明或一时不能解除病因时应首先限制液体入量，以起到降低颅内压的作用。常用高渗性脱水药20%的甘露醇250ml，每次0.5～1g/kg，根据病情需要每4～8小时一次，重症患儿可用利尿药配合渗透性脱水剂，如呋塞米。

（3）激素治疗：通常选用地塞米松。

（4）预防或控制感染：伴有颅内感染者，根据致病菌药物敏感试验选用抗菌药物。术中、术后预防性应用广谱抗菌药物。

（5）冬眠低温疗法或亚低温疗法：降低脑的新陈代谢，减少脑组织氧耗，减轻脑水肿。

3．用药护理　使用脱水药物时控制好输液速度，观察脱水治疗效果，准确记录液体出入量。为防止颅内压反跳现象，停药前应逐渐减药或延长给药间隔时间。使用糖皮质激素治疗期间，应注意观察有无应激性溃疡出血、感染等药物不良反应。

三、急性呼吸衰竭

1．辅助检查

（1）血气分析：可判断呼吸衰竭和酸碱平衡的严重程度。$PaCO_2$升高、pH正常时为代偿性呼吸性酸中毒；$PaCO_2$升高、pH＜7.35为失代偿性呼吸性酸中毒。

（2）肺功能检测：呼吸肌功能测试可反映呼吸肌无力的原因和严重程度。

2．治疗要点　总体原则是保持呼吸道通畅，纠正缺氧，改善通气，去除病因，支持治疗等。

（1）保持呼吸道通畅：清理气道分泌物，使用支气管扩张药，必要时建立人工气道或气管插管。

（2）氧疗：吸氧原则是在保证PaO_2迅速提高到60mmHg或血氧饱和度达90%以上的前提下，尽量降低吸氧浓度。Ⅰ型呼吸衰竭给予较高浓度（＞35%）给氧，可以迅速缓解低氧血症而不引起CO_2潴留。对于伴有高碳酸血症的急性呼吸衰竭，常需机械通气治疗。

（3）增加通气量、改善CO_2潴留：使用呼吸兴奋药、机械通气等。

3．用药护理　给予支气管舒张药、呼吸兴奋药，注意输液速度不宜过快，以免因呼吸兴奋药过量，导致颜面潮红、面部肌肉震颤、烦躁不安等现象，一旦出现应遵医嘱减量或停药，并协助医生处理。对烦躁不安的患者慎用吗啡等镇静药，以免引起呼吸抑制。应用呋塞米快速利尿时，可能使原有大量痰液突然减少、黏稠度增加而使排痰困难加重，应注意预防。

四、充血性心力衰竭

1．辅助检查

（1）X线：心脏增大，左心衰时可见肺淤血、肺水肿。

（2）心电图：有助于病因诊断及洋地黄的应用指导。

（3）超声心动图：有助于病因的诊断，对治疗前后心功能评估有重要意义。

2. 治疗要点

（1）一般治疗：保证休息，取平卧或半卧位，必要时使用镇静剂。有气急、发绀者给予吸氧。水肿者适量减少盐的摄入。

（2）正性肌力药

①洋地黄类：包括地高辛、毛花苷丙等，可增强心肌收缩力、减慢心率，增加心搏出量，改善心功能。

②β 受体激动剂：常见有多巴胺、多巴酚丁胺等药物，洋地黄治疗疗效不佳或毒性反应及血压偏低者适用。

③磷酸二酯酶抑制剂：对心脏病手术术后的心衰患儿效果显著。

（3）利尿剂：急性心力衰竭可选用快速强效利尿剂，慢性心力衰竭一般联合使用噻嗪类与保钾利尿剂。

3. 用药护理　注意药物的不良反应，根据治疗的药物采取相应的护理措施，强心苷治疗剂量和中毒剂量接近，易发生中毒，使用后应重点观察其中毒反应。心脏毒性反应是强心苷较严重的毒性反应，主要表现为各种心律失常。快速心律失常中最常见和最早出现的是室性期前收缩。当患者脉搏节律由规则变为不规则（如长期心房颤动患者使用洋地黄后心律变得规则），心率或脉搏＜ 60 次 / 分，应暂停用药并通知医生。

五、急性肾衰竭

1. 辅助检查

（1）血液检查：轻、中度贫血，血尿素氮和肌酐进行性上升。血 pH ＜ 7.35，血钾浓度＞ 5.5mmol/L，血钠正常或偏低，血钙降低，血磷升高，血氯降低。

（2）尿液检查：外观混浊，尿色深。尿蛋白多为 ± ～＋，以小分子蛋白为主，可见上皮细胞管型、颗粒管型及少许红细胞、白细胞等。尿比重低且固定，多在 1.015 以下。尿渗透压降低，尿钠增高。

（3）影像学检查：首选尿路 B 超检查。

（4）肾活组织检查：是重要的诊断方法。

2. 治疗要点　尽早明确诊断，及时纠正可逆的病因是恢复肾功能的关键。主要包括尽早识别并纠正可逆病因，维持体液稳定，营养支持，防治并发症及肾脏替代治疗等。透析治疗是治疗高钾血症最有效的方法。

3. 高钾血症的护理　当血钾＞ 6.5mmol/L，应配合医生紧急处理。

（1）10% 葡萄糖酸钙 10 ～ 20ml 稀释后缓慢静脉推注（不少于 5 分钟），以拮抗钾离子对心肌的抑制作用。

（2）11.2% 乳酸钠或 5% 碳酸氢钠静脉滴注，纠正酸中毒并促进钾离子向细胞内移动。

（3）50% 葡萄糖和胰岛素缓慢静脉注射，促进糖原合成，使钾离子向细胞内移动。

六、心跳呼吸骤停

基本方法类似成人心肺复苏。

1. 识别心脏骤停　评估患儿的意识状态、呼吸和脉搏情况。对无反应的儿童，首先检查有无呼吸，如果没有呼吸或仅仅是喘息，最多用 10 秒触摸脉搏，如果不能感受或不能确定是否有脉搏，立即开始胸外按压。对于新生儿，脉搏＜ 60 次 / 分；或对于婴儿和儿童脉搏＜ 60 次 / 分且有低灌注现象，也即开始胸外按压。

2. 婴儿胸外按压　有双指按压法和双手环抱按压法两种。双指按压法适合于单人施救，一手按压，另一手固定头部或放在婴儿后背抬起胸廓；双手环抱按压法适合于两人施救，双手围绕婴儿胸部，用两拇指重叠或并列按压。按压部位为两乳头连线下方的胸骨处，深度至少达到胸廓前后径的1/3，约4cm。

3. 小儿胸外按压 1～8岁小儿适用单掌按压法。用单手的掌根部按压，部位为两乳头连线的胸骨处，不可压迫剑突。每次下压至少1/3前后径，约5cm。

4. 年长儿或体格较大儿童胸外按压 同成人，采用双掌按压法。

5. 胸外按压频率 新生儿120次/分，婴幼儿及儿童至少100次/分。

6. 胸外按压与人工呼吸比例 1～8岁婴幼儿单人施救30∶2，两人施救15∶2。8岁以上小儿无论单人或两人施救，均为30∶2。

1．小儿首选的止惊药是

A．地西泮　B．吗啡　C．苯巴比妥钠

D．异丙嗪　E．山莨菪碱

（2－3题共用备选答案）

A．180次/分　B．160次/分　C．80次/分

D．60次/分　E．100次/分

2．婴儿进行人工心脏按压的频率为

3．婴幼儿用洋地黄时停药的标准为心率小于

答案：1．A。2．E。3．C。

附录：相关专业知识历年跨科目考点

第1章　内科护理学

疾病或情况	跨科目考点
巴宾斯基征阳性	表现为踇趾背伸，其他四趾呈扇形展开
肺脓肿	黏液脓性或黄色脓性痰
肺炎球菌性肺炎	铁锈色痰
急性肺水肿	粉红色泡沫痰
继发性气胸	常继发于慢性阻塞性肺疾病、肺结核、支气管哮喘等肺部基础疾病，在这些疾病的基础上形成的肺大疱破裂或病变直接损伤胸膜导致气胸
语颤增强	语颤增强见于肺组织炎症或肺实变的患者如大叶性肺炎患者肺实变时、肺结核患者病变范围较大或干酪样坏死时、心包积液量大时
肺结核	飞沫传播是肺结核最重要的传播途径
慢性呼吸衰竭	呼吸困难是慢性呼吸衰竭患者最早、最突出的症状
循环功能	三个因素是周围血管张力、血容量和心功能
右心功能不全	颈静脉充盈、怒张是右心衰竭的最早征象，可出现肝颈静脉反流征阳性
左心功能不全	急性肺水肿是左心衰竭呼吸困难最严重的情况，咳粉红色泡沫样痰是急性肺水肿的表现，由于血浆渗入肺泡所致
心房颤动	在同一单位时间内脉率少于心率，称绌脉或脉搏短绌
心室颤动	最严重、最危险的心律失常
高血压	常累及心、脑、肾，患者应减少钠盐摄入，应＜6g/d，增加钾盐摄入
十二指肠溃疡	疼痛特点：进餐—餐后缓解—空腹疼痛；饭后剧烈腹痛，伴腹膜刺激征，可首先考虑十二指肠溃疡穿孔
	幽门螺杆菌感染是消化性溃疡的主要原因
食管-胃底静脉破裂	出血停止48～72小时后再提供半量冷流质饮食
肝硬化	临床表现为大量腹水伴少尿，失代偿期雌激素增多，皮肤出现蜘蛛痣。有腹水患者24小时液体入量＜1000ml，若合并低钠血症，应限制在500ml以内
肝性脑病	避免输入库存血，大量输入库存血可引起代谢性碱中毒，碱性环境可促进机体对氨的吸收，加重肝性脑病
结核性腹膜炎	腹水呈现草黄色或草绿色，少数为淡血色，偶呈乳糜样，静置后可有自然凝固块

（续　表）

疾病或情况	跨科目考点
上消化道出血	柏油样粪便
慢性肾小球肾炎	慢性肾小球肾炎伴有水肿，应给予高糖、高维生素、低蛋白、低盐、低磷、低脂饮食
慢性肾衰竭	急、慢性肾衰竭可见少尿（尿量＜400ml/24h或17ml/h）或无尿（＜100ml/24h）
肾源性水肿	可分为肾炎性水肿和肾病性水肿，肾炎性水肿的开始部位为眼睑及颜面部，肾病性水肿的开始部位为下肢
肾病综合征	感染是原发性肾病综合征常见的并发症和致死原因，也是导致肾病综合征复发及疗效不佳的主要原因
基础代谢率	测定基础代谢率应在禁食12小时、睡眠8小时以上，静卧空腹状态下进行
糖尿病	大血管病变是糖尿病最严重而突出的并发症，主要表现为动脉粥样硬化
类风湿关节炎	类风湿关节炎患者处于急性期时应卧床休息，限制受累关节活动。在恢复期进行锻炼时运动量要适当，循序渐进
有机磷中毒	烟碱样症状由横纹肌运动神经过度兴奋所致，出现颜面、眼睑、舌肌、四肢和全身肌纤维颤动，甚至强直性痉挛
一氧化碳中毒	急性一氧化碳中毒患者清醒后应休息2周，警惕迟发性脑病的发生
瘫痪	一侧脑干病变可引起交叉瘫，表现为病变侧脑神经麻痹和对侧肢体瘫痪；瘫痪若发生在内囊，表现为一侧上下肢瘫痪，称为偏瘫

第2章　外科护理学

疾病或情况	跨科目考点
高渗性缺水	高渗性缺水分为3度。轻度缺水：缺水量占体重2%～4%；患者除口渴外，无其他临床症状。中度缺水：缺水量占体重4%～6%。重度缺水：缺水量大于体重6%
低钾血症	低钾血症最早出现的临床表现是肌无力，累及呼吸肌时致呼吸困难或窒息，严重者出现软瘫、腱反射减弱或消失
急性呼吸窘迫综合征（ARDS）	注意保护呼吸道黏膜，可通过湿化气道等方法保持呼吸道通畅
心脏骤停	识别心搏骤停最可靠的临床征象是意识丧失伴大动脉搏动消失（颈动脉或股动脉）
	胸外心脏按压时将患者放置于仰卧位，平躺在坚实平面上，选择胸骨下1/3处，即乳头连线与胸骨交界处进行按压。按压频率为100～120次/分，使胸骨下陷5～6cm；儿童心肺复苏的按压部位为两乳头连线下方的胸骨处，深度至少达到胸廓前后径的1/3，约4cm
ICU	ICU主要收治经过严密监测、积极治疗和加强护理后有可能恢复的各类重危患者。监护内容包括：持续心电图、心率、呼吸频率检测；给氧如面罩、鼻导管或人工气道、呼吸机等；保证有两条有效的静脉通路；留置导尿管，并观察每小时及24小时尿量；安置好各种引流管及其他专科治疗装置；备好各种记录单及监测表
气性坏疽	应在光线充足的环境下养病，提高组织间的含氧量
革兰阳性球菌感染	发热多呈稽留热和弛张热
烧伤	浅Ⅱ度烧伤伤及真皮浅层（乳头层），部分表皮生发层（基底层）健在。深Ⅱ度烧伤伤及真皮乳头层以下，但仍残留部分网状层
自体移植	以自身的细胞、组织或器官进行移植，移植后不会引起排斥反应，可以永久存活。如断指（肢）再植、自体皮肤移植等
器官移植	从器官切取时即必须开始，一般用特制的灌注液（0～4℃），经血管系统进行灌洗，然后轻轻放入盛有4℃保存液的无菌塑料袋内
颅内压增高	颅内压增高的病因包括脑组织体积增大（脑水肿）、脑脊液增多（脑积水）、颅内血容量增多、颅内占位性病变、先天性颅腔畸形等；典型生命体征改变，“两慢一高”，即脉搏减慢，呼吸深慢，血压升高；患者如已发生便秘，切勿用力屏气排便，可用开塞露、缓泻剂或低压小量灌肠通便，禁忌高压灌肠
颅脑损伤	脑挫伤指脑组织遭受破坏较轻，软脑膜完整；脑裂伤指软脑膜、血管和脑组织同时有破裂，伴有外伤性蛛网膜下腔出血
	硬膜下血肿是临床最常见的颅内血肿类型，出血多来自挫裂的脑实质血管；硬膜外血肿多由颅盖部特别是颞部的直接暴力导致，出血以脑膜中动脉最常见

（续 表）

疾病或情况	跨科目考点
甲状舌管囊肿	多见于15岁以下儿童，表现为在颈前区中线、舌骨下方有直径1～2cm的圆形肿块，境界清楚，表面光滑，有囊性感，并能随伸、缩舌而上下移动
乳管内乳头状瘤	乳管内乳头状瘤的溢出液为血性、暗棕色或黄色液体
乳腺癌	淋巴转移为乳腺癌主要的转移方式，最易累及患侧腋窝淋巴结；乳腺癌术后5年内应避免妊娠，减少乳腺癌复发
食管癌	中晚期典型症状为进行性吞咽困难，食管癌癌肿侵入气管、支气管，可形成食管气管瘘或食管支气管瘘，出现吞咽水或进食时剧烈呛咳；癌肿穿透大血管可出现致死性大呕血
急性腹膜炎	结肠后壁穿孔时可引起严重的腹膜后感染
腹膜刺激征	腹部固定压痛、反跳痛和腹肌紧张，称为腹膜刺激征
腹部损伤	小肠占据中下腹的大部分空间，受外伤的机会比较多
胃、十二指肠疾病	极度消瘦、严重脱水、恶病质者腹部凹陷等疾病时，患者常呈“舟状腹”；急性胃穿孔引起急性弥漫性腹膜炎时，全腹肌肉紧张显著，硬如木板，称“板状腹”
外科急腹症	“外科四禁”：禁食、禁用镇痛药、禁服泻药、禁止灌肠
肠梗阻	最主要的病理生理改变是体液紊乱
结肠癌	排便习惯和粪便性状改变是结肠癌首发症状
内痔	位于齿状线以上，好发于截石位3点、7点、11点位置
门静脉高压症	门静脉高压症的主要临床表现有脾大、脾功能亢进、呕血、黑便、腹水、黄疸、下肢水肿、蜘蛛痣、肝掌、男性乳房发育、睾丸萎缩等
急性梗阻性化脓性胆管炎	起病急骤，病情进展迅速，除Charcot三联征外，还有休克、神经中枢系统受抑制表现，称为Reynolds五联征
急性胰腺炎	禁食水、胃肠减压可减少胃酸分泌，从而降低胰液分泌，减轻自身消化，减轻腹胀，降低腹内压
胰腺癌	上腹痛、不适是胰腺癌最常见的首发症状；行胰十二指肠切除术，术后宜进食高蛋白、高糖、低脂及富含脂溶性维生素的饮食；但合并术后高血糖者，应给予低糖饮食
下肢静脉曲张	先天性浅静脉壁薄弱和静脉瓣膜结构不良是发病的主要原因，与遗传因素有关；长时间站立、重体力劳动、妊娠、慢性咳嗽、习惯性便秘等后天性因素，使腹腔内压力增高，瓣膜承受过度的静脉压力，逐渐松弛，导致瓣膜关闭不全，产生反流
尿道损伤	初始血尿提示病变在尿道；终末血尿提示病变在后尿道、膀胱颈部或膀胱三角区；全程血尿提示病变在膀胱、输尿管或肾脏

（续 表）

疾病或情况	跨科目考点
外阴损伤	处理原则是止血、止痛、防治感染和抗休克；损伤早期48小时内热敷可使局部血管扩张而加重出血、肿胀和疼痛，因此应避免热敷
上尿路结石	上尿路结石主要表现是与活动有关的疼痛和血尿。结石活动或引起输尿管完全梗阻时可引起肾绞痛，典型表现为突发性疼痛，剧烈难忍，多在深夜至凌晨发作，持续数分钟至数小时不等
肾结核	肾结核晚期时会出现发热、盗汗、消瘦、贫血、虚弱、食欲缺乏等全身症状。尿频、尿急、尿痛（膀胱刺激征）是肾结核的典型症状
良性前列腺增生	进行性排尿困难是良性前列腺增生最重要、最典型的症状
石膏绷带术	石膏固定术后，由于患者肢体长期固定、缺乏功能锻炼导致肌萎缩，同时大量钙盐逸出骨骼，可致骨质疏松，关节内纤维粘连致关节僵硬
脊髓半切征	脊髓半切征表现为损伤平面以下同侧肢体的运动和深感觉消失，对侧肢体的痛觉和温度觉消失
断肢再植	完全离断的肢体，原则上不做任何无菌处理，禁忌用任何液体冲洗、浸泡或涂药。运送距离远的，对断肢进行干燥冷藏法保存，用无菌或清洁敷料包好，放入塑料袋内，做好标记，再将其放入加盖的容器中，容器外周加放水和冰块各一半，避免断肢与冰块直接接触而冻伤
颈椎病	最常见的颈椎病类型为脊神经根型

第3章　妇产科护理学

疾病或情况	跨科目考点
产程分期	从规律宫缩开始到宫口开全为第一产程（宫颈扩张期）
	从宫口开全到胎儿娩出为第二产程（胎儿娩出期）
	从胎儿娩出到胎盘娩出为第三产程（胎盘娩出期）
妊娠期	停经是妊娠最早、最重要的症状。妊娠早期还可有困倦、择食、恶心，尿频，乳房增大、乳头乳晕着色等症状
分娩期	初产妇宫口扩张4cm以内、经产妇2cm以内，应用温肥皂水灌肠
	胎头双顶径进入骨盆入口平面，胎头最低点接近或达到坐骨棘水平，称为衔接。胎头呈半俯屈状态进入骨盆入口，以枕额径衔接
产褥期	产后第3周除胎盘附着部位以外的子宫内膜基本修复，胎盘附着部位的内膜修复约需至产后6周
	产褥期肌纤维不断缩复，子宫体逐渐缩小，产后10天子宫降至骨盆腔内，在腹部摸不到宫底
	产妇于产后6周（42天）携婴儿进行产后健康检查
异位妊娠	当发生输卵管妊娠流产或破裂时，突感一侧下腹部撕裂样疼痛，常伴有恶心、呕吐
胎盘早期剥离	双胎妊娠第一个胎儿娩出后，由于子宫突然缩小，宫腔内压力骤减，容易发生胎盘早剥
	胎盘早期剥离最常见于妊娠合并高血压，临床表现为突发性持续性腹部疼痛，伴或不伴阴道出血。子宫硬如板状
	轻型多发生于分娩期，剥离面积＜1/3；重型多发生于妊娠中、晚期，剥离面积≥1/3
早产	早产指妊娠满28周至不足37周之间分娩者或新生儿出生体重1000～2499g
过期产	平时月经规律，妊娠达到或超过42周（≥294天）尚未分娩者为过期妊娠，妊娠42周以后分娩为过期产
妊娠合并心脏病	心脏病患者是否妊娠最重要的是心功能分级
妊娠合并病毒性肝炎	限制蛋白质的摄入，每天蛋白质摄入量应＜0.5g/kg
胎膜早破	取左侧卧位并抬高臀部或取头低足高位，防止脐带脱垂引起胎儿缺氧或宫内窘迫
产后出血	产后出血指胎儿娩出后24小时内失血量超过500ml

（续 表）

疾病或情况	跨科目考点
产褥期抑郁症	多在产后2周内发病，产后4～6周症状明显。产妇多表现为心情压抑、沮丧、感情淡漠、不愿与人交流
尖锐湿疣	是由人乳头瘤病毒感染引起鳞状上皮疣状增生病变
子宫肌瘤	月经改变为子宫肌瘤最常见的症状，表现为经量增多，经期延长。当肌瘤增大使子宫超过妊娠3个月大小时，可从腹部触及肿块，不规则或均匀增大，质硬，凹凸不平
外阴癌	最常发生的部位是大阴唇。约2/3的外阴癌发生在大阴唇，其余的1/3发生在小阴唇、阴蒂、会阴、阴道等部位

第4章　儿科护理学

疾病或情况	跨科目考点
小儿发育	身长指头部、脊柱与下肢长度的总和，是反映骨骼发育的重要指标；体重是反映儿童生长和营养状况的重要指标
新生儿破伤风	新生儿破伤风起病时，患儿神志清醒，往往哭吵不安，因咀嚼肌首先受累，患儿口张不大，吸吮困难，随后牙关紧闭、面肌痉挛，出现苦笑面容。双拳紧握、上肢过度屈曲、下肢伸直，呈角弓反张。强直性痉挛阵阵发作，间歇期肌强直继续存在
维生素D缺乏性佝偻病	是维生素D不足引起钙、磷代谢失常，产生的一种以骨骼病变为特征的全身慢性营养性疾病。初期（早期）多见于6个月内，特别是3个月以内，主要为神经兴奋性增高的表现，如易激惹、烦躁，汗多刺激头皮，致婴儿摇头擦枕，出现枕秃；活动期（激期）：主要为骨骼改变和运动功能及智力发育迟缓，如方颅、鸡胸、“O”型腿或“X”形腿；恢复期：临床症状和体征逐渐减轻或消失；后遗症期：多见于2岁以后小儿，遗留不同程度的骨骼畸形，临床症状消失，血生化正常，X线检查骨骼干骺端病变消失
小儿腹泻	脱水分轻、中、重3度。中度脱水的失水百分比为体重的5%～10%。轻度脱水的失水百分比＜体重的5%，失水量为（30～50ml/kg）。重度脱水的失水百分比为＞体重的10%
肺脓肿	叩诊呈实音
脓气胸	脓胸可表现为患侧呼吸运动减弱，肋间隙饱满，叩诊呈浊音，纵隔向健侧移位，呼吸音减弱或消失。脓气胸者上胸部叩诊呈鼓音，下胸部叩诊呈浊音
营养性缺铁性贫血	口服铁剂治疗，从小剂量开始，于两餐之间服用。可与维生素C或各种果汁同服，但避免与茶、咖啡、牛奶、植酸盐等同服，以免影响铁吸收
化脓性脑膜炎	典型表现为：感染中毒及急性脑功能障碍症状：体温升高，进行性加重的意识障碍，嗜睡，惊厥等；颅内压增高表现：头痛、呕吐，婴儿前囟饱满与增高、头围增大等；脑膜刺激征：最常见的是颈项强直，同时可出现凯尔尼格征、布鲁津斯基征阳性等
注意缺陷多动障碍	又称多动症，表现出与年龄不相称的注意力不集中，不分场合的过度活动，情绪冲动并可有认知障碍或学习困难的一组症候群，是儿童青少年最多见的精神行为问题之一
风湿热	心脏炎是风湿热最严重的临床表现，是风湿热唯一的持续性器官损害
过敏性紫癜	病变主要累及皮肤、黏膜、胃肠、关节及肾脏等部位的毛细血管壁，使其渗透性和脆性增加，以致造成出血症状
麻疹	肺炎是麻疹患儿最常见的并发症和死亡的主要原因

（续 表）

疾病或情况	跨科目考点
流行性腮腺炎	给予营养丰富、易消化的清淡半流食或软食。多饮水，避免坚硬、刺激性、酸性的食物，以免唾液分泌增多而加重疼痛
	以一侧腮腺肿大为首发症状，且最具特征性。发热后数小时至1～2天腮腺肿大，2～4天后累及对侧。腮腺肿大以耳垂为中心，向前、后、下发展，使下颌角边缘不清，表面灼热，但多不发红，伴轻度触痛和感觉过敏，开口咀嚼或进食酸性食物时疼痛可加剧
小儿惊厥	健康教育的重点是惊厥预防及急救措施
小儿心搏骤停	临床诊断：患儿突然昏迷，部分有一过性抽搐，呼吸停止，而不是持续昏迷。大动脉（颈动脉、股动脉）搏动消失，心音消失。意识丧失，双侧瞳孔散大，对光反射消失。颈动脉、桡动脉搏动消失，血压测不到，脉搏摸不到。做心电图检查可见等电位线、电机械分离或心室颤动等

1．胸部触诊语颤增强的疾病是
A．肺气肿　B．肺淤血　C．气胸
D．空洞型肺结核　E．肺实变

2．嗜酸性粒细胞增多应考虑是
A．阿米巴痢疾　B．急性白血病　C．支气管哮喘
D．活动性肺结核　E．军团菌肺炎

3．语颤增强见于
A．大叶性肺炎　B．阻塞性肺不张　C．肺气肿
D．气胸　E．大量胸腔腔积液

4．慢性呼吸衰竭患者出现的最早、最突出的症状是
A．发绀　B．呼吸困难　C．精神神经症状
D．其他器官损害　E．心血管系统症状

5．最严重的心律失常是
A．窦性心律失常　B．室性二联律　C．心房颤动
D．心室颤动　E．室性三联律

6．成年人脉压增大最常见的疾病是
A．心包积液　B．二尖瓣狭窄　C．甲状腺功能减退
D．肺动脉瓣狭窄　E．主动脉瓣关闭不全

7．慢性胃炎首选的诊断方法是
A．血清学检查　B．胃肠钡剂造影　C．纤维胃镜检查
D．幽门螺杆菌检测　E．胃液分析

8．对胃酸抑制作用最强的是

A．硫糖铝　　B．奥美拉唑　　C．氢氧化铝
D．西咪替丁　　E．枸橼酸铋钾

9．上消化道出血患者的典型粪便性状为
A．白陶土样　　B．乳糜样　　C．稀水样
D．果酱样　　E．柏油样

10．急性白血病患者发热的原因是
A．血小板减少　　B．嗜酸性粒细胞减少　　C．出血被吸收
D．嗜碱性粒细胞减少　　E．细菌感染

11．X 线检查手指关节间隙变窄或半脱位可确诊为
A．骨关节炎　　B．风湿性关节炎　　C．类风湿关节炎
D．系统性红斑狼疮　　E．急性风湿热

12．急性中毒患者应立即采取的处理措施是
A．清除体内未被吸收的毒物　　B．应用特殊解毒药　　C．清除体内已被吸收的毒物
D．终止接触毒物　　E．对症处理

13．一氧化碳中毒最有价值的指标是
A．PaO_2 降低　　B．COHb 升高　　C．$PaCO_2$ 升高
D．CO_2CP 升高　　E．SaO_2 降低

14．等渗性脱水治疗原则应该是
A．5% 碳酸氢钠　　B．2% 乳酸钠溶液
C．等渗盐水与 5% 葡萄糖溶液各半　　D．低分子右旋糖酐
E．10% 葡萄糖酸钙

15．高钾血症的心电图改变包括
A．T 波高耸，QRS 波群增宽　　B．异常 P 波和 T 波低平　　C．T 波低平，QRS 波群增宽
D．ST 段延长和异常 Q 波　　E．P 波高耸，出现 u 波

16．治疗休克的最基本措施是
A．扩容　　B．抗感染　　C．利尿
D．治疗原发病　　E．升高血压

17．预防 ARDS 发生的措施不包括
A．控制液体输入速度　　B．长期吸入高浓度氧气　　C．减少输入大量库存血
D．积极治疗原发病　　E．积极治疗感染

18．全身麻醉术前常规
A．6 小时禁食，3 小时禁饮　　B．6 小时禁食，4 小时禁饮
C．8 小时禁食，2 小时禁饮　　D．8 小时禁食，3 小时禁饮
E．8 小时禁食，4 小时禁饮

19．应立即收治 ICU 的是
A．肾挫伤患者　　B．冠心病患者　　C．呼吸衰竭患者

D．轻度脱水患者　　E．阑尾切除术后患者

20．破伤风致病菌属于
A．革兰染色阴性厌氧芽胞梭菌　　B．革兰染色阴性需氧杆菌
C．革兰染色阳性厌氧芽胞杆菌　　D．革兰染色阳性需氧芽胞杆菌
E．革兰染色阴性厌氧杆菌

21．对开放性损伤进行清创术的时限，一般不得超过伤后的
A．1～2小时　　B．3～5小时　　C．6～8小时
D．9～10小时　　E．11～16小时

22．烧伤伤员五指并拢，其手掌面积约为体表面积的
A．1%　　B．20%　　C．70%
D．80%　　E．90%

23．肾移植术前，组织配型检查项目不包括
A．PRA　　B．mH抗原　　C．3P试验
D．MIIC抗原　　E．淋巴细胞毒性试验

24．关于移植器官保存方法的描述，不正确的是
A．常温下不超过30分钟　　B．快速低温灌注　　C．无菌保存
D．灌注液5℃　　E．塑料袋密封保存

25．多根多处肋骨骨折患者首要的急救措施是
A．镇静、止痛　　B．吸氧　　C．输液
D．应用抗生素　　E．局部加压包扎固定

26．可以确诊肺癌的依据是
A．胸部X线检查　　B．痰细胞学检查　　C．支气管镜检查
D．放射性核素扫描　　E．胸腔积液检查

27．绞窄性疝的处理原则是
A．解痉止痛　　B．补液疗法
C．支持疗法，严密观察病情变化　　D．立即手术探查
E．暂不处理

28．腹腔内脏最容易受伤的器官是
A．肝　　B．脾　　C．胰腺
D．十二指肠　　E．胃

29．胆道系统疾病首选的检查方法是
A．口服胆囊造影　　B．静脉胆囊造影　　C．X线平片
D．B超　　E．经皮肝胆管造影

30．输尿管结石的典型特点为
A．肉眼血尿＋白细胞计数增高　　B．肾绞痛＋镜下血尿　　C．发热
D．腰部肿块　　E．尿频、尿急、尿痛

31. 关于腰椎间盘突出症的治疗，早期主要方法是
A. 热敷　　B. 止痛药　　C. 牵引治疗
D. 绝对卧床休息　　E. 增强体育锻炼

32. 患者，女，50 岁。频繁呕吐多日，不能进食，出现脱水、低血钾，补液时家属心切，私自将补液速度加快，发生了高血钾，此时治疗应选用
A. 硫酸镁　　B. 氯化铵　　C. 2% 碳酸氢钠
D. 乳酸钠　　E. 葡萄糖酸钙

33. 患者，男，65 岁。胃溃疡病史 10 年。检查发现粪便隐血持续（+），考虑可能是
A. 胃溃疡加重　　B. 食管癌　　C. 溃疡性结肠炎
D. 胃癌　　E. 慢性胃炎

34. 预测排卵的方法中无损伤、最简单、花费最少的是
A. 基础体温测定　　B. 超声波检查　　C. 激素的测定
D. 刮取子宫内膜检查　　E. 宫颈黏液检查

35. 妊娠妇女行 B 超检查，可见妊娠环的最早时间是
A. 妊娠 4 周　　B. 妊娠 7 周　　C. 妊娠 6 周
D. 妊娠 5 周　　E. 妊娠 8 周

36. 属于正常胎位的是
A. 肩左前　　B. 骶右后　　C. 骶左前
D. 枕左前　　E. 枕右后

37. 产后乳汁分泌量主要取决于
A. 乳房发育情况　　B. 产妇健康状况　　C. 产后营养状况
D. 新生儿发育状况　　E. 新生儿的吸吮刺激

38. 妊娠期高血压疾病的基本病理变化是
A. 全身小静脉痉挛　　B. 全身小动脉痉挛　　C. 血管通透性增加
D. 肾小球通透性增加　　E. 肾小球滤过率下降

39. 硫酸镁中毒的解毒药首选
A. 甘露醇静滴　　B. 口服卡托普利　　C. 注射肾上腺素
D. 注射地塞米松　　E. 注射 10% 葡萄糖酸钙

40. 以下临床表现或检查结果不支持胎膜早破的是
A. 阴道持续性流液　　B. 宫缩时摸不到前羊膜囊
C. 阴道液涂片可见羊齿状结晶　　D. 阴道排液酸碱试纸检查弱酸性
E. 羊膜镜检查可直视胎先露部

41. 标志着滴虫阴道炎治愈的是
A. 白带涂片检查阴性　　B. 月经干净后复查白带连续 3 次阴性
C. 治疗后复查白带阴性　　D. 月经干净后复查白带连续 3 个月阴性
E. 患者无自觉不适症状

42．宫颈息肉的最佳治疗方法是
A．激光
B．局部应用消炎药
C．宫颈锥切
D．息肉摘除术
E．中药治疗

43．与尖锐湿疣有关的病毒是
A．麻疹病毒
B．腮腺炎病毒
C．带状疱疹病毒
D．人乳头瘤病毒
E．人类免疫缺陷病毒

44．治疗青春期异常子宫出血，首选的止血药物是
A．雌激素
B．孕激素
C．中药止血
D．三合激素
E．宫腔镜下止血

45．避孕药的作用正确的是
A．使子宫内膜发生无菌性炎症反应
B．使宫颈黏液变稀薄，不利于精子通过
C．影响精子获能
D．抑制排卵
E．改变宫腔内环境

46．目前我国围生期的时间规定是
A．孕满 28 周至出生后 7 天
B．孕满 32 周至出生后 7 天
C．孕满 36 周至出生后 7 天
D．孕满 38 周至出生后 7 天
E．孕满 40 周至出生后 7 天

47．新生儿缺氧缺血性脑病及脑水肿严重时应选用
A．25% 葡萄糖
B．10% 氯化钠
C．呋塞米
D．地塞米松
E．20% 甘露醇

48．应用肺泡表面活性物质替代疗法治疗的是
A．呼吸暂停
B．肺水肿
C．肺不张
D．坠积性肺炎
E．肺透明膜病

49．患儿因腹泻导致轻度脱水，应采取的措施是
A．少量多次饮温开水
B．少量多次喂服口服补液盐
C．静脉补充复方氯化钠
D．静脉补充白蛋白
E．静脉补充 5% 葡萄糖液

50．有助于确诊小儿肺炎的检查是
A．纤维支气管镜
B．痰培养
C．咽拭子涂片
D．血常规
E．胸部 X 线

51．急性肾小球肾炎最常见的病因是
A．A 组 β 溶血性链球菌感染
B．B 组 β 溶血性链球菌感染
C．支原体感染
D．病毒感染
E．真菌感染

52．急性肾小球肾炎，多发生在链球菌感染后
A．1 ～ 3 天
B．1 周以内
C．1 ～ 3 周

D．1个月以上　　E．2个月以上

53．用阿昔洛韦治疗水痘，用药的最佳时机是

A．接触传染源24小时内　　B．发病后24小时内　　C．发热至皮疹出现之前

D．发热至皮疹结痂之前　　E．出疹至皮疹结痂之前

54．结核菌素试验结果（+++）是指局部红硬

A．直径＜5mm　　B．直径5～9mm　　C．直径10～19mm

D．直径＞20mm　　E．直径＞20mm伴水疱

55．心跳呼吸骤停患儿首要的措施是

A．口对口人工呼吸　　B．胸外心脏按压　　C．注射复苏药物

D．通畅呼吸道　　E．电除颤

56．新生儿，产钳助产娩出，出生时全身皮肤苍白，呼吸微弱，心率30次/分，肌张力松弛。生后首先应采取的措施是

A．面罩给氧　　B．胸外心脏按压　　C．清除口鼻腔分泌物

D．注射5%碳酸氢钠和呼吸兴奋剂　　E．弹足底或刺激皮肤引起啼哭

57．患者，女，43岁。因月经量增多2年，发现下腹包块入院治疗，B超示子宫增大，肌壁间多发中低回声，最大者直径10cm，合适的治疗方式为

A．化疗　　B．激素治疗　　C．放射治疗

D．手术治疗　　E．随访观察

58．患儿，男，5岁。患原发型肺结核，遵医嘱口服利福平1个月后，出现食欲下降，疲乏无力，巩膜稍黄染，白细胞、血小板减少。此时应采取的措施是

A．输新鲜全血　　B．不必处理，利福平的正常治疗反应

C．与异烟肼合用　　D．加用抗生素

E．加用保肝药物，并改用其他抗结核药物

正确答案：

1．E。	2．C。	3．A。	4．B。	5．D。	6．E。	7．C。	8．B。	9．E。	10．E。
11．C。	12．D。	13．B。	14．C。	15．A。	16．A。	17．B。	18．E。	19．C。	20．C。
21．C。	22．A。	23．C。	24．D。	25．E。	26．C。	27．D。	28．B。	29．D。	30．B。
31．D。	32．E。	33．D。	34．A。	35．D。	36．D。	37．E。	38．B。	39．E。	40．D。
41．B。	42．D。	43．D。	44．A。	45．D。	46．A。	47．E。	48．E。	49．B。	50．E。
51．A。	52．C。	53．B。	54．D。	55．B。	56．C。	57．D。	58．E。		

护理学（师）相关专业知识
单科试卷

单科试卷一

一、以下每一道考题下面有 A、B、C、D、E 五个备选答案，请从中选择一个最佳答案。并在答题卡上将相应题号的相应字母所属的方框涂黑。

1．硬膜外麻醉的妇科腹部手术患者去枕平卧的时间为

A．1 ～ 2 小时

B．4 ～ 6 小时

C．6 ～ 8 小时

D．10 小时

E．12 小时

2．不孕症患者，检测是否排卵，取子宫内膜进行检查的时间是经前

A．12 小时内

B．18 小时内

C．24 小时内

D．48 小时内

E．36 小时内

3．患者，男，25 岁。诊断为化脓性阑尾炎。查体：腹肌紧张。说明炎症刺激了

A．阑尾肌层

B．阑尾腔黏膜

C．脏层腹膜

D．壁层腹膜

E．腹肌

4．患儿，男，2 岁。精神萎靡，眼窝明显凹陷，哭时泪少，口唇干燥，皮肤弹性差，尿量明显减少，被诊断为中度脱水，该患儿失水占体重的百分比是

A．3% 以下

B．5% ～ 10%

C．10% ～ 20%

D．15% ～ 25%

E．25% ～ 35%

5．细菌性肝脓肿与阿米巴性肝脓肿最主要的临床鉴别依据是

A．血液学检查

B．大便检查

C．脓肿穿刺

D．B 超

E．CT

6．患者，女，65 岁。反复发作性上腹痛，伴寒战高热。尿液呈浓茶色，大便颜色为淡黄色，皮肤巩膜轻度黄染。采用保守治疗期间，重点观察的是

A．体温

B．腹部症状、体征

C．粪便

D．血白细胞

E．尿量

7．6 ～ 14 岁小儿血红蛋白正常值的低限是

A．60g/L

B．85g/L

C．105g/L

D．110g/L

E．120g/L

8．诊断早期胃癌最有效的辅助检查手段是

A．X 线检查

B．B 超检查

C．CT 检查

D．MRI 检查

E．纤维胃镜检查

9．治疗小儿化脓性脑膜炎，病原菌明确后，使用敏感性抗生素的时间至少是

A．3 ～ 7 天

B．7 ～ 10 天

C．2 ～ 3 周

D．4 ～ 5 周

E．5～6周

10．破伤风患者注射破伤风抗毒素的目的是

A．抑制破伤风梭菌繁殖

B．解除痉挛，控制抽搐

C．减少破伤风外毒素的产生

D．中和血中游离毒素

E．中和已与神经结合的毒素

11．患者，38岁。停经3个月，突然剧烈下腹疼2小时，腹腔内出血、休克入院。即开腹探查，见子宫角破口有水泡状物，送检镜下见子宫肌壁深层及浆膜下有增生活跃的滋养层细胞，并见绒毛结构，最可能的诊断是

A．葡萄胎

B．宫角妊娠

C．绒毛膜癌

D．子宫内膜癌

E．侵蚀性葡萄胎

12．治疗产褥感染选择抗生素的依据是

A．感染部位、程度

B．患者全身症状

C．阴道分泌物性质

D．细菌培养和药敏试验结果

E．分娩方式

13．患者，女，18岁。3小时前因骑自行车不慎跌倒后外阴部疼痛来诊，检查外阴皮肤完整，皮下血肿约3cm×3cm，其处理措施错误的是

A．取平卧位两腿稍分开

B．保持外阴清洁

C．给予热敷

D．止血药

E．镇痛药

14．抗甲状腺药物的不良反应主要是

A．皮肤瘙痒

B．剥脱性皮炎

C．中毒性肝炎

D．心绞痛

E．粒细胞减少

15．人类维生素D的主要来源为

A．蛋黄中的维生素D

B．牛奶中的维生素D

C．动物肝脏中的维生素D

D．植物食品中的维生素D

E．皮肤中的7-脱氢胆固醇

16．高血压患者伴有阻塞性肺疾病的降压药禁用

A．硝苯地平

B．维拉帕米

C．卡托普利

D．哌唑嗪

E．阿替洛尔

17．目前我国围生期的时间规定是

A．孕满28周至出生后7天

B．孕满32周至出生后7天

C．孕满36周至出生后7天

D．孕满38周至出生后7天

E．孕满40周至出生后7天

18．脱水患儿累积丢失液量补足的时间应是

A．30～60分钟

B．1～3小时

C．4～6小时

D．8～12小时

E．13～16小时

19．丙氨酸氨基转移酶增高，首先应考虑

A．胃炎

B．肝硬化

C．肝癌

D．肝炎

E．胆汁淤积

20．关于普鲁卡因静脉复合麻醉的描述，不正确的是

A．操作简单

B．用药量大

C．对肝功能无明显影响

D．对肾功能影响小

E．肌松好

21．门静脉高压症，脾切除术后，定期监测血小板计数，目的是

A．防止血栓形成

B．观察有无出血倾向

C．观察有无再生障碍性贫血
D．观察有无急性白血病
E．观察有无缺铁性贫血

22．患者，女，25岁。诊断为血小板减少性紫癜1个月，血小板 15×10^9/L，首选的治疗措施是
A．糖皮质激素
B．脾切除
C．免疫抑制药
D．输注血小板悬液
E．输注丙种球蛋白

23．属于ICU基础监护的内容是
A．瞳孔大小，对光反射
B．持续心电图、心率、呼吸频率
C．血电解质含量
D．白细胞计数
E．血淀粉酶测定

24．最早B超可见妊娠环为妊娠
A．30天
B．40天
C．3周
D．5周
E．8周

25．以非手术治疗为主的乳房疾病是
A．Ⅰ期乳癌
B．Ⅱ期乳癌
C．乳腺纤维腺瘤
D．乳管内乳头状瘤
E．乳腺囊性增生病

26．抗结核标准化疗方案的疗程一般属
A．3～6个月
B．6～8个月
C．9～12个月
D．12～18个月
E．18～36个月

27．患者，男，52岁。糖尿病不规则服药，血糖波动在8.6～9.8mmol/L，尿糖（++～+++），近日感尿频、尿痛，昨晨起神志不清。查血糖28mmol/L，血尿素氮7.8mmol/L，血钠148mmol/L，尿糖（+++），尿酮（++）。应诊断为
A．低血糖昏迷
B．酮症酸中毒
C．乳酸性酸中毒
D．高渗性非酮症性糖尿病昏迷
E．脑血管意外

28．患者，31岁。已婚。既往月经规律，因月经过期10天而就诊，确诊妊娠最有意义的检查是
A．阴道超声
B．免疫法测定hCG（人绒毛膜促性腺激素）
C．测宫底高度
D．妇科体检
E．宫颈黏液涂片镜检

29．初产妇上产床待产应在宫口开大
A．3cm
B．4cm
C．6cm
D．8cm
E．10cm

30．患者，男，28岁。上呼吸道感染后2天，高热不退，急诊入院后患者咳嗽加剧，咳铁锈色痰，胸痛明显，测血压为75/50mmHg，诊断为休克型肺炎。医嘱予抗生素和补液治疗。提示患者病情好转的体征不包括
A．心率120次/分
B．脉搏有力
C．每小时尿量＞30ml
D．收缩压＞90mmHg
E．神志清醒

31．细胞核左移提示
A．过敏
B．脱水
C．失血
D．感染严重
E．酸中毒

32．结核菌素试验强阳性（+++）的表现是
A．平均直径在0～5mm

B．红硬，平均直径在 5 ～ 9mm
C．红硬，平均直径在 10 ～ 19mm
D．红硬，平均直径在≥ 20mm
E．除硬结外，还有水痛、坏死或淋巴管炎

33．妇产科护士在指导护生关于催产素的使用，说法正确的是
A．用于产道异常、前置胎盘的产妇
B．用于协调性子宫收缩乏力，以加强宫缩
C．根据宫缩强度调整，通常每分钟不超过 30 ～ 40mU
D．教会家属自行调节滴速
E．使用中无需注意胎心率情况

34．肺源性心脏病的治疗原则为
A．治肺为本，治心为辅
B．治心为主，治肺为辅
C．积极治心、治肺并重
D．以强心为主，利尿为辅
E．以利尿为主，强心为辅

35．小儿充血性心力衰竭治疗措施不正确的是
A．卧床休息，必要时给予镇静药
B．洋地黄为最常用的强心药
C．应用快速强利尿药，间歇给药
D．给予肾上腺素，以增强心肌收缩力
E．吸氧，以缓解缺氧状况

36．营养疗法适应证不包括
A．休克
B．血清白蛋白＜ 30g/L
C．短肠综合征
D．MODS
E．大面积烧伤

37．新生儿寒冷损伤综合征复温的原则是
A．迅速复温
B．先快后慢
C．先慢后快
D．逐步复温
E．4 ～ 8 小时内体温恢复正常

38．热射病治疗首选是
A．迅速降温
B．防止惊厥
C．补液
D．防治感染
E．纠正酸中毒

39．无菌手术缝合伤口，部分缝线针眼有小水疱，处理的方法是
A．0.9% 氯化钠纱布湿敷
B．红外线照射
C．提前拆去全部缝线
D．重新缝合
E．氯石灰硼酸溶液湿敷

40．中枢神经系统白血病常用的药物是
A．阿奇霉素
B．长春新碱
C．甲氨蝶呤
D．环磷酰胺
E．苯丁酸

41．用于胆道疾病检查的首选方法是
A．B 超
B．CT
C．MRI（磁共振）
D．PTC（经皮经肝胆道造影）
E．ERCP（经内镜逆行胰胆管造影）

42．葡萄胎清宫术前备用物品不包括
A．配血备用
B．催产素
C．雌激素制剂
D．抢救药品及物品
E．大号吸管

43．晚期产后出血量大疑有胎盘胎膜残留时应首选
A．刮宫术
B．应用止血药
C．开腹探查术
D．子宫切除术
E．应用子宫收缩药

44．治疗系统性红斑狼疮的首选药物是
A．氯丙嗪
B．避孕药
C．强的松

D．肼苯哒嗪
E．普鲁卡因酰胺

45．患者，男，38 岁。肾移植术，术中肾血循环恢复 15 分钟后，移植的肾脏由红转为暗红，出现青紫，坏死，该患者出现的是
A．休克
B．超急排异
C．加速性排异
D．急性排异
E．慢性排异

46．急性心肌梗死出现最早升高的酶是
A．胆碱酯酶
B．肌酸激酶同工酶
C．转肽酶
D．丙氨酸氨基转移酶
E．乳腺脱氢酶

47．肝动脉栓塞治疗原发性肝癌术后的护理措施错误的是
A．卧床休息
B．密切观察病情变化
C．术后禁食 1 天
D．监测生命体征变化
E．加强心理护理

48．支气管扩张患者痰液的特点是
A．果酱样
B．大量脓痰，久置分 3 层
C．铁锈色
D．咖啡样
E．粉红色

49．治疗支原体肺炎患儿首选的抗生素为
A．青霉素
B．红霉素
C．邻氯霉素
D．氨苄青霉素
E．复达欣

50．小脑幕切迹疝的临床表现，错误的是
A．进行性意识障碍
B．瞳孔先缩小后散大
C．对光反射迟钝
D．意识障碍出现较晚
E．对侧肢体瘫痪

51．心肺复苏时，人工循环与人工呼吸次数比正确的是
A．30 ∶ 2
B．15 ∶ 3
C．15 ∶ 4
D．15 ∶ 5
E．15 ∶ 6

52．患者，男，41 岁。近期出现夜尿增加，24 小时尿量 1200ml，夜尿量 850ml，比重 1.010 ～ 1.015，内生肌酐清除率为 27ml/min。该患者可能为
A．肾功能正常
B．肾功能不全失代偿期
C．轻度肾功能损害
D．中度肾功能损害
E．重度肾功能不全

53．孕妇，33 岁。妊娠 39 周。不规律宫缩 3 小时。B 超检查：胎头双顶径为 10cm。该孕妇最适合的分娩方式是
A．剖宫产
B．自然分娩
C．胎头吸引
D．产钳助产
E．会阴侧切

54．鉴别肱骨髁上骨折与肘关节脱位，主要检查
A．有无出血
B．有无异常活动
C．肘后三点关系是否正常
D．有无肱动静脉损伤
E．有无尺神经损伤

55．患者，30 岁。孕 39^{+6} 周时临产，第一产程破膜后宫缩仍乏力，遵医嘱给予催产素 2.5U+5%GS500ml 静脉滴注，于第二产程患者突然出现烦躁不安、气促、呼吸困难、发颤，医生考虑是羊水栓塞。此时最佳处理是
A．行鼻导管给氧
B．停止滴注催产素

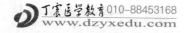

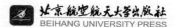

C．剖宫产结束分娩
D．安抚患者稳定情绪
E．向家属解释患者病情

56．扩张小动脉的药物是
A．阿拉明
B．多巴胺
C．卡托普利
D．硝酸甘油
E．地高辛

57．患者，男，40岁。食欲欠佳、恶心、尿黄已1周，查血ALT（丙氨酸氨基转移酶）显著增高，直接胆红素增高，应考虑
A．胆石症
B．肝硬化
C．胆道梗阻
D．急性肝炎
E．胆囊炎

58．室性早搏心电图特征不包括
A．QRS-T波群提前出现
B．早搏的QRS波前无P波
C．QT延长
D．T波与早搏的QRS波主波方向相反
E．有完全的代偿间歇

59．小夹板固定患者的护理，不正确的是
A．注意观察肢端的血供、感觉
B．抬高患肢，减轻水肿
C．剧痛患者应警惕筋膜间隔综合征
D．夹板的束带以不能上下移动为宜
E．可早期进行患肢功能锻炼

60．患者，男，50岁。在田间劳动是不慎敌百虫农药中毒，立即被送急诊，抢救室禁用的措施为
A．清水洗胃
B．2%碳酸氢钠洗胃
C．1∶5000高锰酸钾洗胃
D．1%盐水洗胃
E．硫酸钠导泻

61．9岁儿童发面颈部面积占全身面积的
A．50%
B．70%
C．90%
D．12%
E．15%

62．对血栓闭塞性脉管炎患者的一般处理，错误的是
A．及时止痛
B．严禁吸烟
C．局部热敷
D．注意保暖
E．患肢锻炼

63．患者，男，28岁。反复出现右季肋部胀痛，并伴寒战、高热，为明确诊断首选的检查是
A．CT
B．B超
C．血、尿淀粉酶
D．白细胞计数
E．胃酸游离度

64．复查血象见白细胞核左移，应考虑是
A．正常表现
B．病已痊愈
C．急性粒细胞白血病
D．缺氧严重
E．炎症严重

65．婴幼儿胎粪吸入性肺炎X线显示
A．两肺大片状阴影
B．肺门哑铃状阴影
C．两肺密布钙化点
D．两肺肺气肿
E．两肺肺不张

66．患儿，男，1岁。高热，呕吐10小时。面色灰暗，嗜睡，前囟隆起，颈软，怀疑化脓性脑膜炎，为协助诊断最重要的检查是
A．血培养
B．脑脊液
C．血常规
D．大便常规
E．咽拭子培养

67．单位时间内脉率少于心率被称为

A．水冲脉
B．奇脉
C．细脉
D．间歇脉
E．洪脉

68．新生儿窒息的复苏步骤不包括
A．清理呼吸道、建立呼吸
B．维持正常循环
C．药物治疗
D．评价
E．预防感染

69．关于急性脓胸的治疗原则，错误的是
A．消除病因
B．加强营养
C．大量应用广谱抗生素
D．注意水、电解质平衡
E．尽早排尽脓液

70．对休克患者进行补钾时，每小时尿量应超过
A．20ml
B．30ml
C．40ml
D．50ml
E．60ml

71．胃肠穿孔的X线检查所见为
A．双侧横膈抬高
B．膈下游离气体
C．胃泡扩张
D．肠管扩张
E．胃内有液平面

72．白蛋白/球蛋白（A/G）比值低于1时。即A/G比值倒置，最常见于
A．肾病综合征
B．严重出血
C．慢性消化性疾病
D．营养不良
E．肝硬化

73．高密度脂蛋白降低可见于
A．心包炎
B．心肌炎
C．肺源性心脏病
D．风心病
E．冠心病

74．第一产程潜伏期延长指超过
A．4小时
B．8小时
C．10小时
D．12小时
E．16小时

75．对急性阑尾炎患者，最重要的检查是
A．结肠充气试验
B．腰大肌试验
C．闭孔内肌试验
D．右下腹固定的压痛
E．肛门指诊

76．蜡样管型提示
A．慢性肾小球肾炎
B．膀胱结石
C．急性肾炎
D．肾衰竭
E．慢性肾盂肾炎

77．确诊慢性胃炎最可靠的检查方法是
A．胃液分析
B．纤维胃镜检查
C．血清学检查
D．幽门螺杆菌检测
E．胃脱落细胞检查

二、以下提供若干个案例，每个案例下设若干个考题。请根据各考题题干所提供的信息，在每题下面的A、B、C、D、E五个备选答案中选择一个最佳答案，并在答题卡上将相应字母所属的方框涂黑。

（78－80题共用题干）

患者，男，35岁。4天来频繁呕吐，不能进食，神志淡漠，肌肉无力，腹胀，膝腱反射减弱。

78．问题1：为确诊应主要检查
A．血磷
B．血钾

C．血铁
D．血镁
E．血气分析

79．问题 2：如做心电图，最有确诊意义的是
A．T 波双相
B．T 波倒置
C．ST 段降低
D．QT 间期延长
E．出现 u 波

80．问题 3：心电图表现不包括
A．T 波倒置
B．T 波高而尖
C．T 波增宽
D．QT 间期延长
E．u 波

（81 － 82 题共用题干）

患者，女，49 岁。多年胃溃疡病，近 1 个月胃区疼痛，发病前饱食并饮酒，饭后 12 分钟突然腹痛，剧如刀割，腹呈板状，来院急诊。

81．问题 1：该患者如行腹腔穿刺，最可能抽出
A．不凝血
B．可凝血
C．食物残渣
D．胰液
E．脓液

82．问题 2：下一步简单有效的检查方法是
A．腹部 X 线检查
B．纤维胃镜
C．腹腔冲洗
D．磁共振
E．CT

（83 － 84 题共用题干）

患者，30 岁。阴道分泌物增多伴外阴瘙痒 1 周，检查见阴道黏膜红肿并附有白色膜状物，分泌物呈白色豆渣样。

83．问题 1：阴道冲洗应选的药液是
A．0.5% 醋酸
B．0.2% 洗必泰
C．0.9% 氯化钠
D．1% ～ 5% 乳酸
E．2% ～ 4% 碳酸氢钠

84．问题 2：确诊的方法为
A．宫颈刮片法
B．宫颈管涂片法
C．阴道侧壁刮片法
D．宫颈活体组织检查
E．阴道分泌物悬滴检查

（85 － 87 题共用题干）

患者，男，50 岁。患肝炎后肝硬化已 6 年，近日牙龈出血就诊，查体腹水征（+），查血红细胞 $3.00×10^{12}$/L，白细胞 $3.2×10^{9}$/L，血小板 $62×10^{9}$/L，大便隐血试验（+），腹水化验为渗出液，每日尿量 500ml，血尿素氮及血肌酐均高。

85．问题 1：腹水化验为渗出性，其原因是
A．白蛋白减少
B．细菌感染
C．血钠增高
D．肾功能不全
E．球蛋白过多

86．问题 2：根据血常规化验结果可考虑为
A．缺铁性贫血
B．血小板减少性紫癜
C．急性再障
D．慢性再障
E．脾功能亢进

87．问题 3：血尿素氮及血肌酐增高是
A．肝肾综合征
B．脾功能亢进
C．肝功能不良
D．心力衰竭
E．肾功能不良

三、以下提供若干组考题，每组考题共同在考题前列出的 A、B、C、D、E 五个备选答案。请从中选择一个与考题关系最密切的答案，并在答题卡上将相应字母所属的方框涂黑。每个备选答案可能被选择一次，多次或不被选择。

（88 － 89 题共用备选答案）

A．乳头内陷

B．酒窝征

C．皮肤“橘皮样”改变

D．乳头湿疹样改变

E．乳头抬高

88．癌肿侵及 Cooper 韧带，出现

89．皮内或皮下淋巴管被癌细胞堵塞，出现

（90 － 91 题共用备选答案）

A．卧床休息 3 ～ 4 周

B．骨盆兜悬吊牵引

C．骨外固定架固定术

D．钢板内固定术

E．石膏固定

90．骨盆骨折较轻者的处理是

91．骨盆环两处断裂骨折的处理是

（92 － 93 题共用备选答案）

A．急性轻型腹泻

B．急性重型腹泻

C．迁延性腹泻

D．慢性腹泻

E．生理性腹泻

92．患儿，男，9 个月。因“腹泻伴呕吐 2 天”就诊。大便 10 ～ 15 次 / 天，为水样便，伴呕吐，尿量明显减少。查体：神志清，精神差，呼吸深快，口唇呈樱红色，眼窝深陷，皮肤弹性差。最有可能的诊断为

93．患儿，女，8 个月。人工喂养，因“腹泻 3 月余”就诊。稀水便，每天 5 ～ 10 次，有时为黄色蛋花样便，无腥臭。最可能的诊断是

（94 － 97 题共用备选答案）

A．全血细胞减少

B．红细胞及血小板正常

C．红细胞及血红蛋白均减少

D．血小板减少

E．周围血含大量原始和幼稚白细胞

94．急性白血病的血象检查正确的是

95．缺铁性贫血表现为

96．特发性血小板减少性紫癜

97．再生障碍性贫血

（98 － 100 题共用备选答案）

A．B 超

B．多层螺旋 CT

C．磁共振层显像

D．X 线胸片

E．正电子发射断层显像

98．具有更高的扫描速度和图像分辨率的检查是

99．具有软组织分辨率高、直接多平面成像等优点的检查是

100．可以客观描述人脑生理和病理代谢活动图像的检查是

单科试卷二

一、以下每一道考题下面有 A、B、C、D、E 五个备选答案，请从中选择一个最佳答案。并在答题卡上将相应题号的相应字母所属的方框涂黑。

1．患者，64 岁。绝经 7 年，阴道流出血水样分泌物 2 个月，有臭味，妇科检查：阴道黏膜充血，宫颈萎缩，子宫如孕 40 天大，质软，无其他异常，对确定诊断最有意义的检查是

A．分段诊断性刮宫

B．阴道镜检查

C．宫颈刮片细胞学检查

D．宫颈活检

E．宫腔镜检查

2．颅内压增高的病因不包括

A．高碳酸血症

B．颅内血肿

C．颅中窝骨折

D．凹陷性骨折

E．颅内肿瘤

3．下肢静脉曲张的病因不包括

A．静脉壁薄弱

B．下肢肌肉收缩减退

C．静脉瓣膜缺陷

D．浅静脉压力升高

E．长期负重工作致腹压增高

4．胃溃疡患者大便隐血持续（+）应考虑是

A．浅表性胃炎

B．食管癌

C．直肠癌

D．胃癌

E．萎缩性胃炎

5．患者，女，21 岁。因车祸导致左小腿严重外伤后，发生气性坏疽，住院治疗。首先采取的措施是

A．消毒隔离

B．高压氧治疗

C．大剂量使用抗生素

D．手术

E．营养支持

6．阿普加（Apgar）评分的判断项目包括

A．呼吸、心率、神经反射、皮肤温度、喉反射

B．呼吸、心率、肌张力、喉反射、皮肤颜色

C．呼吸、心率、肌张力、神经反射、皮肤温度

D．呼吸、心率、肌张力、喉反射、皮肤温度

E．呼吸、心率、神经反射、皮肤颜色、四肢张力

7．关于产后出血的预防，正确的说法是

A．与产程是否延长无关

B．与孕期保健是否健全无关

C．与缩宫素及时使用无关

D．与产后是否有效按摩子宫无关

E．与前羊膜囊是否破裂无关

8．患者，男，68 岁。慢性支气管炎多年。对该患者采取的治疗措施不包括

A．缓解期应常规服用抗生素预防感染

B．急性发作期以抗感染治疗为主

C．喘息明显者应给予解痉、平喘药物

D．急性发作严重时可应用糖皮质激素

E．痰液黏稠者可采用雾化吸入

9．维生素 D 缺乏性佝偻病激期，血生化检查提示是

A．钙磷乘积＞ 60

B．钙磷乘积 50 ～ 60

C．钙磷乘积 40 ～ 50

D．钙磷乘积 30 ～ 40
E．钙磷乘积＜ 30

10．足月新生儿生理性黄疸血清胆红素值最高不超过
A．68 μ mol/L（4mg/dl）
B．171 μ mol/L（10mg/dl）
C．205 μ mol/L（12mg/dl）
D．221 μ mol/L（12.9mg/dl）
E．257 μ mol/L（15mg/dl）

11．肿瘤化疗期间严重呕吐的患者，应采取的最合理的营养方式是
A．部分肠内营养
B．全量肠内营养
C．肠外营养
D．单纯葡萄糖输液
E．经口进食

12．原发性肝癌最有效的治疗方法是
A．TACD
B．免疫治疗
C．放射性治疗
D．冷冻治疗
E．手术治疗

13．有关羊水栓塞的处理，错误的是
A．纠正呼吸循环衰竭
B．抗过敏
C．抗生素预防感染
D．防止凝血功能障碍
E．等待自然分娩

14．有关痛经特点及处理的描述，正确的是
A．疼痛会持续整个经期
B．继发性痛经生殖器官无器质性病变
C．原发性痛经多见于育龄期妇女
D．妇科检查可以发现异常体征
E．消炎痛栓纳肛效果好

15．急性重症胆管炎休克时的治疗原则是
A．抗休克，血压回升后随即手术
B．抗休克，同时进行手术解除胆道梗阻
C．抗休克后，非手术治疗
D．择期手术
E．限期手术

16．应用肺泡表面活性物质替代疗法治疗的是
A．呼吸暂停
B．肺水肿
C．肺不张
D．坠积性肺炎
E．肺透明膜病

17．男性红细胞的正常值是
A．（3.0 ～ 3.5）$\times 10^{12}$/L
B．（4.0 ～ 5.5）$\times 10^{12}$/L
C．（5.5 ～ 6.0）$\times 10^{12}$/L
D．（6.0 ～ 7.0）$\times 10^{12}$/L
E．（7.0 ～ 8.0）$\times 10^{12}$/L

18．判断子宫脱垂的标准是子宫颈外口达
A．坐骨结节水平
B．坐骨棘水平以上
C．坐骨结节水平
D．坐骨棘水平以下
E．阴道外

19．用阿昔洛韦治疗水痘，用药的最佳时机是
A．接触传染源 24 小时内
B．发病后 24 小时内
C．发热至皮疹出现之前
D．发热至皮疹结痂之前
E．出疹至皮疹结痂之前

20．某孕妇，25 岁。孕 10 周。医生查体时典型的体征是
A．尿急
B．子宫出现黑加征
C．呕吐
D．乳晕变黑
E．嗜睡

21．急性肾小球肾炎患儿一般血清总补体恢复正常的时间是
A．起病后 1 ～ 2 周
B．起病后 2 ～ 4 周
C．起病后 4 ～ 6 周
D．起病后 6 ～ 8 周
E．起病后 8 ～ 10 周

22．肾移植术后出现急性排斥反应的临床征象不包括

A．体温升高
B．疼痛
C．白细胞降低
D．尿少
E．腹腔引流液增多

23．提示脑出血患者有脑疝发生可能的症状不包括

A．烦躁不安
B．呕吐频繁
C．血压降低
D．心率变慢
E．意识障碍加重

24．肝炎患者眼结膜黄染的原因是

A．血中胆固醇太多
B．血中二氧化碳太少
C．血中氧含量太多
D．血中胆红素过多
E．贫血

25．患者，男，40岁。颈椎骨折行持续颅骨牵引复位，其牵引重量是

A．3～4kg
B．5～6kg
C．6～8kg
D．7～9kg
E．9～11kg

26．对肝癌早期诊断有价值的检查是

A．肌酸磷酸激酶
B．直接胆红素
C．甲胎蛋白
D．碱性磷酸酶
E．转乙酰酶

27．测定人体是否感染过结核菌最简单有效的方法为

A．纤维支气管镜检查
B．PPD试验
C．X线检查
D．CT检查
E．痰结核菌检查

28．对有机磷农药中毒有诊断价值的检查是

A．碳氧血红蛋白测定
B．碱性磷酸酶测定
C．氧合血红蛋白测定
D．胆碱酯酶活力测定
E．血淀粉酶测定

29．患儿，3个月。近2天发生腹泻，呈黄绿色稀便，内有奶瓣和泡沫，为防止患儿发生脱水应选择

A．静脉补充生理盐水
B．静脉补充碳酸氢钠
C．少量多次给予米汤
D．少量多次喂服ORS液
E．静脉补充5%葡萄糖盐溶液

30．首选胺碘酮治疗的疾病是

A．急性心绞痛
B．高血压
C．窦性心动过速
D．室早二联律
E．肺源性心脏病

31．某孕妇，30岁。孕36周来院做常规的产科复查，必查的项目是

A．骨盆外测量
B．胸部X线检查
C．内诊检查
D．测宫底高度
E．查血hCG（绒毛膜促性腺激素）

32．系统性红斑狼疮患者血液中的标志性抗体是

A．核抗体
B．抗Sm抗体
C．抗双链DNA抗体
D．抗核抗体（ANA）
E．类风湿因子（RF）

33．必须蹲位检查的直肠肛管疾病是

A．外痔
B．直肠脱垂
C．肛裂
D．肛瘘
E．直肠肛管周围脓肿

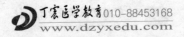

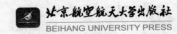

34. 创伤性休克的患者最适合收治的单位是
A. 专科 ICU
B. 外科病房
C. 内科病房
D. 综合 ICU
E. 急诊室

35. 初孕妇，孕 32 周。于子宫底部触到圆而硬的胎头，在耻骨联合上方触到较软而宽不规则的胎臀，胎背位于母体腹部左前方，胎心于脐上左侧听到。该孕妇胎方位为
A. 骶左前位
B. 骶右前位
C. 肩左后位
D. 肩右后位
E. 横位

36. 出现大量管型尿的疾病是
A. 肾病综合征
B. 膀胱炎
C. 输尿管炎
D. 肾盂肾炎
E. 肾结核

37. 厌氧菌感染伤口换药，应选用
A. 5% 氯化钠
B. 等渗盐水
C. 1 ∶ 1000 新洁尔灭
D. 优琐溶液
E. 3% 过氧化氢

38. 患者，女，30 岁。经常出现劳力性呼吸困难、疲倦、心悸等症状。体检：心前区可闻全收缩期粗糙的收缩期吹风样杂音。最有助于诊断的检查是
A. 心电图检查
B. 心脏 X 线
C. 超声心动图检查
D. ECT
E. 放射性核素检查

39. 高血钾症患者典型的心电图表现是
A. P 波高尖
B. T 波高尖
C. u 波突出
D. ST 段降低
E. PR 间期缩短

40. 长期被 X 线照射容易引起
A. 皮肤癌变
B. 缺铁性贫血
C. 骨髓抑制
D. 肺纤维化
E. 肺不张

41. 某孕妇，35 岁。妊娠 32 周，早孕反应重，有呼吸困难。检查子宫体积明显大于正常孕周，下肢水肿，阴道静脉曲张。在子宫不同部位闻及频率相差 10 次 / 分以上的胎心音。符合该孕妇的诊断为
A. 巨大胎儿
B. 多胎妊娠
C. 羊水过多
D. 胎盘早剥
E. 肝腹水

42. 妊娠期高血压疾病的治疗原则不包括
A. 解痉
B. 降压
C. 抗凝
D. 镇静
E. 合理利尿

43. 诊断有机磷农药中毒依据不包括
A. 有接触史
B. 典型症状和体征
C. 呼气有大蒜气味
D. 碱性磷酸酶测定
E. 胆碱酯酶活力测定

44. 绒毛膜癌发生转移，最常见的部位是
A. 肺
B. 脑
C. 肾
D. 骨骼
E. 阴道

45. 2 型糖尿病患者进行体育锻炼的重要原因不包括

A．可治愈糖尿病
B．改善脂质代谢
C．促进肌肉对糖的利用
D．有利于提高胰岛素敏感性
E．减少降糖药或胰岛素用量

46．患儿，男，3岁。间断发热，伴痉挛性咳嗽、声音嘶哑半月余，夜间盗汗，生后未种卡介苗，体温38.7℃，X线胸片可见“哑铃状”双极阴影。对诊断最有帮助的检查是
A．纤维支气管镜
B．酶联免疫吸附试验
C．胸部X线
D．红细胞沉降率
E．结核菌素试验

47．ARDS初期可出现
A．动脉血氧分压下降
B．呼吸性酸中毒
C．代谢性酸中毒
D．呼吸性碱中毒
E．X线胸片示肺部斑片状阴影

48．某孕妇，26岁。足月临产，胎先露下降缓慢，产妇突然感到下腹部撕裂样痛，随即面色苍白，出冷汗，子宫收缩停止，血压下降，胎心听不到，腹壁可扪及胎体。该产妇可能发生了
A．休克
B．羊水栓塞
C．子宫破裂
D．先兆子宫破裂
E．子宫不协调收缩

49．患儿，男，7个月。人工喂养，未加辅食，面色苍白、反应差、食欲缺乏。营养差，皮肤、黏膜苍白，心前区有Ⅱ级收缩期杂音，肝肋下2cm，血化验：血红蛋白60g/L，红细胞大小不等，以小细胞为主，白细胞、血小板正常。该患儿发病主要是体内缺乏
A．钙元素
B．铁元素
C．锌元素
D．维生素D
E．维生素B_{12}

50．患者，女，39岁。车祸伤及下腹部，怀疑膀胱破裂，在现场简便的判断方法是
A．观察有无腹膜刺激征
B．耻骨上膀胱穿刺
C．排泄性尿路造影
D．腹腔穿刺
E．导尿及膀胱注水试验

51．有关老年高血压患者用药，正确的是
A．大剂量开始
B．可联合用药
C．降压宜快
D．间断用药
E．可自行调整剂量

52．慢性再生障碍性贫血的首选药是
A．糖皮质激素
B．免疫抑制药
C．造血因子
D．雄激素
E．雌激素

53．特发性血小板减少性紫癜的血小板计数一般
A．$< 20\times10^9/L$
B．$< 30\times10^9/L$
C．$< 40\times10^9/L$
D．$< 50\times10^9/L$
E．$< 60\times10^9/L$

54．治疗类风湿关节炎常用的药物不包括
A．吗啡
B．泼尼松
C．氯喹
D．甲氨蝶呤
E．阿司匹林

55．风湿热患儿的实验室检查主要表现不包括
A．血沉增快
B．白细胞增高
C．C反应蛋白增多
D．淋巴细胞增多
E．抗“O”增高

56．早期肺癌治疗首选
A．化学治疗
B．手术治疗
C．放射治疗
D．免疫治疗
E．物理治疗

57．患者，男，72岁。患肝硬化6年。近日牙龈出血，皮肤有出血点，查体后确诊为肝硬化、脾功能亢进、全血细胞减少。患者皮肤、牙龈出血的原因是
A．骨髓抑制
B．血小板减少
C．中性粒细胞增加
D．嗜酸性粒细胞减少
E．维生素C缺乏

58．由周围静脉实行全胃肠外营养，只适用于短期营养供给，一般不超过
A．3天
B．6天
C．10天
D．14天
E．20天

59．患者，女，51岁。有胃溃疡病史10余年，近2个月胃区疼痛，发病前与朋友聚餐饱食并饮酒，饭后12分钟突然腹痛，剧如刀割，腹呈板状，来院急诊。为诊断病情，采用的简单有效的检查方法是
A．查便隐血
B．腹腔灌洗
C．腹部立位X线平片
D．查血清淀粉酶
E．腹部B超

60．急性肾炎小儿可以恢复上学的标准是
A．血压正常
B．红细胞沉降率正常
C．尿常规正常
D．尿阿迪计数正常
E．抗“O”滴定度正常

61．患儿，男，20个月。其母主诉夜间多哭闹、多汗、易惊、近日频发手足肌肉痉挛成弓状，昨夜间突然意识不清、四肢抽动，两眼上翻，持续10秒左右。其处理措施错误的是
A．补充维生素D
B．增加户外活动，多晒太阳
C．应用水合氯醛抗惊厥
D．静脉注射钙剂时需快速推注
E．保持呼吸道通畅

62．大便呈柏油样常见于
A．痢疾
B．上消化道出血
C．直肠癌
D．霍乱
E．胰腺炎

63．缓解支气管痉挛的药物中，其作用机制为兴奋β_2肾上腺素能受体的是
A．氨茶碱
B．沙丁胺醇
C．异丙托溴铵（异丙阿托品）
D．色甘酸钠
E．甲泼尼龙

64．有关尿液颜色的描述，正确的是
A．乳糜尿呈乳白色
B．阻塞性黄疸尿液呈酱油色
C．丝虫病尿液呈黄褐色
D．急性肾炎尿液呈黄褐色
E．溶血反应的尿液呈红色

65．血液总胆固醇增高见于
A．病毒性心肌炎
B．扩张型心肌病
C．冠心病
D．心包积液
E．心肌梗死

66．心跳骤停患儿现场急救首先应采取的措施是
A．开放气道
B．建立呼吸
C．胸外心脏按压
D．应用复苏药物
E．心电监测

67. 子宫颈活体组织检查，钳取宫颈组织部位不正确的是
A. 碘不着色的可疑病灶区
B. 宫颈外口鳞状上皮与柱状上皮交界处
C. 宫颈外口上皮交界处的3、6、9、12点处
D. 阴道镜下可疑部位
E. 宫颈外口与宫颈内口之间区域

68. 患者，女，60岁。近1年来反复出现低热、乏力，多次尿细菌培养阳性，怀疑慢性肾盂肾炎，为明确诊断应进一步做
A. 肾功能检查
B. 腹部X线平片
C. 肾脏B超
D. 肾脏放射性核素检查
E. 静脉肾盂造影

69. 患者，男，18岁。诊断为中枢神经系统白血病，该病最常用的药物是
A. 柔红霉素
B. 长春新碱
C. 甲氨蝶呤
D. 环磷酰胺
E. 阿糖胞苷

70. 胃十二指肠溃疡形成的最终原因是
A. 饮食不调
B. 胃十二指肠运动异常
C. 幽门螺杆菌感染
D. 胃酸、胃蛋白酶的自身消化作用
E. 精神神经因素

71. 对急性炎症性脱髓鞘性多发性神经病最具有诊断意义的表现是
A. 可出现手套或袜套状感觉减退
B. 脑脊液蛋白 - 细胞分离
C. 有上呼吸道或消化道感染症状
D. 迅速出现四肢瘫痪
E. 瘫痪重于感觉障碍

72. 局部麻醉药中毒时，解除抽搐的最佳药物是
A. 硫喷妥钠
B. 异丙酚
C. 芬太尼
D. 异丙嗪
E. 苯巴比妥钠

73. 患者，女，43岁。因肠梗阻，呼吸深而快，面部潮红准备急诊手术。实验室检查：pH7.29，CO_2CP降低。诊断代谢性酸中毒，首选治疗药物是
A. 5%碳酸氢钠注射液
B. 1.2%乳酸钠注射液
C. 3%氯化钠注射液
D. 10%葡萄糖酸钙注射液
E. 11.2%乳酸钠注射液

74. 处理肉芽过度增生的药物是
A. 10%硝酸银
B. 0.9%氯化钠
C. 10%氯化钾
D. 0.1%依沙吖啶
E. 3%过氧化氢

75. 患者，女，52岁。因内痔住院，拟行手术治疗，经检查发现后正中位有一痔核，在截石位是
A. 3点钟位
B. 5点钟位
C. 6点钟位
D. 9点钟位
E. 12点钟位

76. 患者，48岁。外阴菜花样肿物，经病理检查为外阴鳞状细胞癌Ⅰ期，未见转移征象。该患者的治疗首选
A. 手术治疗
B. 化学药物治疗
C. 放射治疗
D. 手术＋放射治疗
E. 手术＋化疗

77. 患者，14岁。月经周期6～8/22～26天，本次月经10余天未止，量多，测基础体温单相型，治疗首选
A. 止血药＋补血药
B. 孕激素＋雌激素
C. 雌激素＋周期治疗

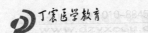

D. 雄激素＋孕激素
E. 前列腺素

78. 患者，女，45 岁。职业为中学老师。因下肢静脉曲张就诊，嘱患者站立，大腿中部绑扎止血带以阻断下肢浅静脉，然后嘱患者用力踢腿 20 次，或反复下蹲 3 ～ 5 次后，如曲张静脉空虚萎陷或充盈度减轻，提示患者
A. 交通支瓣膜功能不全
B. 小隐静脉瓣膜功能良好
C. 大隐静脉瓣膜功能不全
D. 深静脉不通畅
E. 深静脉通畅

二、以下提供若干个案例，每个案例下设若干个考题。请根据各考题题干所提供的信息，在每题下面的 A、B、C、D、E 五个备选答案中选择一个最佳答案，并在答题卡上将相应字母所属的方框涂黑。

（79 － 80 题共用题干）

患者，男，40 岁。十二指肠溃疡病史 5 年，2 小时前饱餐后突然腹痛难忍，伴恶心呕吐，查体：脉搏 85 次 / 分，血压 110/75mmHg，腹式呼吸减弱，腹膜刺激征（+），移动性浊音（+），肠鸣音消失。

79. 问题 1：为协助诊断最简单而可靠的辅助检查是
A. 血常规
B. B 超
C. CT
D. X 线摄片
E. MRI

80. 问题 2：在诊断未明确前最重要的处理是
A. 半卧位休息
B. 镇静、止痛、吸氧
C. 禁饮食，持续胃肠减压
D. 纠正水电解质紊乱
E. 全身应用抗生素

（81 － 82 题共用题干）

经产妇，2 天前阴道顺产一正常男婴。目前主诉乳房胀痛，下腹阵发性轻微疼痛。查乳房胀痛，无红肿，子宫硬，宫底在腹正中，脐下 2 指，阴道出血同月经量。

81. 问题 1：该产妇乳房胀痛首选的护理措施是
A. 用吸奶器吸乳
B. 生麦芽煎汤喝
C. 少喝汤水
D. 让新生儿多吸吮
E. 芒硝敷乳房

82. 问题 2：对该产妇下腹疼痛问题，可以告知她
A. 是产后宫缩痛
B. 是不正常的子宫痛
C. 一般 1 周后消失
D. 需要用止痛药
E. 与使用宫缩素无关

（83 － 84 题共用题干）

患者，男，45 岁。上腹胀痛 5 年，常在空腹或饥饿时发生，进食后缓解，近 2 天出现黑便。查体：上腹稍偏右有明显压痛。

83. 问题 1：为明确诊断应选择
A. 胃液分析
B. 胃镜检查
C. X 线检查
D. 心电图检查
E. 幽门螺杆菌检查

84. 问题 2：抑酸作用最强的药物是
A. 西咪替丁
B. 奥美拉唑
C. 氢氧化铝
D. 氨苄西林
E. 枸橼酸铋钾

（85 － 86 题共用题干）

患者，男，58 岁。进行性贫血，消瘦，乏力半年，有时右腹有隐痛，无腹泻，查体：贫血貌，右中腹可触及肿块，肠鸣音活跃，疑为结肠癌。

85. 问题 1：采集病史时，要重点询问
A. 有无恶心、呕吐
B. 排便情况

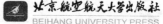

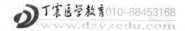

C．既往史

D．家族史

E．腹痛情况

86．问题 2：为明确诊断，应进行的检查是

A．纤维结肠镜检查

B．MRI

C．CT 检查

D．B 超检查

E．X 线钡剂灌肠检查

三、以下提供若干组考题，每组考题共同在考题前列出的 A、B、C、D、E 五个备选答案。请从中选择一个与考题关系最密切的答案，并在答题卡上将相应字母所属的方框涂黑。每个备选答案可能被选择一次，多次或不被选择。

（87 － 88 题共用备选答案）

A．B 超检查

B．脑脊液检查

C．脑电图

D．免疫学检查

E．CT 和 MRI

87．可显示椎间盘突出程度的检查是

88．可以帮助判断肝性脑病分期的检查是

（89 － 90 题共用备选答案）

A．呼吸功能维持

B．语言训练

C．减少外界刺激

D．预防感染

E．功能训练

89．急性炎症性脱髓鞘性多发性神经病患儿呼吸肌麻痹时的护理重点是

90．脑瘫患儿康复治疗的重点是

（91 － 92 题共用备选答案）

A．周围神经炎

B．听神经损害

C．球后视神经炎

D．血小板减少

E．肾功能损害

91．乙胺丁醇的主要不良反应是

92．异烟肼的主要不良反应是

（93 － 94 题共用备选答案）

A．脐耻之间

B．脐上 1 横指

C．脐上 3 横指

D．脐与剑突之间

E．剑突下 2 横指

93．妊娠满 24 周手测子宫底高度是

94．妊娠满 32 周手测子宫底高度是

（95 － 96 题共用备选答案）

A．马利兰

B．长春新碱

C．高三尖杉酯碱

D．苯丁酸氮芥

E．糖皮质激素

95．治疗慢性粒细胞白血病首选的药物是

96．治疗慢性淋巴细胞白血病首选的药物是

（97 － 98 题共用备选答案）

A．板状腹

B．蛙状腹

C．舟状腹

D．柔韧感腹

E．松软腹

97．恶液质患者呈

98．急性胃穿孔呈

（99 － 100 题共用备选答案）

A．纤维食管镜检查

B．超声内镜检查（EUS）

C．食管脱落细胞学检查

D．食管吞钡 X 线双重造影检查

E．电子计算机断层扫描（CT）检查

99．已有症状需明确食管癌诊断的检查是

100．食管癌简便易行的普查筛选方法是

单科试卷三

一、以下每一道考题下面有A、B、C、D、E五个备选答案，请从中选择一个最佳答案。并在答题卡上将相应题号的相应字母所属的方框涂黑。

1．关于病毒性心肌炎患者心电图检查，不包括

A．ST段弓背样抬高

B．房室传导阻滞

C．室性期前收缩

D．ST-T改变

E．病理性Q波

2．烧伤伤员五指并拢，其手掌面积约为体表面积的

A．1%

B．20%

C．70%

D．80%

E．90%

3．患者，女，38岁。慢性肾小球肾炎5年。实验室检查：内生肌酐清除率28ml/min，血肌酐425μmol/L，血尿素氮18mmol/L。此患者目前的肾功能状况属于

A．肾功能正常

B．氮质血症期

C．肾功能不全代偿期

D．肾衰竭期

E．尿毒症期

4．促进口服铁剂吸收的饮料有

A．茶

B．牛奶

C．橙汁

D．咖啡

E．植酸盐

5．患者，男，28岁。因发热、咳嗽、咳痰就诊，经X线检查和痰培养确诊为肺炎链球菌肺炎，首选的治疗药物是

A．头孢菌素

B．青霉素

C．多柔比星（阿霉素）

D．泼尼松（强的松）

E．阿司匹林

6．患者，男，46岁。出现夜间排尿次数增加，24小时尿量1200ml，夜尿量800ml，比重1.015～1.010，内生肌酐清除率为28ml/min。该患者可能为

A．无肾功能损害

B．肾功能不全失代偿期

C．轻度肾功能损害

D．中度肾功能损害

E．终末期肾功能不全

7．与尖锐湿疣发病相关的病原体是

A．麻疹病毒

B．人乳头瘤病毒

C．疱疹病毒

D．柯萨奇病毒

E．人类免疫缺陷病毒

8．输卵管妊娠疑有腹腔内出血辅助检查，最简单可靠的是

A．腹腔镜

B．阴道后穹窿穿刺

C．B超

D．CT

E．X线

9．上腹手术备皮范围不正确的是

A．上自乳头连线

B．下至耻骨联合

C．右侧至腋后线

D．左侧至腋后线

E．下至髂前上棘连线

10．患者，男，20 岁。高热（体温 40℃），查血：白细胞 21×10^9/L，中性粒 0.9，核左移，应考虑

A．病毒感染
B．真菌感染
C．化脓感染
D．寄生虫感染
E．血吸虫感染

11．侵蚀性葡萄胎与绒毛膜癌最主要的区别点是

A．病理检查有无绒毛结构
B．距葡萄胎排空后的时间长短
C．尿中 hCG 值的高低
D．子宫增大程度的不同
E．停经时间的不同

12．类风湿关节炎患者最早出现的关节表现是

A．关节晨僵
B．关节肿
C．关节痛
D．关节压痛
E．关节畸形

13．风湿热最严重的临床表现是

A．环形红斑
B．舞蹈病
C．腹痛
D．关节炎
E．心脏炎

14．关于子宫颈炎的治疗，不合适的方法是

A．电治疗
B．冷冻治疗
C．激光治疗
D．局部上药
E．全身应用大剂量的抗生素

15．妊娠期咯血禁用的止血药是

A．安络血
B．止血敏
C．维生素 K
D．垂体后叶素
E．抗血纤溶芳酸

16．腹腔镜胆囊切除术的适应证是

A．胆道蛔虫病
B．胆囊结石
C．原发性硬化性胆管炎
D．胆囊炎伴腹腔感染
E．胆囊结石合并胆肠瘘

17．当患者出现间歇性无痛性血尿首先考虑是

A．泌尿系损伤
B．泌尿系结核
C．泌尿系肿瘤
D．泌尿系结石
E．泌尿系炎症

18．某产妇，28 岁。24 小时前行会阴侧切术分娩一男婴，会阴水肿明显。护理措施错误的是

A．会阴冲洗
B．评估会阴切口
C．95% 乙醇湿热敷
D．50% 硫酸镁湿热敷
E．会阴切口患侧卧位

19．急性肾小球肾炎患儿严格卧床休息的时间一般是

A．1～2 周
B．2～3 周
C．5～6 周
D．2～3 个月
E．3～4 个月

20．呼吸与呼吸暂停现象交替出现称为

A．潮式呼吸
B．库斯莫呼吸
C．蝉鸣样呼吸
D．毕奥呼吸
E．浅快呼吸

21．关于肿瘤化疗的叙述不正确的是

A．给药途径多样
B．可中剂量尖端疗法
C．可小剂量维持疗法
D．可配合手术治疗
E．避免联合用药

22．对会阴切开术描述，错误的是

A．分正中切开与侧斜切开两种
B．会阴正中切开 3 天拆线

C．会阴侧斜切开可充分扩张阴道
D．会阴侧斜切临床较常用
E．两种切开缝合后，必要时可做肛门检查

23．肌酐清除率下降提示
A．肾功衰竭
B．心力衰竭
C．肝昏迷
D．呼吸衰竭
E．脑出血

24．符合急性支气管炎 X 线检查特点的描述是
A．肺纹理呈柱状或梭状扩张
B．肺纹理增粗及大片状致密阴影
C．肺纹理增粗及肺门阴影加深
D．肺纹理增粗及肺透明度增高
E．肺纹理增多及肺部斑片状阴影

25．患者，男，68 岁。长期咳痰，感呼吸困难，动脉血气分析结果示：$PaO_2 < 60mmHg(8.0kPa)$，$PaCO_2 > 50mmHg$（6.7kPa），应考虑该患者为
A．肺源性心脏病
B．支气管哮喘
C．Ⅱ型呼吸衰竭
D．Ⅰ型呼吸衰竭
E．阻塞性肺气肿

26．属于中枢兴奋药的是
A．洛贝林
B．多巴胺
C．氨茶碱
D．洋地黄
E．利血平

27. 患者，女，40 岁。局麻下行背部脂肪瘤切除术，手术刚开始，患者不安，烦躁，很快呼吸急促，脉快，首要工作是
A．停止再用麻药
B．用镇痛药
C．肌内注射苯巴比妥钠
D．给予地西泮
E．加速输液

28. 患者，28 岁。停经 36 周，阴道流血半小时就诊。产科检查：胎心 142 次 / 分，胎位清，先露高浮，无腹痛，怀疑前置胎盘。为明确诊断最安全有效的检查是
A．阴道检查
B．肛查
C．腹部检查
D．B 超
E．宫腔镜检查

29．快速、准确诊断早期妊娠的方法是
A．妊娠试验
B．B 超检查
C．黄体酮试验
D．基础体温测定
E．宫颈黏液检查

30．颅内压增高的治疗原则是
A．病因治疗
B．对症处理
C．控制感染
D．立即手术
E．低温冬眠

31．新生儿控制惊厥首选药物为
A．苯巴比妥
B．水合氯醛
C．苯妥英钠
D．地西泮
E．氯丙嗪

32．产褥感染最常见的病原体是
A．大肠埃希菌
B．葡萄球菌
C．厌氧链球菌
D．溶血性链球菌
E．产气夹膜杆菌

33．再生障碍性贫血特点为
A．红细胞减少
B．白细胞减少
C．血小板减少
D．全血细胞减少
E．网织红细胞减少

34．患儿，男，2 岁。精神萎靡，眼窝明显凹陷，哭时泪少，口唇干燥，皮肤弹性差，尿量明显减

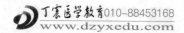

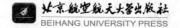

少，被诊断为中度脱水，该患儿失水占体重的百分比是

A．5% 以下

B．5% ～ 10%

C．10% ～ 20%

D．20% ～ 30%

E．30% ～ 40%

35．冠心病外科治疗前必须进行的辅助检查是

A．心脏 CT

B．心血管造影

C．心导管检查

D．心脏彩色 B 超

E．选择性冠状动脉造影

36．大咯血窒息首要的抢救措施是

A．清除呼吸道内积血

B．机械通气

C．高压氧

D．可拉明（尼可刹米）

E．手术止血

37．关于 ARDS 患者的治疗原则，不正确的是

A．延长机械通气时间

B．选用呼吸末正压通气

C．使用有效抗生素

D．加强营养支持

E．加大补液量

38．符合营养不良的检查结果是

A．血浆白蛋白 35g/L

B．血转铁蛋白 2.0g/L

C．血清总蛋白 70g/L

D．24 小时氮平衡测试持续负平衡

E．迟发性皮肤超敏试验（+++）

39．确诊前置胎盘最佳的辅助检查是

A．肛检

B．腹部 X 线平片

C．B 超检查

D．阴道内诊

E．宫腔镜

40．开放性气胸的患者首要的处理措施是

A．抽气减压

B．清创

C．封闭伤口

D．剖胸探查

E．纠正休克

41．患者，24 岁。已婚。既往月经规律，此次月经过期 9 天。确诊怀孕优选的检查是

A．B 超

B．免疫法测定 hCG

C．阴道 B 超

D．双合诊

E．宫颈黏液涂片镜检

42．乳癌淋巴转移的最常见部位是

A．腋窝

B．锁骨下

C．锁骨上

D．胸骨旁

E．肝脏部位

43．红细胞绝对增多的心脏病是

A．高血压心脏病

B．贫血性心脏病

C．急性心肌梗死

D．肺源性心脏病

E．风湿性心脏病

44．Brown-Sequard 征是指

A．损伤平面以下的感觉、运动及反射功能完全丧失

B．损伤平面以下同侧肢体的运动和深感觉丧失、对侧肢体的痛觉和温度觉丧失

C．会阴皮肤鞍状感觉消失、括约肌功能及性功能障碍

D．损伤平面下同侧肢体的痛觉和温度觉丧失、对侧肢体的运动和深感觉丧失

E．损伤平面以下的感觉、运动及反射功能部分丧失

45．胃、十二指肠溃疡外科手术治疗的适应证不包括

A．急性穿孔

B．急性大出血

C．瘢痕性幽门梗阻

D．未经内科治疗

E．胃溃疡恶变

46．中、重度子宫内膜异位症的患者，血清中可能升高的是

A．CA50

B．CA125

C．CA153

D．CA199

E．CA242

47．中心静脉压的正常值范围是

A．2～3cmH_2O

B．3～4cmH_2O

C．4～5cmH_2O

D．5～6cmH_2O

E．5～12cmH_2O

48．下列检查属于血液系统监护的是

A．血尿素氮

B．血肌酐

C．血小板

D．血糖

E．血氨

49．患儿，6个月。左耳流脓2天后出现高热、抽搐2次。查体：左外耳道牵涉性疼痛，前囟紧张，脑膜刺激征阳性。最可能诊断为中耳炎合并

A．败血症

B．病毒性脑炎

C．化脓性脑膜炎

D．脑脓肿

E．高热惊厥

50．诊断肺结核的方法中，最可靠的是

A．胃液分析

B．胸部X线片

C．结核菌素试验

D．红细胞沉降率检查

E．痰结核菌检查

51．目前临床治疗猩红热首选的药物是

A．链霉素

B．泼尼松（强的松）

C．青霉素

D．地塞米松

E．维生素E

52．突然发作胸骨后疼痛并放射至左小指，给予硝酸甘油的最佳途径是

A．吸入

B．口服

C．皮下注射

D．静脉注射

E．舌下含化

53．明确诊断风湿性心脏病的可靠检查是

A．X线

B．超声心动图

C．心电图

D．心肌酶

E．血沉

54．中枢神经系统活动能量的来源是

A．脂肪

B．蛋白质

C．糖类

D．脂肪和糖类

E．糖类和蛋白质

55．吻合口瘘常发生于食管癌术后

A．2～3天

B．3～5天

C．5～10天

D．7～10天

E．14天以后

56．患者，男，50岁。饱餐后出现持续性上腹疼痛并向左肩、腰背部放射，伴有恶心呕吐。入院后收集的资料中与其疾病密切相关的是

A．母亲因冠心病去世

B．有胆石症史

C．平时喜欢吃素食

D．不喜欢运动

E．有阑尾炎手术史

57．急性脑血管病（除蛛网膜下腔出血）首选的检查项目是

A．脑脊液检查

B．CT

C．MRI
D．电生理检查
E．脑电图

58．急性白血病患者发热的原因是
A．血小板减少
B．嗜酸性粒细胞减少
C．出血被吸收
D．嗜碱性粒细胞减少
E．细菌感染

59．急性腹膜炎术后护理错误的是
A．血压平稳取半卧位
B．术后当天可进少量饮食
C．继续输液
D．抗感染
E．注意腹腔引流的护理

60．甲亢药物治疗可首选
A．甲巯咪唑（他巴唑）
B．甲硫氧嘧啶
C．丙硫氧嘧啶
D．硝酸甘油
E．美托洛尔（倍他乐克）

61．输血最严重的并发症是
A．发热反应
B．变态反应
C．过敏反应
D．溶血反应
E．细菌污染反应

62．下肢静脉曲张检查时，患者平卧，下肢抬高排空静脉，在大腿根部扎止血带，患者站立，若曲张静脉迅速充盈，提示
A．深静脉通畅
B．大隐静脉瓣功能正常
C．大隐静脉瓣功能异常
D．交通静脉瓣功能正常
E．交通静脉瓣功能异常

63．怀疑患者为壶腹癌时，对明确诊断最有针对性的检查是
A．血、尿淀粉酶
B．肝功生化
C．ERCP
D．B超
E．CT

64．原发综合征患儿胸部X线检查表现为
A．肺部斑片状致密影
B．两肺均匀分布的粟粒影
C．肺部哑铃形“双极影”
D．肺密度下降及“靴形心”
E．肺纹理增粗并有囊状影

65．患者，女，20岁。不慎被毒蛇咬伤，小腿伤口红肿疼痛后因伤口渗血性液不止，来院处理，不正确的是
A．将伤口初步排毒后冲洗、湿敷
B．用普鲁卡因加地塞米松伤肢环状阻滞
C．患肢抬高
D．伤口湿纱布覆盖
E．肌注扑尔敏

66．肝穿刺的禁忌证是
A．肝包虫病
B．肝炎后肝硬化
C．肝结核
D．慢性肝病
E．原因不明的黄疸

67．脊髓灰质炎减毒活疫苗初种次数为
A．1次
B．2次
C．3次
D．4次
E．5次

68．急腹症患者，腹透见膈下游离气体，提示腹内的病变是
A．炎症性
B．梗阻性
C．出血性
D．穿孔性
E．绞窄性

69．外源性哮喘的特异性抗体是
A．IgA
B．IgC

C. IgE
D. IgF
E. IgM

70. 患者，26 岁。停经 3 个月，阴道出血 2 周。阴道前壁有紫蓝色结节，子宫软，增大如 4 个月，尿 TT（+），应考虑
A. 难免流产
B. 双胎妊娠
C. 子宫腺肌病
D. 葡萄胎
E. 侵蚀性葡萄胎

71. 静脉输液补钾的先决条件是
A. 尿量在 40ml/h 以上
B. 浓度在 0.3% 以上
C. 速度在 60 滴 / 分以下
D. 总量在 4 ～ 5g/d 以下
E. 最多不要超过 6 ～ 8g/d

72. 新生儿因颅内出血出现颅内压增高，首选的药物是
A. 20% 甘露醇静脉滴注
B. 5% 白蛋白静脉滴注
C. 呋塞米静脉注射
D. 地塞米松静脉滴注
E. 中分子右旋糖酐静脉滴注

73. 少尿是指 24 小时尿量少于
A. 100ml
B. 200ml
C. 300ml
D. 400ml
E. 500ml

74. 患者，男，42 岁。突发心前区剧烈疼痛，急诊入院。心电图示 ST 段弓背上抬，心率 96 次 / 分，律齐，查血肌钙蛋白和肌酸激酶同工酶（CK-MB）升高。患者入监护室行心电血压监护，紧急溶栓扩冠治疗。4 小时后患者烦躁不安，血压突然下降至 65/45mmHg，心率 122 次 / 分。此时患者最可能发生了
A. 心脏破裂
B. 附壁血栓
C. 室颤
D. 心源性休克
E. 心力衰竭

75. 鉴别右心衰竭与肝硬化水肿的依据是
A. 下肢水肿
B. 腹水形成
C. 腹围增大
D. 恶心、呕吐
E. 颈静脉怒张

76. X 线肺部检查见云絮状阴影是
A. 胸膜炎
B. 肺炎
C. 肺气肿
D. 肺癌
E. 肺囊肿

77. 皮肤出现蜘蛛痣最常见的疾病是
A. 慢性肝炎
B. 再生障碍性贫血
C. 慢性胆囊炎
D. 严重肝硬化
E. 胰腺癌

78. 患者，女，21 岁。疑诊急性阑尾炎。医生查体时嘱患者左侧卧位，使其右下肢向后过伸，引起右下腹疼痛。该患者检查阳性，提示的情况是
A. 阑尾位于腹膜后
B. 阑尾位于回肠前
C. 阑尾位置较深
D. 阑尾位置较高
E. 阑尾位于盲肠外侧

二、以下提供若干个案例，每个案例下设若干个考题。请根据各考题题干所提供的信息，在每题下面的 A、B、C、D、E 五个备选答案中选择一个最佳答案，并在答题卡上将相应字母所属的方框涂黑。

（79 － 81 题共用题干）

患者，男，29 岁。甲状腺肿大、突眼、心慌、失眠，心率 100 次 / 分，血压 140/90mmHg（18.6/12.0kPa），诊断为甲亢。

79. 问题1：患者的基础代谢率是
A. 25%
B. 27%
C. 35%
D. 39%
E. 50%

80. 问题2：术前服用碘剂，旨在
A. 减少甲状腺流血，使其变小变硬
B. 抑制甲状腺素分泌
C. 促进甲状腺素释放
D. 抑制下丘脑活动
E. 结合游离甲状腺素

81. 问题3：为防止术中损伤甲状旁腺，应熟悉甲状旁腺的位置，通常在
A. 甲状腺峡部背侧
B. 甲状腺两叶背侧
C. 甲状腺左叶下端
D. 甲状腺左叶上端
E. 甲状腺右叶下端

（82－84题共用题干）

患者，男，62岁。工程师，既往偶有心前区疼痛，含服硝酸甘油有效，此次因工作过累后心前区剧烈疼痛4小时余就诊，含服硝酸甘油无效。

82. 问题1：护士接待时应首先安排的检查是
A. 超声心动图
B. 24小时动态心电图
C. 心电图
D. 心肌酶化验
E. 心脏彩超

83. 问题2：护士为患者采取的护理措施应除外
A. 低脂低胆固醇饮食
B. 静脉注射利多卡因
C. 持续吸氧
D. 给哌替啶镇痛
E. 绝对卧床休息

84. 问题3：患者入住病房后，护士指导患者绝对卧床休息，并解释原因，你认为正确的理由是
A. 减轻疼痛
B. 避免增加心脏负荷
C. 节省患者体力消耗
D. 避免跌倒
E. 避免血压升高

（85－87题共用题干）

患儿，男，9个月。人工喂养，面色苍白1个月，肝脾增大，血红细胞大小不等，以小为主，中心淡染区扩大，白细胞及血小板正常。

85. 问题1：最可能的疾病为
A. 营养性缺铁性贫血
B. 营养性巨幼细胞性贫血
C. 再生障碍性贫血
D. 生理性贫血
E. 地中海贫血

86. 问题2：应给予的最佳治疗是
A. 注射铁剂
B. 口服二价铁
C. 口服叶酸
D. 注射维生素B_{12}
E. 输全血

87. 问题3：该患儿的护理措施中不正确的是
A. 及时添加绿叶蔬菜
B. 及时添加动物肝脏及蛋黄
C. 铁剂和牛奶、钙片同服
D. 肌内注射铁剂时部位要深
E. 铁剂应在两餐间服用

三、以下提供若干组考题，每组考题共同在考题前列出的A、B、C、D、E五个备选答案。请从中选择一个与考题关系最密切的答案，并在答题卡上将相应字母所属的方框涂黑。每个备选答案可能被选择一次，多次或不被选择。

（88－89题共用备选答案）
A. 呼吸系统监测
B. 循环系统监测
C. 消化系统监测
D. 泌尿系统监测
E. 神经系统监测

88. 血尿素氮用于
89. 血气分析用于

（90－91 题共用备选答案）

A．肌酸激酶同工酶

B．乳酸脱氢酶

C．门冬氨酸氨基转移酶

D．丙氨酸氨基转移酶

E．γ－转肽酶

90．急性心梗心肌酶出现最早的是

91．急性心梗心肌酶恢复最早的是

（92－95 题共用备选答案）

A．板状腹

B．蛙状腹

C．舟状腹

D．柔韧感腹

E．松软腹

92．恶病质者呈

93．急性胃穿孔呈

94．结核性腹膜炎呈

95．严重脱水呈

（96－97 题共用备选答案）

A．稀薄泡沫状

B．干酪样或豆渣样

C．淘米汤样

D．灰白色薄而均质

E．乳白色黏液状或淡黄色脓性

96．滴虫性阴道炎阴道分泌物的典型特点是

97．外阴阴道假丝酵母菌病阴道分泌物的典型特点是

（98－100 题共用备选答案）

A．甲胎蛋白阳性

B．血、尿淀粉酶增加

C．腹部穿出不凝血

D．血沉加快

E．血清 T_3、T_4 增加

98．急性胰腺炎的辅助检查可有

99．脾破裂

100．生殖腺胚胎性肿瘤的辅助检查可有

单科试卷四

一、以下每一道考题下面有A、B、C、D、E五个备选答案，请从中选择一个最佳答案。并在答题卡上将相应题号的相应字母所属的方框涂黑。

1．腹部空腔脏器中最容易损伤的是
A．胆囊
B．胃
C．小肠
D．结肠
E．大肠

2．患者，18岁。未婚。运动时突发下腹痛，可触及腹部包块，正确的妇科检查方法是
A．直肠-腹部诊
B．三合诊
C．双合诊
D．阴道窥器检查
E．阴道分泌物检查

3．甲状腺功能亢进的老年患者，不适用的检查是
A．基础代谢率测定
B．T_3抑制试验
C．促甲状腺素测定
D．甲状腺自身抗体测定
E．血清总T_3、T_4测定

4．行胸部触诊，发现语颤增强，提示肺部出现的病变是
A．肺脓肿
B．肺纤维化
C．肺结核空洞
D．肺实变
E．支气管扩张

5．风心病二尖瓣狭窄患者，左心房肥大时心电图异常表现在
A．Q波
B．RR间隔
C．P波
D．PP间隔
E．ST段

6．小儿出生时存在，以后逐渐消失的神经反射不包括
A．吸吮反射
B．觅食反射
C．握持反射
D．拥抱反射
E．角膜反射

7．脑内血肿CT检查表现为
A．双凸镜形成
B．弓形密度高密度影
C．圆形或不规则高密度影
D．新月形或半月形低密度影
E．新月形或半月形高密度影

8．清创术的最好时机是伤后
A．6～8小时内
B．8～10小时内
C．10～12小时内
D．24小时内
E．48小时内

9．患者，女，30岁。主诉头晕1个月余。查血常规红细胞3×10^{12}/L，血红蛋白78g/L，白细胞2×10^{9}/L，血小板50×10^{9}/L，应考虑是
A．化脓感染
B．再生障碍性贫血
C．缺铁性贫血
D．急性白血病
E．过敏性紫癜

10．B超检查能听到胎心音的最早时间是
A．妊娠6周

B. 妊娠 8 周
C. 妊娠 10 周
D. 妊娠 16 周
E. 妊娠 20 周

11. 浸泡石膏绷带时，水温应保持在
A. 10 ～ 15℃
B. 15 ～ 20℃
C. 25 ～ 30℃
D. 35 ～ 45℃
E. 45 ～ 55℃

12. 全膝关节结核，行关节融合术的年龄为
A. 2 岁以上
B. 5 岁以上
C. 10 岁以上
D. 15 岁以上
E. 18 岁以上

13. 梅毒的传染途径一般不包括
A. 哺乳
B. 胎盘
C. 输血
D. 性交
E. 蚊叮

14. 毒蛇咬伤患者冲洗伤口应选用
A. 5% 碳酸氢钠
B. 3% 过氧化氢
C. 70% 乙醇
D. 0.5% 碘伏
E. 0.1% 醋酸溶液

15. 患儿，男，7 天。因“阵发性抽搐 1 天”就诊。患儿系第二胎第二产，足月，家中分娩，生后哭声可，母乳喂养，生后第六天出现阵发性抽搐。查体：足月新生儿貌，牙关紧闭，呈苦笑面容，四肢肌张力增高。该新生儿最可能的诊断为
A. 低钙惊厥
B. 颅内出血
C. 缺氧缺血性脑病
D. 破伤风
E. 癫痫

16. 患者，男，28 岁。车祸伤后 1 小时。当时昏迷约 10 分钟，来院后出现头痛、恶心，未呕吐。右鼻孔可见血性液体持续流出。此时的护理措施错误的是
A. 迅速建立静脉通道，密切观察生命体征变化
B. 用无菌棉球堵塞鼻腔，防止液体持续流出
C. 按照医嘱应用抗生素和破伤风
D. 给予面罩氧气吸入
E. 患者取半卧位

17. 解决瓣膜病变的根本办法是
A. 服用抗生素
B. 服用强心药
C. 服用缩血管药物
D. 手术
E. 戒烟

18. 符合低张性子宫收缩乏力特征的是
A. 可出现胎儿宫内窘迫
B. 宫缩间歇期子宫壁不能完全松弛
C. 宫缩节律不协调
D. 使产妇自觉宫缩强，持续腹痛
E. 子宫收缩有正常节律性、极性及对称性，仅收缩力弱

19. 肾结核的临床表现不包括
A. 血尿
B. 发热、盗汗
C. 排尿困难、排尿中断
D. 尿频、尿急、尿痛
E. 脓尿

20. 患者，女，22 岁。因反复激动后出现四肢抽动，呼之不应而就诊。患者每次发作时无尿失禁，无咬伤史，每次持续 2 ～ 3 分钟，共发作 4 次。神经系统检查未见异常，为明确诊断首要的辅助检查是
A. 脑磁共振成像检查
B. 脑电图检查
C. 神经肌电图检查
D. 脑 CT 检查
E. 脑血流图检查

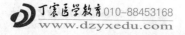

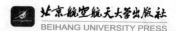

21．代谢性酸中毒时，患者的主要化验改变是
A．血 pH 降低，二氧化碳结合力升高
B．血 pH 降低，二氧化碳结合力降低
C．血 pH 升高，二氧化碳结合力升高
D．血 pH 升高，二氧化碳结合力降低
E．血 pH 降低，二氧化碳结合力无变化

22．甲状腺功能亢进的化验是
A．甘油三酯增高
B．三碘甲状腺原氨酸增高
C．β_1 微球蛋白增高
D．磷酸肌酸激酶减少
E．谷丙转氨酶减少

23．患者，男，46 岁。近日双眼睑水肿，尿呈洗肉水样，血压 150/90mmHg，尿蛋白（++），尿沉渣有少量红细胞，大量颗粒管型。其病变在
A．膀胱
B．肾盂
C．肾小球
D．输尿管
E．前尿道

24. 大剂量硫酸镁治疗重度妊娠期高血压疾病时，最早出现的毒性反应是
A．全身肌张力减退
B．呼吸减慢
C．心率减慢
D．惊厥抽搐
E．膝反射减弱或消失

25．乳房后脓肿形成后，切开引流，切口位置应在
A．自乳头呈放射状切口
B．沿乳房下皱褶处弧形切口
C．沿乳晕做环形切口
D．在乳房中部竖行切口
E．沿乳晕做十字切口

26．卵巢良性肿瘤的治疗原则为
A．化学治疗
B．放射治疗
C．手术治疗
D．中药治疗
E．饮食治疗

27．关于服用铁剂的描述，不正确的是
A．补充铁剂疗程为 2 ～ 3 个月
B．长期服用可致铁中毒
C．应从小剂量开始
D．可与维生素 C 同服
E．如出现黑便立即停药

28．甲亢时，首选的治疗药物是
A．甲基硫氧嘧啶
B．丙基硫氧嘧啶
C．磷化钠
D．氢化可的松
E．心得安

29．患者，男，48 岁。6 小时前饮酒后出现上腹绞痛，向肩背部放射，送到医院急诊，此时最具有诊断意义的实验室检查为
A．白细胞计数
B．血清淀粉酶测定
C．血钙测定
D．尿淀粉酶测定
E．血清脂肪酶测定

30．肺结核重症患者做标准化疗的疗程为
A．5 ～ 6 个月
B．8 ～ 10 个月
C．12 ～ 18 个月
D．20 ～ 24 个月
E．30 ～ 36 个月

31．患者，男，49 岁。门静脉高压症入院，拟行手术治疗，患者术前一般不放胃管，是为了
A．减少插管的痛苦
B．以免引起恶心
C．以免引起呕吐
D．防止出血
E．防止胃液丢失

32．外科感染中不会化脓的疾病是
A．丹毒
B．背痈
C．急性蜂窝织炎
D．急性化脓性腱鞘炎

E. 急性淋巴结炎

33. 患者，女，21 岁。发热、多处关节炎、面部有蝶形红斑。查血化验可发现
A. 红细胞花环形成
B. 类风湿因子（+）
C. 抗核抗体（+）
D. 抗 Sm 抗体（+）
E. 血沉快

34. 患者，女，52 岁。因头痛、头晕 3 天，加重 1 天伴视物不清住院，血压 190/125mmHg，脉搏 95 次 / 分；眼底检查可见视乳头水肿；心电图示左心室肥大。首要的处理是
A. 硝酸甘油舌下含化
B. 服用硝苯地平
C. 静脉注射毛花苷 C
D. 静脉给呋塞米
E. 甘露醇快速静滴

35. 小儿肺炎合并心衰，最常用的药物是
A. 心得安
B. 地高辛
C. 地西泮
D. 硝酸甘油
E. 呋塞米

36. 肺部实变体征不包括
A. 呼吸运动增强
B. 语颤增强
C. 叩诊浊音
D. 听诊支气管呼吸音
E. 听诊湿啰音

37. 需要尽早促使宫内妊娠物完全排出的不包括
A. 先兆流产
B. 难免流产
C. 不全流产
D. 习惯性流产
E. 稽留流产

38. 患儿，女，3 岁。突发腹痛，阵发性发作，伴恶心、呕吐，少量血便，右腹触及腊肠样肿物，首选的检查是
A. 结肠镜
B. 直肠指检
C. 口服钡剂胃肠造影
D. 空气灌肠造影
E. X 线、腹部 B 超

39. 患者，男，33 岁。酗酒后上腹部持续性剧痛并向左肩、腰背部放射，伴恶心呕吐 4 小时来院急诊。目前最有助于诊断的辅助检查是
A. 血常规
B. 腹腔穿刺
C. 血、尿淀粉酶
D. 腹部 B 超检查
E. 胸、腹部 X 线平片

40. 小儿风湿热采用的治疗原则不正确的是
A. 抗风湿治疗以应用水杨酸盐或肾上腺皮质激素为主
B. 有舞蹈病者可口服苯巴比妥等
C. 无心肌炎患儿可用阿司匹林
D. 心肌炎时宜早期使用肾上腺皮质激素
E. 可使用肾上腺皮质激素预防复发

41. 癫痫最好的给药方法是
A. 两种联合用药
B. 单一用药
C. 三种联合用药
D. 间断用药
E. 口服用药加静脉给药

42. 乳腺癌患者进行自我检查时，最佳时间一般选择在
A. 月经前 7 ～ 10 天
B. 月经前 3 ～ 5 天
C. 月经期
D. 月经后 3 ～ 5 天
E. 月经后 7 ～ 10 天

43. 胆总管探查术后，拔除 T 管的时间至少术后
A. 3 天
B. 7 天
C. 14 天
D. 21 天
E. 28 天

44. 血栓闭塞性脉管炎晚期特有的临床表现是

A．休息痛
B．趾端坏死
C．足背动脉搏动消失
D．营养性改变
E．间歇性跛行

45．患者，61 岁。良性前列腺增生，夜尿 2 ～ 3 次 / 晚，排尿迟缓、尿后滴沥、尿线细，B 超检查示膀胱残余尿量为 40ml。既往未出现过急性尿潴留。目前主要的治疗是
A．观察，定期门诊复查
B．药物治疗
C．手术治疗
D．激光治疗
E．放置前列腺尿道支架

46．类风湿关节炎时，常选择的 X 线检查部位是
A．手指和腕关节
B．手指和肩关节
C．腕关节和肩关节
D．肘关节和膝关节
E．肩关节和肘关节

47．浅Ⅱ度烧伤的深度达
A．颗粒层
B．真皮浅层，部分生发层健在
C．真皮深层，有部分附件残留
D．皮下组织
E．肌层

48．可进行膀胱镜检查适用于
A．尿路急性感染
B．膀胱结石
C．膀胱容量过小
D．严重的心功能不全
E．尿道狭窄

49．妇科病史记录，其中“28 ～ 30”表示
A．月经持续时间
B．月经来潮时间
C．月经周期的天数
D．初潮的日期
E．初潮的年龄

50．病毒性脑膜炎患儿脑脊液检查表现为
A．外观呈毛玻璃样
B．糖和氯化物正常
C．蛋白质明显减少
D．晚期中性粒细胞增多
E．静置后出现网状薄膜

51．泌尿系统感染可发现
A．尿酮体（+）
B．尿中白细胞＞ 5 个 / 高倍镜视野
C．柏油样便
D．血红蛋白＜ 110g/L
E．大量管型尿

52．急性阑尾炎腹痛起始于脐周或上腹的机制是
A．胃肠功能紊乱
B．内脏神经反射
C．躯体神经反射
D．阑尾位置不固定
E．阑尾管壁痉挛

53．脓肿形成后首要的处理是
A．全身支持
B．理疗热敷
C．切开引流
D．外敷消炎膏
E．应用抗生素

54．患者，男，26 岁。上唇痈 6 天，处理<u>不正确</u>的是
A．用抗生素
B．不可挤压局部
C．营养支持
D．对症处理
E．手术切开

55．某孕妇，30 岁。妊娠 36 周常规的产科复查，必查的项目是
A．骨盆外测量
B．糖耐量筛查
C．内诊检查
D．测宫底高度
E．查 AFP

56．控制哮喘最有效的抗炎药物是

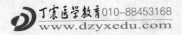

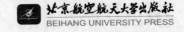

A. 茶碱类
B. 色甘酸钠
C. 糖皮质激素
D. 酮替芬
E. β_2受体激动剂

57. 某孕妇，29岁。妊娠合并心脏病，心功能Ⅱ级。现足月临产，宫口已开全，感疲劳。护士处理不恰当的是
A. 适当用镇静药
B. 立即行剖宫产
C. 胎儿娩出后，立即在产妇腹部放置沙袋
D. 阴道助产，尽快结束产程
E. 产后给予抗生素预防感染

58. 特布他林等β_2受体激动剂的首选给药方式为
A. 肌内注射法
B. 静脉滴注法
C. 口服法
D. 舌下含化法
E. 吸入法

59. 水痘为自限性疾病，其病程一般是
A. 4天
B. 6天
C. 8天
D. 10天
E. 15天

60. 可扩张小动脉的药物是
A. 洋地黄
B. 硝酸甘油
C. 氨力农
D. 哌唑嗪
E. 多巴酚丁胺

61. 肝硬化患者出现腹水，每天入量应限制在
A. 200ml
B. 600ml
C. 800ml
D. 1000ml
E. 2000ml

62. 患儿，男，5岁。发热38.5℃，全身不适、咳嗽，查体全身皮疹，以躯干多见，白细胞正常，诊断为水痘，对其进行积极治疗，其中处理措施不当的是
A. 使用阿司匹林降温
B. 保持皮肤清洁
C. 观察精神、食欲、有无呕吐
D. 在家隔离治疗
E. 加强预防知识教育

63. 三期复苏的项目是
A. 除颤
B. 输血、输液
C. 降温和脱水治疗
D. 复苏药物治疗
E. 机械人工呼吸

64. 血肌酐增高应考虑
A. 肺功能不全
B. 心功能不全
C. 肾功能不全
D. 甲亢
E. 类风湿关节炎

65. 患者，男，45岁。突发剧烈腹痛，恶心、呕吐，体温38.8℃，以“急性化脓性腹膜炎”收入院。入院后急查血白细胞18×10^9/L，患者出现里急后重感，B超检查发现盆腔有较大的脓肿。应采取的治疗措施为
A. 持续胃肠减压
B. 应用抗生素治疗
C. 热水坐浴
D. 物理透热治疗
E. 手术治疗

66. 精液常规检查中不正常的指标是
A. 精液的pH值7.8～8.7
B. 正常精液量2～6ml
C. 精子活动率＞50%
D. 总精子数≥40×10^9/L
E. 精液液化时间室温下5～30分钟

67. 小儿惊厥发作首选药物为
A. 地西泮
B. 苯妥英钠

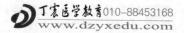

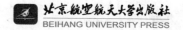

C．水合氯醛
D．20% 甘露醇
E．苯巴比妥

68．原发性肝癌具有特异性的定性辅助检查是
A．B 超
B．CT
C．血清甲胎蛋白测定
D．放射性核素肝扫描
E．选择性肝动脉造影

69．患儿，男，8 个月。呕吐、腹泻 3 天入院。烦躁、口渴，前囟明显凹陷，口唇黏膜干燥，皮肤弹性较差，尿量明显减少。血清钠 135mmol/L。第 1 天补液宜用
A．2∶1 液
B．2∶3∶1 液
C．4∶3∶2 液
D．ORS 液
E．生理盐水

70．治疗脱水伴休克时能迅速补充血容量的液体是
A．10% 葡萄糖
B．5% 葡萄糖盐水
C．4 ∶ 3 ∶ 2 液
D．3 ∶ 2 ∶ 1 液
E．2 ∶ 1 等张含钠液

71．患者，52 岁。患多发性子宫肌瘤，准备行经腹全子宫切除术，术前阴道准备正确的是
A．术前 5 天每天阴道冲洗 1 次
B．术前 4 天每天阴道冲洗 1 次
C．术前 3 天每天阴道冲洗 2 次
D．术前 2 天每天阴道冲洗 1 次
E．术前 1 天每天阴道冲洗 2 次

72．椎体束病变时可出现的阳性体征是
A．凯尔尼格征
B．戈登征
C．布鲁津斯基征
D．霍夫曼征
E．巴宾斯基征

73．患者，男，18 岁。落水后突然寒战、高热、咳嗽，查血白细胞 17×10^9/L，中性粒细胞 0.9。其原因是
A．衣原体感染
B．支原体感染
C．结核菌感染
D．细菌感染
E．幽门螺杆菌感染

74．血小板减少最常见
A．溶血性贫血
B．缺铁性贫血
C．淋巴瘤
D．脾切除后
E．再生障碍性贫血

75．可出现血红蛋白尿的疾病是
A．肾盂肾炎
B．急性肾炎
C．输尿管结石
D．肾病综合征
E．急性溶血

76．患者，男，50 岁。机关干部。身高 175cm，体重 80kg，2 型糖尿病史 3 年。该患者的标准体重应是
A．50±5kg
B．60±6kg
C．70±7kg
D．80±8kg
E．90±9kg

77．高血压易导致脏器出现相关并发症，常累及的脏器是
A．心、脑、肾
B．心、肺、脑
C．心、肝、肾
D．肝、肾、脑
E．肝、肾、肺

78．X 线检查见肺内云絮状阴影，提示可能的疾病是
A．气胸
B．肺炎
C．肺气肿

D. 肺癌
E. 支气管扩张

二、以下提供若干个案例，每个案例下设若干个考题。请根据各考题题干所提供的信息，在每题下面的A、B、C、D、E五个备选答案中选择一个最佳答案，并在答题卡上将相应字母所属的方框涂黑。

（79 － 80 题共用题干）

患者，男，76岁。慢性咳嗽、咳痰病史20余年。近4年出现活动后气促。1周前受凉后出现痰多，头痛、气促症状加重。近2天发绀、意识障碍、球结膜充血、水肿、嗜睡、扑翼样震颤。实验室检查：白细胞18.6×10^9/L，中性粒细胞0.9，动脉血pH7.29，$PaCO_2$10.8kPa（80mmHg），$PaO_2$6.4kPa（48mmHg）。

79. 问题1：护士收集完患者资料后，根据收集的资料和实验室检查结果，可考虑患者为
A. Ⅰ型呼吸衰竭
B. Ⅱ型呼吸衰竭
C. 肺结核
D. 支气管哮喘急性发作
E. 肺炎

80. 问题2：经原发病治疗、控制感染、纠正酸碱及电解质紊乱等措施，效果不显著。若患者自主呼吸停止，应立即给予的处置是
A. 气管切开
B. 经口气管插管
C. 气管插管＋人工气道
D. 人工气道
E. 体外心脏按压

（81 － 82 题共用题干）

患者，女，48岁。持续中上腹疼痛8小时，寒战、高热、黄疸，既往反复发作史3年。查体：神志淡漠，体温39.5℃，血压80/60mmHg（10.7/8.0kPa），脉搏115/分，剑突下压痛、肌紧张，肝区叩痛。白细胞30×10^9/L，中性粒细胞0.9。

81. 问题1：符合该患者的实验室检查结果是
A. 白细胞计数增高
B. 血清胆红素降低
C. 尿胆原升高
D. 全血细胞减少
E. 凝血酶原时间缩短

82. 问题2：此时的处理不可取的是
A. 禁饮食，持续胃肠减压，应用足量有效抗生素
B. 紧急手术解除胆道梗阻并减压
C. 卧床休息，补充液体和电解质
D. 及时给予吗啡镇痛
E. 准确记录24小时出入量

（83 － 84 题共用题干）

患者，男，34岁。在蛛网膜下腔阻滞麻醉下行半月板切除术。手术开始3分钟患者出现血压下降。

83. 问题1：应立即给予的药物是
A. 麻黄碱
B. 苯巴比妥钠
C. 硫喷妥钠
D. 氟哌利多
E. 阿托品

84. 问题2：该药的常用剂量是
A. 0.4～0.6mg
B. 0.1～0.2g
C. 10～20mg
D. 30～45mg
E. 0.8mg

（85 － 87 题共用题干）

患儿，6个月。腹泻3天，10～20次/天，呈水样便，已12小时未排尿。体温37.6℃，意识模糊，四肢发凉、皮肤弹性极差，前囟及眼窝凹陷明显，血清钠155mmol/L。

85. 问题1：该患儿脱水的程度和性质是
A. 中度等渗脱水
B. 中度高渗脱水
C. 重度等渗脱水
D. 重度高渗脱水
E. 重度低渗脱水

86. 问题2：补液中对该患儿的病情观察最为重

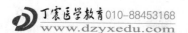

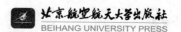

要的是

A．体温变化

B．大便情况

C．呼吸情况

D．有无低血钙表现

E．第一次排尿时间、尿量

87．问题3：补液后脱水征消失，但突然全身抽搐，两眼上翻，考虑为

A．低血糖

B．低钾血症

C．低钙血症

D．低钠血症

E．氮质血症

三、以下提供若干组考题，每组考题共同在考题前列出的A、B、C、D、E五个备选答案。请从中选择一个与考题关系最密切的答案，并在答题卡上将相应字母所属的方框涂黑。每个备选答案可能被选择一次，多次或不被选择。

（88－89题共用备选答案）

A．肝癌

B．胰腺癌

C．急性胰腺炎

D．溃疡性结肠炎

E．急性胆囊炎

88．CA19-9检查结果异常提示的疾病可能为

89．血淀粉酶检查结果异常提示的疾病可能为

（90－93题共用备选答案）

A．PR间期＞0.20秒，无QRS波群脱落

B．PR间期＞0.20秒，有QRS波群脱落

C．连续3个或以上成串的室性期前收缩

D．正常心搏后紧接一个室性期前收缩

E．QRS-T波消失，呈快慢不一、强弱不等振幅

90．室性心动过速的心电图特点是

91．室早二联律的心电图特点是

92．心室颤动的心电图特点是

93．一度房室传导阻滞的心电图特点是

（94－96题共用备选答案）

A．脑脊液检查

B．脑电图

C．经颅多普勒

D．颅脑CT

E．颅脑MRI

94．临床疑诊脑出血应首选的检查是

95．诊断癫痫最有效的辅助检查是

96．诊断急性炎症性脱髓鞘性多发性神经炎应选用的检查是

（97－98题共用备选答案）

A．诊断性手术

B．根治术

C．治疗性手术

D．姑息手术

E．美容性手术

97．阑尾切除术为

98．淋巴结活检为

（99－100题共用备选答案）

A．保持安静，减少搬动

B．尽早使用持续正压呼吸用氧

C．正确使用抗生素

D．尽早喂养，促进胎便排出

E．保暖，复温

99．新生儿肺透明膜病的处理

100．新生儿肺炎的处理

单科试卷一答案与解析

1．B。椎管内麻醉包括硬膜外阻滞和蛛网膜下腔阻滞（简称腰麻）。硬膜外麻醉的患者去枕平卧4～6小时。腰麻患者术后应常规去枕平卧6～8小时，防止术后头痛。

2．A。不孕症患者在月经来潮6小时（不超过12小时）内刮宫确定排卵和黄体功能。

3．D。有反跳痛、腹肌紧张、肠鸣音减弱或消失等，是壁层腹膜受炎症刺激出现的防卫性反应。一般而言腹膜刺激征的程度、范围与阑尾炎症程度相平行。

4．B。中度脱水的失水百分比为体重的5%～10%；轻度脱水的失水百分比小于体重的5%；重度脱水的失水百分比大于体重的10%。

5．C。细菌性肝脓肿脓液多为黄白色脓液，涂片和培养有细菌。阿米巴性肝脓肿脓液呈巧克力色，无臭味，可找到阿米巴滋养体。临床上多采用脓肿穿刺进行鉴别。

6．B。胆囊炎可有胆绞痛，坏疽穿孔引起胆汁性腹膜炎，可出现弥漫性腹膜炎表现，因此应重点观察腹部症状、体征。

7．E。小儿贫血的国内诊断标准是：新生儿期血红蛋白（Hb）＜145g/L，1～4个月时血红蛋白＜90g/L，4～6个月时血红蛋白＜100g/L。6个月以上则按世界卫生组织标准：6个月至6岁者血红蛋白＜110g/L，6～14岁血红蛋白＜120g/L为贫血。

8．E。纤维胃镜检查可有效诊断早期胃癌，是目前最可靠的诊断手段。

9．B。多种化脓性细菌都能引起本病，但多数是由脑膜炎双球菌、肺炎链球菌和流感嗜血杆菌引起。病原菌明确后，使用敏感性抗生素的时间：脑膜炎双球菌1周，肺炎链球菌和流感嗜血杆菌2周，金黄色葡萄球菌和革兰阴性杆菌3周以上。

10．D。发生破伤风后，早期注射破伤风抗毒素（TAT）以中和游离毒素。

11．E。该患者子宫肌壁深层及浆膜下有增生活跃的滋养层细胞，并见绒毛结构，最可能的诊断为侵蚀性葡萄胎。在子宫肌层内或子宫外转移灶组织中若见到绒毛或退化的绒毛阴影，则诊断为侵蚀性葡萄胎；若仅见成片滋养细胞浸润及坏死出血，未见绒毛结构者，则诊断为绒毛膜癌。

12．D。治疗产褥感染选择抗生素，未能明确病原体时，应根据临床表现及临床经验选用广谱抗生素，待细菌培养和药敏试验结果再作调整。

13．C。该患者骑车跌倒后外阴部疼痛，皮下血肿约3cm×3cm，考虑发生了大阴唇血肿。外阴创伤患者24小时内冷敷，降低局部血流速度及局部神经的敏感性，减轻患者的疼痛及不舒适感；24小时后可以热敷或行外阴部烤灯，以促进水肿或血肿的吸收。早期热敷可使局部血管扩张而加重出血、肿胀和疼痛，应避免早期热敷。

14．E。硫脲类抗甲状腺药物的不良反应有粒细胞减少、皮疹、皮肤瘙痒、中毒性肝病和血管炎等。粒细胞缺乏是最严重的不良反应，可发生在服药的任何时间，表现为发热、咽痛、全身不适等，严重者可出现菌血症或脓毒症，甚至死亡。

15．E。人体内维生素D的主要来源为皮肤下7-脱氢胆固醇经紫外线照射生成。

16．E。阿替洛尔为β受体阻滞剂，诱发哮喘是其严重的不良反应，机制是阻滞β_2受体，使支气管收缩，患有支气管哮喘、心动过缓、房室传导阻滞、重度心力衰竭患者禁用。硝苯地平属二氢吡啶类钙通道阻滞剂，可用治疗高血压，还可扩张冠状动脉，用于缓解心绞痛，扩张脑血管，可治疗高血压脑病及脑血管栓塞等疾病。非二氢吡啶类的维拉帕米属于钙通道阻滞剂，药理作用的主要机制是阻止 Ca^{2+} 由细胞外流入细胞内，达到舒张血管的作用，主要舒张动脉。卡托普利是血管紧张素转换酶抑制剂，其主要机制是通过抑制血管紧张素转化酶，减少血管紧张素Ⅱ生成，从而减轻血管紧张素Ⅱ的收缩血管、刺激醛固酮释放、增加血容量、升高血压与促心血管细胞肥大增生等作用，最终可降低血压。哌唑嗪主要扩张动脉，降低心脏后负荷。

17．A。从出生脐带结扎到出生后满 28 天称为新生儿期。胎龄满 28 周（体重＞1000g）至出生后 7 足天，称围生期。此期在生长发育和疾病方面具有非常明显的特殊性，发病率高，死亡率高，特别是新生儿早期（出生后 1 周内）。

18．D。脱水患儿累积丢失液量补足的时间应是 8～12 小时。脱水患儿继续丢失量和生理需要量补足的时间应是在补完累积损失量后的 12～16 小时内输入。

19．D。丙氨酸氨基转移酶（ALT）在肝功能检测中最为常用，是判断肝细胞损害的重要指标，ALT 增高首先应考虑是肝炎。血清胆红素＞17μmol/L，尿胆红素阳性对病毒性肝炎有诊断意义。

20．B。复合全身麻醉是指两种或两种以上的全麻药或方法同时应用，以达到最佳麻醉效果。既可发挥各种药物的优点，又可克服其不良作用；具有诱导快、操作简便、对肝肾功能无明显影响，麻醉苏醒快而平稳。应根据各种药物的药理特点选择给药剂量。

21．A。脾切除术后 2 周内每天或隔天监测血小板计数。若血小板＞600×10^9/L 时，立即通知医生并遵医嘱应用肝素抗凝，以防静脉血栓形成。注意观察用药前后凝血时间的变化。

22．A。糖皮质激素为特发性血小板减少性紫癜的首选治疗药物，其作用机制为减少自身抗体生成及减轻抗原抗体反应，抑制单核 - 巨噬细胞系统对血小板的破坏，改善毛细血管通透性，刺激骨髓造血及血小板向外周血的释放等。常用泼尼松、地塞米松等。

23．B。ICU 基础监护内容包括：持续心电图、心率、呼吸频率检测；监测动脉血氧饱和度；严密观察生命体征，保证有两条有效的静脉通路，并准确记录 24 小时出入液量；备好各种记录单及监测表；患者清醒，向患者介绍主管医生及护士，并向家属交代探视制度及联系方法等。

24．D。B 超显像检查主要目的是确定宫内妊娠、排除异位妊娠和滋养细胞疾病，估计孕龄。停经 5 周时，宫腔内见到圆形或椭圆形妊娠囊（妊娠环）。妊娠 6 周时，可见到胚芽和原始心管搏动。

25．E。乳腺囊性增生病是乳腺组织的良性增生，治疗方法主要是观察和药物治疗，观察期间可用中医中药调理，也可选用激素类和维生素类药物联合治疗。手术治疗是乳腺癌最根本的治疗方法。乳腺纤维腺瘤发生癌变的可能性很小，但有肉瘤变可能，手术切除是唯一有效的方法。乳管内乳头状瘤诊断明确后以手术治疗为主。

26．B。抗结核标准治疗分为强化和巩固两个阶段。总疗程为 6～8 个月，初治强化期 2 个月，巩固期 4 个月，复治强化期 3 个月，巩固期 5 个月。

27．B。糖尿病酮症酸中毒（DKA）为最常见的糖尿病急症。早期三多一少症状加重，酸中毒失代偿后出现疲乏、恶心、呕吐、头痛、嗜睡、呼吸深大（库斯莫呼吸），呼气中有烂苹果味（丙酮味）。后期严重失水，尿少，血压下降、心率加快。血酮体多在 3.0mmol/L 以上，血糖一般为 16.7～33.3mmol/L。该患者因不规则服药，出现尿频、神志不清，血糖、血钠升高，尿糖、尿酮体阳性等表现，考虑为糖尿病酮症酸中毒。

28．B。诊断早期妊娠最常用的检查方法是妊娠试验，妊娠试验通常在受精后 8～10 天即可在孕妇血清或尿液中检测到 hCG 升高，是诊断早孕的敏感方法。尿妊娠反应（+）即为绒毛膜促性腺激素阳性。阴道超声较腹部超声可提前 1 周确定早期妊娠，最早在停经 5 周时可在宫腔内见到圆形或椭圆形妊娠囊。

29．B。初产妇从规律宫缩到宫口开全，进入第二产程，即护送产妇上产床待产。经产妇宫口扩张 4cm，应护送产妇上产床待产。

30．A。成人肺炎链球菌肺炎的主要并发症为感染性休克。休克型肺炎最突出的症状是血压降至80/50mmHg以下，提示患者病情好转、休克缓解的指征包括神志逐渐清醒，口唇红润，脉搏有力，呼吸平稳，肢端温暖，收缩压＞90mmHg，尿量＞30ml/小时。心率100～200次/分提示患者仍处于休克的抑制期。因此，120次/分的心率并不是休克病情好转的指征。

31．D。细菌感染者白细胞计数和中性粒细胞比例增高，出现核左移。

32．D。结核菌素试验结果强阳性（+++）是指局部红硬直径≥20mm，提示有活动性结核病的可能。阴性（－）指硬结直径＜5mm。阳性（+）指硬结直径5～9mm。中度阳性（++）指硬结直径10～19mm，提示有结核菌感染。极强阳性（++++）除硬结外，还有水疱、破溃、淋巴管炎及双圈反应。

33．B。缩宫素即催产素，有收缩子宫平滑肌、促进乳腺分泌和降压的作用。临床上主要用于催产、引产以及产后止血，禁用于产道异常、前置胎盘的产妇。对胎位正常、头盆相称、无产道障碍的产妇，由于宫缩乏力难产时，可用小剂量缩宫素催产，以增强子宫节律性收缩，促进分娩。产后出血时，使用缩宫素可迅速引起子宫平滑肌强直性收缩，压迫子宫肌层内血管而止血。缩宫素的使用方法为由小剂量开始，2.5U缩宫素以500ml5%葡萄糖稀释，滴速为8滴/分（2.5mU/min），在确定无过敏后，根据胎心、血压、子宫收缩情况逐渐增加滴速，每次浓度以（1～3）mU/min为宜，最大给药浓度不超过7.5mU/min。使用时应密切观察胎心和产妇的生命体征。

34．A。肺心病的治疗以治肺为本、治心为辅为原则。

35．D。肾上腺素是心脏骤停、过敏性休克急救的首选用药。肾上腺素虽然可增加心肌收缩力，但心力衰竭不可使用肾上腺素，因肾上腺素可强烈收缩皮肤、黏膜、肾脏等器官的血管，升高血压，加重心脏负荷，不仅不可治疗心衰，而且还可使心衰加重。治疗小儿充血性心力衰竭最常用的药物是地高辛，可增强心肌收缩力，减慢心率。当使用洋地黄类药物心衰仍未完全控制或仍有显著水肿者，可选用呋塞米等快速强力利尿药，间歇用药，以防止电解质紊乱。患儿应充分休息和睡眠，以减轻心脏的负担。烦躁、哭闹的患儿可给予镇静药如苯巴比妥、吗啡等。患儿呼吸困难和有发绀时应给氧气吸入，以缓解缺氧状况。

36．A。当患者处于体液失调、出血和凝血功能障碍以及休克时，应优先处理，暂不宜营养疗法。凡不能或不宜经口摄食超过5～7天的患者都是营养疗法的适应证：近期体重下降超过正常体重的10%；血清白蛋白＜30g/L；连续7天以上不能正常进食；已确诊为营养不良；可能发生高分解代谢的应激状态患者。

37．D。新生儿寒冷损伤综合征复温原则为循序渐进，逐渐复温。

38．A。快速降温是治疗热射病的基础和关键，降温速度决定患者预后。

39．C。针眼处出现小脓疱时，即刻拆去缝线并去除脓液，再涂碘酊。

40．C。防治中枢神经系统白血病可行药物鞘内注射，常用药物是甲氨蝶呤、阿糖胞苷，可同时加地塞米松。阿奇霉素属大环内酯类抗菌药，常用于支原体肺炎的治疗。长春新碱属于微管蛋白活性抑制剂，主要用于急性淋巴细胞白血病。环磷酰胺为改变病情抗风湿药物。苯丁酸氮芥用于治疗慢性淋巴细胞白血病。

41．A。B超检查是一种无创、快速、简便和经济的检查方法，是检查胆道疾病的首选方法。对诊断常见胆道疾病具有较高的敏感性和特异性。CT可显示肝胆系统不同水平、不同层面的图像，且能提供梗阻的部位和原因及胆道扩张的范围。单用MRI诊断胆道系统疾病无特异性，磁共振胆胰管成像（MRCP）可显示整个胆道系统的影像，对先天性胆管囊状扩张症及肿瘤或结石导致的梗阻性黄疸诊断具有特别重要的价值。经皮经肝胆道造影（PTC）是在X线或超声介导下，在肝内胆管内注入造影剂，使肝内外胆管迅速显影的检查方法，可以了解肝内外胆管的病变部位、范围、程度及性质。经内镜逆行胰胆管造影（ERCP）更适用于低位胆管梗阻的诊断。

42. C。本题采用排除法。葡萄胎清宫术中可能发生大出血，因此需配血备用，建立静脉通路并准备好缩宫素和抢救物品。为防止宫缩时将水泡挤入血管造成肺栓塞和转移，术中需充分扩张宫颈，使用大号吸管吸引。缩宫素应在充分扩张宫口、开始吸宫后使用。术前不需要准备雌激素制剂。

43. A。疑有胎盘、胎膜、蜕膜残留或胎盘附着部位复旧不全者应行刮宫术。

44. C。糖皮质激素是目前治疗重症系统性红斑狼疮的首选药，具有显著抑制炎症反应和抗免疫作用。在炎症急性期可减轻充血、水肿和渗出，减少炎症介质释放，改善红、肿、热、痛等症状；在炎症慢性期可防止组织粘连和瘢痕，减轻炎症后遗症。一般给予泼尼松（强的松）规律用药，病情稳定后2周或疗程6周内，缓慢减量。氯丙嗪、避孕药、肼苯哒嗪、普鲁卡因酰胺可诱发系统性红斑狼疮。

45. B。超急性排斥反应多发生于移植术后24小时之内。该患者移植术后15分钟出现反应，为超急性排斥反应。急性排斥反应在移植后1~2周内即可出现。慢性排斥反应可发生在手术后数月甚至数年，病程进展慢。

46. B。急性心肌梗死出现最早升高的酶是肌酸激酶同工酶（CK-MB）。发生急性心梗后，CK-MB升高较早（4～6小时），恢复也较快（3～4天），对判断心肌坏死的临床特异性也较高。肌酸磷酸激酶（CPK）、乳酸脱氢酶、天冬氨酸氨基转移酶等心肌酶的特异性和敏感性均较差，已不用于诊断急性心梗，但近年来考试常考CPK，将CPK作为诊断心肌梗死最有价值的指标，考生应在正确掌握知识的基础上兼顾考试。

47. C。肝动脉栓塞术后患者应禁食2～3天，从流质饮食开始，少量多餐。术后取平卧位，术后24～48小时卧床休息。术后48小时专人护理，动态观察患者生命体征。密切观察病情变化，如有异常，及时报告医生。术后患者会有疼痛、焦虑等反应，应加强患者心理护理。

48. B。支气管扩张患者最主要的症状是长期咳嗽和咳大量脓痰，痰液收集于玻璃瓶中静置后分为3层，上层为泡沫，中层为浑浊黏液，下层为脓性黏液和坏死组织沉淀物。果酱样痰常见于肺吸虫病。铁锈色痰常见于肺炎链球菌肺炎。咖啡样痰常见于阿米巴肺脓肿。粉红色痰常见于急性左心衰。

49. B。治疗支原体肺炎首选大环内酯类，如红霉素。至少用药2～3周。

50. D。意识是判断病情进展的重要指标，反映大脑皮质和脑干的功能状态，小脑幕切迹疝呈进行性意识障碍。一侧瞳孔先缩小继之进行性散大，伴对光反射减弱或消失是小脑幕切迹疝的眼征。小脑幕切迹疝病变对侧肢体肌力减弱或瘫痪，病理征阳性。枕骨大孔疝生命体征紊乱出现早，意识障碍出现较晚。

51. A。心肺复苏时，若单人施救，应首先从进行30次按压开始心肺复苏，之后再给予2次通气。每个周期5组，大约2分钟。成人不论两人施救还是单人施救，均为30：2。

52. B。内生肌酐清除率是评价肾小球滤过功能最常用的方法，24小时内生肌酐清除率正常为80～120ml/min；肌酐清除率50～80ml/min提示肾功能代偿期；肌酐清除率25～50ml/min提示肾功能失代偿期；肌酐清除率10～25ml/min提示肾衰竭期；肌酐清除率＜10ml/min提示尿毒症期。该患者肌酐清除率27ml/min，提示处于肾功能失代偿期。

53. A。双顶径为两顶骨隆突间的距离，孕足月时均值约9.3cm，是胎头最大横径。该患者辅助检查胎头双顶径为10cm，大于正常值，不宜经阴道娩出，建议选择剖宫产。

54. C。肘关节脱位表现为明显畸形，肘部弹性固定在半屈位，肘后三角关系失常。肱骨髁上骨折肘后三角关系正常。用肘后三点关系即可鉴别肱骨髁上骨折与肘关节脱位。

55. C。在第二产程时发生羊水栓塞，可根据情况经阴道助产，但考虑该患者有子宫收缩乏力，应选择剖宫产结束分娩以去除病因。出现呼吸困难者应立即面罩加压给氧。发生羊水栓塞时，若正在滴注缩宫素，立即停止，同时严密监测患者的生命体征变化。此时患者病情紧急，应立即抢救，不适宜在此刻心理护理。

56．C。卡托普利属于血管紧张素转化酶抑制剂，可扩张动脉降低血压，抑制心肌重构，延缓心力衰竭进展，降低病死率。间羟胺（阿拉明）和多巴胺其机制是收缩血管，从而使血压升高。硝酸甘油主要扩张小静脉，降低心脏前负荷。洋地黄类药物可收缩血管使外周阻力增加，升高血压。

57．D。根据患者的临床表现及辅助检查可考虑为急性肝炎。急性肝炎最突出的是消化道症状，主要表现为食欲减退、厌油、恶心、呕吐等，末期出现尿黄。急性病毒性肝炎辅助检查常显示丙氨酸氨基转移酶（ALT）持续或反复升高。化脓性胆管炎可见白细胞计数及中性粒细胞比例增高。肝硬化患者代偿期多正常，失代偿期红细胞或"三系"血细胞减少，合并感染时，白细胞计数可升高。胆道疾病常继发于感染，主要是白细胞计数及中性粒细胞比例增高，血清胆红素升高、转氨酶偶可见升高。

58．C。室性期前收缩特点是QRS波群提前出现，形态宽大畸形，QRS时限＞0.12秒（QT提前），其前无相关的P波，T波常与QRS波群的主波方向相反，期前收缩后有完全代偿间歇。偶发期前收缩者大多无症状，可有心悸、失重感或代偿间歇后心脏有力的搏动感。

59．D。小夹板固定主要适用于四肢长骨的较稳定骨折，固定范围不包括骨折处的上下关节，利于早期功能锻炼。松紧适度，以绷带上下活动各1cm为度。若固定不牢，易使骨折移位、不愈合、畸形愈合；若捆扎过紧，影响肢体血运、发生远端缺血；使用不当，可导致压疮和骨筋膜室综合征，使用时应注意观察肢端的血供、感觉。

60．B。口服有机磷农药中毒者要用清水、生理盐水、2%碳酸氢钠（敌百虫禁用）或1∶5000高锰酸钾（对硫磷、乐果禁用）反复洗胃。敌百虫遇碱变成毒性更大的敌敌畏，禁用2%碳酸氢钠洗胃。

61．D。儿童发颈部占全身面积＝9%＋（12－年龄）%，因此9岁儿童发颈部面积＝9%＋（12－9）%＝12%。

62．C。护理血栓闭塞性脉管炎患者时，肢体保暖，但不可使用热疗，热疗一方面可增加组织需氧量，加重病情；另一方面由于患者对热的敏感性降低，热疗易导致烫伤。烟碱可使血管收缩，应绝对禁烟。疼痛严重者可适当使用吗啡或哌替啶止痛。指导患者做伯格运动，以促进侧支循环的建立。

63．B。B超检查是一种无创、快速、简便和经济的检查方法，是检查胆道疾病的首选方法。对诊断常见胆道疾病具有较高的敏感性和特异性。该患者反复出现右季肋部胀痛，并伴寒战、高热，怀疑胆道疾病病变，辅助检查首选B超。CT可显示肝胆系统不同水平、不同层面的图像，且能提供梗阻的部位和原因及胆道扩张的范围。淀粉酶测定是胰腺炎早期最常用和最有价值的检查方法。

64．E。细菌感染、炎症严重者白细胞计数和中性粒细胞比例增高，核左移。

65．E。新生儿胎粪吸入性肺炎又称新生儿胎粪吸入综合征，X线检查两肺透过度增强，伴有节段性或小叶性肺不张，也可仅有弥漫性浸润影或并发纵膈气肿、气胸等。

66．B。脑脊液检查是确诊化脓性脑膜炎的重要依据。脑脊液典型的改变为压力增高，外观浑浊或呈乳白色，白细胞总数明显增多达1000×10^6/L以上，白细胞分类以中性粒细胞为主。

67．C。绌脉是指在同一单位时间内脉率少于心率，表现为脉搏细速、极不规则，听诊时心率快慢不一，心律完全不规则，心音强弱不等，常见于心房颤动患者。

68．E。新生儿一旦发生窒息应立即按A（清理呼吸道）、B（建立呼吸，增加通气）、C（维持正常循环）、D（药物治疗）、E（评价和保温）步骤进行复苏。其中ABC三步最重要，A是根本，

B 是关键，评价和保温贯穿于整个复苏过程。

69．C。急性脓胸的治疗原则是控制感染、积极排尽胸膜腔积脓、尽快促使肺膨胀及支持治疗。根据致病微生物对药物的敏感性，选用有效、足量的抗生素，控制全身和胸膜腔内感染。全身支持治疗如补充营养素、注意水和电解质的平衡、纠正贫血等。

70．C。静脉补钾时遵循“四不宜”原则：不宜过早，见尿补钾（尿量＞40ml/h）；不宜过浓，浓度＜0.3%；不宜过快（成人 30 ～ 40 滴 / 分；小儿、老年人酌减）；不宜过多，成人每天总量控制在 3 ～ 6g。

71．B。胃肠穿孔腹部立位 X 线检查见膈下新月状游离气体影最具特征性，是急性穿孔最重要的诊断依据。腹腔穿刺可抽出黄色浑浊液体或食物残渣。

72．E。肝硬化肝功能检查表现为代偿期正常或轻度异常，失代偿期转氨酶常有轻、中度增高，肝细胞受损时多以丙氨酸氨基转移酶（ALT）增高较显著，但肝细胞严重坏死时天冬氨酸氨基转移酶（AST）增高会比 ALT 明显。白蛋白降低，球蛋白增高，白蛋白 / 球蛋白比值降低或倒置。

73．E。引起冠心病的主要原因有高脂蛋白血症、高血压、吸烟、糖尿病、肥胖、高密度脂蛋白（HDL）过低等。HDL 是诊断代谢综合征的指标。血浆 HDL 水平升高是冠心病的一个相对独立的低风险因子，随着 HDL 水平升高，冠心病发病风险降低。但是 HDL 水平也并不是越高越好，饮食、运动、药物或者并发的疾病都可能影响 HDL 的水平。

74．E。第一产程分潜伏期和活跃期。潜伏期（规律宫缩开始至宫口开大 3cm）宫颈口扩张较慢，平均每 2 ～ 3 小时扩张 1cm，约需 8 小时，超过 16 小时为潜伏期延长。活跃期（宫口扩张 3 ～ 10cm）宫颈口扩张速度明显加快，约需 4 小时，超过 8 小时为活跃期延长。

75．D。转移性右下腹痛是急性阑尾炎的典型症状。结肠充气试验、腰大肌试验、闭孔内肌试验、肛门指诊也可作为急性阑尾炎的诊断性试验，但不如转移性右下腹痛典型，且便于操作。

76．D。慢性肾衰竭患者尿沉渣有蜡样管型，对诊断有意义。慢性肾小球肾炎为蛋白尿，镜下可见多形性红细胞和红细胞管型。膀胱结石可见血尿。红细胞管型是急性肾小球肾炎的重要特征。肾盂肾炎患者尿中可见白细胞管型，对肾盂肾炎有诊断价值。

77．B。胃镜检查是慢性胃炎最可靠的诊断方法，胃镜下取活组织还可作出病理诊断。

78．B。频繁呕吐导致消化液大量丢失是低钾血症的重要原因之一。低钾血症最早出现肌无力，腱反射迟钝或消失；神经系统表现为表情淡漠，反应迟钝，昏迷等表现。该患者频繁呕吐，不能进食，神智淡漠，肌肉无力，可判断为低钾血症，首选的检查项目是血钾，低钾血症患者血清钾低于 3.5mmol/L。

79．E。低钾血症典型的心电图改变为 T 波低平，ST 段下降，QT 间期延长，出现 u 波，其中最有确诊意义的是心电图出现 u 波。

80. B。T 波高而尖是高钾血症典型的心电图改变。

81．C。该患者有多年胃溃疡病史，饭后突然出现刀割样腹痛，考虑为胃溃疡病穿孔。胃十二指肠急性穿孔时腹腔穿刺可抽出黄色浑浊液体或食物残渣。抽到不凝血，提示为实质性器官或血管破裂所致的内出血。抽到血液迅速凝固，提示误入血管或血肿。急性重症胰腺炎时抽出液为血性，胰淀粉酶含量高。急性阑尾炎穿孔时抽出液为稀脓性略带臭气。

82．A。腹部立位 X 线检查见膈下新月状游离气体影，是急性穿孔最重要的诊断依据。

83．E。分泌物呈白色豆渣样为外阴阴道假丝酵母菌病的特征性症状，治疗可用 2% ～ 4% 碳酸氢钠液冲洗阴道或坐浴。

84．E。外阴阴道假丝酵母菌病主要表现为外阴瘙痒（奇痒）、灼痛、性交痛，伴尿频、尿痛。典型阴道分泌物呈白色稠厚凝乳状或豆渣样，妇科检查见外阴红斑、水肿，常伴抓痕，阴道黏膜、小阴唇内侧附有白色块状物，擦除后露出红肿黏膜面。检查可用生理盐水悬滴法，10%KOH 悬滴法或革兰染色检查分泌物中的芽胞和假菌丝。pH 测定＜4.5 为单纯感染，pH＞4.5 可能存在混合感染。

85．B。肝硬化腹水检查一般为漏出液，若合并自发性腹膜炎时，可呈渗出液，多由细菌感染引起，以革兰阴性杆菌为主。腹水呈血性，应怀疑癌变可能。

86．E。根据该患者临床表现和血液检查可考虑为脾功能亢进。肝硬化患者脾因长期淤血而肿大，脾功能亢进，表现为白细胞、红细胞、血小板等全血细胞减少，易并发感染及出血。

87．A。该患者考虑并发了肝肾综合征。肝肾综合征又称功能性肾衰竭，主要表现为在难治性腹水基础上出现少尿、无尿及氮质血症，肾脏无明显器质性损害。血尿素氮及血肌酐是反映肾功能的有效指标。

88．B。癌细胞累及 Cooper 韧带，使其缩短而致皮肤表面凹陷，形成“酒窝征”，是乳腺癌的特征性体征。

89．C。癌细胞堵塞皮下淋巴管，导致局部淋巴回流障碍，出现“橘皮样”改变。癌细胞累及 Cooper 韧带，使其缩短而致皮肤表面凹陷，形成“酒窝征”。

90．B。单纯性耻骨联合分离且较轻者，可用骨盆兜悬吊固定。

91．C。骨盆环双处骨折伴骨盆环断裂大都主张手术复位及内固定，必要时辅以外固定支架固定。

92．B。急性重型腹泻多由肠道内感染引起，也可由轻型腹泻加重转变而来。胃肠道症状较重，常伴呕吐、腹泻频繁，每天 10 余次甚至数十次，量多，黄色水样或蛋花样便，有黏液。该患儿腹泻伴呕吐 2 天，大便数次，为水样便，伴呕吐，尿量明显减少，最有可能的诊断为急性重型腹泻。

93．D。根据病程，小儿腹泻分为急性腹泻（病程＜2 周）、迁延性腹泻（病程 2 周至 2 个月）和慢性腹泻（病程＞2 个月）。该患儿腹泻 3 月余可诊断为慢性腹泻。

94．E。急性白血病血象检查多数患者白细胞计数增多，少数白细胞数正常或减少，血涂片检查数量不等的原始和幼稚白细胞是血象检查的主要特点。有不同程度的正常细胞性贫血。早期血小板轻度减少或正常，晚期极度减少。

95．C。缺铁性贫血是体内贮存铁缺乏，导致血红蛋白合成减少而引起的一种小细胞低色素性贫血，是最常见的贫血。典型血象为小细胞低色素性贫血，血红蛋白降低较红细胞更明显，白细胞、血小板正常或减低。

96．D。特发性血小板减少性紫癜血象检查血小板减少，功能一般正常。红细胞和血红蛋白下降，白细胞多正常。

97．A。再生障碍性贫血的血象检查呈正细胞正色素性贫血，全血细胞减少，但三系细胞减少的程度不同。

98．B。多层螺旋 CT 扫描速度快，大多数检查可在患者一次屏气时间内完成，可有效减少呼吸运动伪影，方便危重患者及婴幼儿患者的检查，并可一次注射对比剂后完成器官的多期扫描，有利于病灶的检出和定性。可进行高质量的任意层面的多平面重建、最大强度投影、表面遮盖显示和容积显示、CT 血管造影，CT 灌注成像和 CT 仿真内镜成像等后处理。

99．C。磁共振层显像（MRI）无 X 线电离辐射，对人体安全无创。图像对脑和软组织分辨率极佳，解剖结构和病变形态显示清楚。可多方位、多参数成像，便于显示体内解剖结构和病变的空间位置和相互关系。除可显示形态变化外还能进行功能成像和生化代谢分析。

100．E。正电子发射断层显像（PET）结果对脑肿瘤的病理分型、良恶性的鉴别和分级、分期肿瘤复发和放疗、化疗坏死的鉴别等有重要价值；还可用来研究脑缺血和梗死时的一些参数，从而为脑血管病的早期诊断、及时治疗和预后评估等方面提供依据。

单科试卷二答案与解析

1. A。该患者绝经后出血，妇科检查表现为子宫增大，质软，考虑是子宫内膜癌。子宫内膜癌早期症状多为绝经后阴道流血，阴道排液，随病情逐渐发展，当浸润周围组织或压迫神经可引起下腹及腰骶部疼痛。早期妇科检查可无异常发现，晚期患者子宫增大，质软，饱满。分段诊断性刮宫是子宫内膜癌早期确诊最常用、最可靠的检查方法，可区分宫颈和宫腔的病变。

2. C。颅中窝骨折为线性骨折，易撕裂硬脑膜，产生脑脊液外漏，为开放性骨折，不会引起颅内压增高。颅内压增高的病因包括脑组织体积增大（脑水肿）、脑脊液增多（脑积水）、颅内血容量增多、颅内占位性病变（如颅内肿瘤）、先天性颅腔畸形等。高碳酸血症可引起脑血管扩张，使脑血容量急剧增加，导致颅内压增高。

3. B。下肢肌肉收缩减退不属于下肢静脉曲张的病因。原发性下肢静脉曲张又称为单纯性下肢浅静脉曲张，先天性浅静脉壁薄弱和静脉瓣膜结构不良是发病的主要原因，与遗传因素有关。以及长时间站立、重体力劳动、妊娠、慢性咳嗽、习惯性便秘等后天性因素，使腹腔内压力增高，瓣膜承受过度的静脉压力，逐渐松弛，导致瓣膜关闭不全，产生反流。由于浅静脉管壁肌层薄且周围缺少结缔组织，血液反流使静脉血量超负荷（浅静脉压力升高），可引起静脉增长、增粗，出现静脉曲张。

4. D。胃溃疡患者隐血试验持续阳性，且伴疼痛节律性改变，提示有癌变的可能。

5. D。气性坏疽一旦确诊，应立即治疗，以挽救患者生命及降低截肢率。在积极抗休克和防治严重并发症的同时施行彻底清创术。病变区广泛、多处切开，清创范围达正常组织，切口敞开、不予缝合。若整个肢体已广泛感染、病变不能控制时，应果断进行截肢以挽救生命，残端不予缝合。

6. B。新生儿阿普加（Apgar）评分包括皮肤颜色、呼吸、心率、肌张力、弹足底或插鼻管反应。分别于出生后 1、5、10 分钟进行评估，1 分钟评分可反映窒息的严重程度，是复苏的依据。5 分钟评分可反映复苏的效果，有助于判断预后，如评分值＜ 3 分，新生儿死亡率及脑部后遗症的机率明显增加。

7. E。产后出血常见的原因有子宫收缩乏力、胎盘因素（胎盘滞留、胎盘植入、胎盘部分残留）、软产道裂伤、凝血功能障碍。预防产后出血应加强孕期保健，定期产前检查，高危孕妇提前入院。产程中密切观察，避免产程延长。在胎肩娩出后立即使用缩宫素，减少出血，产后可按摩子宫刺激宫缩。与前羊膜囊是否破裂无关。

8. A。慢性支气管炎患者缓解期应劝导患者加强锻炼，增强体质，不主张预防性的应用抗生素，重者考虑用糖皮质激素治疗。急性发作期以抗感染治疗为主，喘息明显者应给予祛痰、平喘类药物，缓解期应用药物以预防和减轻症状，痰液黏稠者给予雾化吸入，并鼓励患者多饮水，以稀释痰液，减轻呼吸困难。

9. E。维生素 D 缺乏性佝偻病激期血生化检查钙磷乘积＜ 30。

10. D。足月新生儿生理性黄疸血清胆红素值最高不超过 221μmol/L（12.9mg/dl），早产儿生理性黄疸血清胆红素值最高不超过 256μmol/L（15mg/dl）。

11. A。化疗患者胃肠道功能正常，严重呕吐、腹泻者，予静脉补液，防止缺水，必要时给予肠内营养。

12. E。手术切除是原发性肝癌患者首选的治疗方式，是目前根治原发性肝癌的最有效方法。

13. E。患者一旦出现羊水栓塞，应立刻抢救。

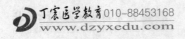

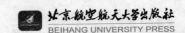

主要原则为：抗过敏、纠正呼吸循环功能衰竭和改善低氧血症、抗休克、防止 DIC 和肾衰竭发生，同时用抗生素预防感染。不能等待自然分娩。

14．E。原发性痛经常见于青少年期，多在月经初潮的 1 ～ 2 年内发病。疼痛最早出现于经前 12 小时，月经第 1 天最剧烈，持续 2 ～ 3 天后疼痛即可缓解。下腹疼痛是痛经的主要症状，以坠痛为主，重者呈痉挛性，可用非甾体抗炎药，通过抑制前列腺素的生成，达到消炎镇痛的目的，如消炎痛栓（吲哚美辛栓）。

15．B。急性梗阻性化脓性胆管炎患者的治疗要点是边抗休克边紧急手术，解除胆道梗阻并引流。

16．E。新生儿肺透明膜病又称新生儿呼吸窘迫综合征，多见于早产儿，由于缺乏肺表面活性物质所致。可用肺泡表面活性物质替代疗法治疗。

17．B。正常成年男性的红细胞值为（4.0 ～ 5.5）$\times10^{12}$/L。成年女性红细胞值为（3.5 ～ 5.0）$\times10^{12}$/L。

18．D。子宫脱垂是指子宫从正常位置沿阴道下降，宫颈外口达坐骨棘水平以下。

19．B。阿昔洛韦为目前首选抗水痘 - 带状疱疹病毒的药物，仅在皮疹出现 24 小时内应用有效。

20．B。双合诊检查子宫峡部极软，感觉宫颈与宫体之间似不相连，称为黑加征，是早期妊娠孕妇典型的体征。妊娠早期增大、前倾的子宫在盆腔内压迫膀胱可致尿频。约半数妇女于停经 6 周左右出现恶心、呕吐、嗜睡等早孕反应。乳房可出现肿胀、触痛。乳头、乳晕着色加深，乳头周围出现蒙氏结节，不属于典型体征。

21．D。急性肾小球肾炎患儿一般情况下血清总补体恢复正常的时间是起病后 6 ～ 8 周。

22．C。急性排斥反应的表现不包括白细胞降低。急性排斥反应可出现体温突然升高且持续高热，伴有血压升高、尿量减少、血清肌酐上升、移植肾区闷胀感、压痛及腹腔引流液增多等。

23．C。急性脑疝表现为剧烈头痛，伴躁动不安，出现与进食无关的频繁喷射性呕吐、血压忽高忽低、脉搏快弱、心律不齐，小脑幕切迹疝可有进行性意识障碍，枕骨大孔疝意识障碍出现较晚。

24．D。巩膜黄染是由于血液中的胆红素浓度过高，渗入皮肤和黏膜而使其发黄，常见于胆道阻塞、肝细胞损害或溶血性疾病的患者。

25．C。骨折患者行牵引术时，牵引重量根据病情、部位和患者体重确定，颅骨牵引重量一般为 6 ～ 8kg，不超过 15kg。

26．C。甲胎蛋白（AFP）是诊断肝癌的特异性指标，是肝癌的定性检查，有助于诊断早期肝癌，广泛用于普查、诊断、判断治疗效果及预测复发。血清 AFP ＞ 400μg/L，并能排除妊娠、活动性肝病、生殖腺胚胎瘤等，即可考虑肝癌的诊断。

27．B。结核菌素试验（PPD）常用于结核感染的流行病学指标，也是卡介苗接种后效果的验证指标。

28．D。全血胆碱酯酶活力测定是诊断有机磷农药中毒的特异性指标，对判断中毒程度、疗效和预后极为重要，胆碱酯酶活性降至正常人的 70% 以下即可诊断。

29．D。ORS 液用于治疗轻、中度脱水，无严重呕吐者，轻度脱水 50ml/kg，中度脱水 100ml/kg。该患儿发生腹泻，呈黄绿色稀便，内有奶瓣和泡沫，为防止患儿发生脱水，应选择少量多次喂服 ORS 液。

30．D。室性期前收缩常选用胺碘酮、美西律（慢心律）。急性心绞痛首选药物为硝酸甘油。高血压急症首选硝普钠。窦性心动过速一般无器质性心脏病者可暂不治疗。

31．D。该患者孕 36 周，属妊娠晚期。妊娠 32 ～ 36 周常规检查血压、体质量、宫底高度、腹围、胎心率、胎位、尿常规；必查的是宫底高度，估计胎儿大小与妊娠周数是否相符。

32．B。系统性红斑狼疮最具特征性的皮肤损害是蝶形红斑，抗 Sm 抗体是系统性红斑狼疮的标志抗体之一，特异性高达 99%，有助于早期和不典型患者的诊断或回顾性诊断。

33．B。肛门直肠检查的常用体位包括膝胸卧位、左侧卧位、截石位、蹲位。蹲位适用于内痔脱出、直肠脱垂的检查。

34．D。创伤性休克的病理生理较为复杂，患者不仅存在大量血液或血浆的丧失，同时创伤处又有炎性肿胀和体液渗出。另外，创伤刺激引起剧痛和神经—内分泌反应，影响心血管功能，因此最适合收治在综合 ICU。

35．A。胎心音多在孕妇腹壁的胎背侧听得最清楚。该产妇于脐上左侧听到胎心可判断胎方位为骶左前位。胎儿骶右前位时可在脐上方右侧听见胎心；胎儿骶左前位时可在脐上方左侧听见胎心；胎儿横位时可在脐部听见胎心；胎儿枕右前位时可在脐下方右侧听见胎心；胎儿枕左前位时可在脐下方左侧听见胎心。

36．D。肾盂肾炎患者尿常规检查可见白细胞管型，对肾盂肾炎有诊断价值，但不会出现大量蛋白尿。

37．E。对厌氧菌感染者，用 3% 过氧化氢溶液冲洗伤口和湿敷。肉芽水肿可用 5% 氯化钠溶液湿敷。健康肉芽组织用等渗盐水外敷。1 ∶ 1000 新洁尔灭用做皮肤消毒溶液。伤面脓液稠厚且坏死组织多用优琐溶液湿敷。

38．C。该患者表现为劳力性呼吸困难、心前区可闻全收缩期粗糙的收缩期吹风样杂音等，考虑是二尖瓣狭窄。超声心动图是明确诊断瓣膜病最可靠的方法，可评估二尖瓣的病理改变和狭窄的严重程度，还可提供房室大小、心室功能、室壁厚度和运动、肺动脉压等方面的信息。

39．B。高钾血症心电图检查表现为 T 波高而尖、PR 间期延长、P 波下降或消失，QRS 波群增宽，ST 段升高。低钾血症表现为 QT 间期延长，ST 段下降，T 波低平、增宽、双相、倒置或出现 u 波等。

40．C。X 线是一种波长很短的电磁波，穿透人体将产生一定的生物效应，过量照射时，就会产生放射反应甚至放射损害，最容易引起骨髓抑制。

41．B。患者子宫体积明显大于正常孕周，多处有胎动，考虑为多胎妊娠。其临床表现为早孕反应重，体重增加迅速，子宫大于妊娠孕周，下肢及腹壁水肿，下肢及外阴阴道静脉曲张，伴有呼吸困难，在子宫不同部位闻及频率相差 10 次 / 分以上的胎心音等症状。巨大胎儿与多胎妊娠不同之处是查体时胎体、胎头大，宫底明显升高，先露部高浮，听诊胎心正常有力但位置稍高，且没有在子宫不同部位闻及频率相差 10 次 / 分以上的胎心音。而羊水过多查体可见子宫明显大于妊娠周数，胎位不清，胎心遥远或听不清。胎盘早剥表现为突发性持续性腹部疼痛，伴或不伴阴道出血。肝腹水则属于外科疾病，与患者所表现的症状无关系。

42．C。妊娠高血压的主要病理变化是全身小动脉痉挛，治疗原则为解痉、降压、镇静、利尿，并适时终止妊娠。不包括抗凝。

43．D。全血胆碱酯酶活力测定是诊断有机磷农药中毒的特异性指标，对判断中毒程度、疗效和预后极为重要。胆碱酯酶活性降至正常人的 70% 以下即可诊断。有机磷农药中毒患者可有毒蕈碱样症状和烟碱样症状，呼吸有特殊大蒜气味。碱性磷酸酶测定不属于诊断有机磷农药中毒依据。

44．A。绒毛膜癌最常见的转移部位依次为肺、阴道、脑及肝等。肺转移也是绒毛膜癌最常见的转移途径，脑转移是最主要的死亡原因。

45．A。适当运动锻炼可增加胰岛素敏感性，促进肌肉对糖的利用，有助于控制血糖，达到减肥和维持理想体重的目的，同时还可以改善脂质代谢，减少降糖药或胰岛素用量，但不能治愈糖尿病。

46．E。该患儿 X 线胸片可见“哑铃状”双极阴影，可诊断为原发型肺结核。结核菌素试验常用于结核感染的流行病学指标，也是卡介苗接种后效果的验证指标。对婴幼儿的诊断价值大于成年人，3 岁以下呈强阳性，提示新近感染的活动性结核病。

47．A。急性呼吸窘迫综合征（ARDS）最早出现的症状是呼吸加快，呼吸困难进行性加重，伴烦躁、焦虑、多汗等。呼吸深快、呼吸费力，发绀明显，呼吸困难，动脉血氧分压下降。

48．C。该产妇可能发生了子宫破裂。子宫破裂表现为产妇突感腹部撕裂样剧烈疼痛，子宫收缩骤然停止腹痛可暂时缓解。随着血液、羊水进入腹腔，腹痛又呈持续性加重，同时产妇可出现呼吸急迫、面色苍白、脉搏细数、血压下降等休克征象。全腹有压痛和反跳痛，可在腹壁下清楚地扪及胎体，在胎儿侧方可扪及缩小的宫体，胎动和胎心消失。

49．B。该患儿未及时添加辅食，现皮肤及黏膜苍白、食欲缺乏，血红蛋白 60g/L，红细胞大小不等，以小细胞为主，诊断为营养性缺铁性贫血。铁摄入不足是小儿缺铁性贫血的主要原因，该患儿发病主要是体内缺乏铁元素。

50．E。膀胱破裂时，行导尿及膀胱注水试验是检查膀胱破裂简单有效的方法。膀胱损伤时，导尿管可顺利插入膀胱（尿道损伤常不易插入），但仅流出少量血尿或无尿液流出。经导尿管注入无菌生理盐水 200ml，片刻后吸出，若液体进出量差异很大，提示膀胱破裂。

51．B。高血压患者遵循 4 个原则，即从小剂量开始，优先选择长效制剂，联合 2 种或 2 种以上药物，个体化治疗。治疗的主要对象为 2 级或 2 级以上高血压、高血压合并糖尿病或已有心脑肾等靶器官损害及经生活方式干预效果不理想的患者。老年人、病程较长、已有靶器官损害或并发症的患者，降压速度应适度缓慢。

52．D。雄激素适用于各种类型的再障，并为 NSAA 的首选治疗。其作用机制是刺激肾脏产生促红细胞生成素，并直接作用于骨髓，促进红细胞生成。常用药物有司坦唑醇、达那唑、十一酸睾酮和丙酸睾酮等。

53．A。特发性血小板减少性紫癜急性型发作期血小板常 $< 20\times10^9$/L，慢性型多为 $(30\sim80)\times10^9$/L。

54．A。非甾体抗炎药通过抑制前列腺素的生成，达到消炎镇痛的目的，是类风湿关节炎非特异性对症治疗的首选药物，常用阿司匹林。泼尼松具有强大的抗炎作用，适用于活动期关节外症状或关节炎明显而非甾体抗炎药无效者。甲氨蝶呤是改变病情的抗风湿药物首选。其他常用药物有来氟米特、柳氮磺吡啶、羟氯喹和氯喹、环磷酰胺、环孢素等。吗啡除外。

55．D。风湿热活动指标：血常规检查白细胞计数和中性粒细胞增高，血沉明显增快，C 反应蛋白和黏蛋白增高，能反映疾病的活动情况，但对诊断本病并无特异性。抗链球菌抗体测定：血清抗链球菌溶血素 O（ASO）、抗链球菌激酶、抗透明质酸酶、抗脱氧核糖核酸酶 B 增高，提示近期有过链球菌感染，即有风湿热可能，不说明风湿的活动。

56．B。手术治疗是肺癌最重要和最有效的治疗手段。非小细胞癌（鳞癌、腺癌、大细胞癌）采取以手术治疗为主，辅以化学治疗和放射治疗的综合治疗；小细胞癌主要进行化学治疗和放射治疗。

57．B。该患者有肝硬化病史，现出现脾功能亢进，可知出血的原因是血小板减少。肝硬化患者脾因长期淤血而肿大，继而出现脾功能亢进，表现为白细胞、红细胞、血小板等全血细胞减少，易并发感染和出血。出血倾向和贫血与肝合成凝血因子减少、脾功能亢进和毛细血管脆性增加有关，常表现为鼻出血，牙龈出血，皮肤黏膜瘀点、瘀斑。

58．D。经周围静脉肠外营养支持（PPN）技术操作较简单、并发症较少，适用于 PPN 时间＜2 周、部分补充营养素的患者。

59．C。急性穿孔是消化性溃疡常见并发症，部分患者穿孔前有饮食不当，情绪波动，过度疲劳等诱因，典型表现为骤发刀割样剧烈腹痛，持续性或阵发性加重，出现全腹压痛、反跳痛、腹肌紧张呈“木板样”强直等急性腹膜炎的体征。该患者有胃溃疡病史 10 余年，餐后突然腹痛，剧如刀割，呈板状腹，可诊断为急性穿孔。腹部立位 X 线检查见膈下新月状游离气体影是急性穿孔最重要的诊断依据。

60．B。急性肾小球肾炎患儿尿红细胞减少、血沉正常方可上学，但仍需避免体育运动。一般起病 2 周内应卧床休息，待水肿消退、血压降至正常、肉眼血尿消失后，可下床轻微活动。Addis计数正常后恢复正常生活。

61．D。该患儿发生了低钙惊厥，应缓慢静脉注射（10分钟以上）或滴注钙剂，切勿快速推注。补充维生素D，增加户外活动，多晒太阳。惊厥发作时将患儿平卧，松开衣领，头偏向一侧，清除口鼻分泌物，保持呼吸道通畅，避免吸入窒息。

62．B。呕血与黑便是上消化道出血的特征性表现，其中黑便常呈柏油样，黏稠而发亮，由血红蛋白中的铁与肠内硫化物作用形成黑色的硫化铁所致。出血量大时，粪便可呈暗红或鲜红色。

63．B。β_2受体激动剂舒张气道平滑肌，减少肥大细胞等释放颗粒和介质，缓解哮喘症状，沙丁胺醇（舒喘灵）是轻度哮喘的首选。茶碱类药物主要是舒张支气管平滑肌，强心、利尿。异丙托溴铵（异丙阿托品）属于抗胆碱药，可与气道平滑肌上的M_3受体结合，舒张支气管常采用吸入法，对夜间哮喘及痰多患者更有效。色甘酸钠属抗变态反应药，稳定肥大细胞膜，抑制过敏反应介质释放，主要预防运动及过敏性哮喘。甲泼尼龙属于糖皮质激素类药物，是目前控制哮喘最有效的抗炎药物，机制为抑制气道变应性炎症，降低气道的高反应性。

64．A。乳糜尿呈乳白色，主要见于丝虫病。胆红素尿呈深黄色或黄褐色，主要见于阻塞性黄疸及肝细胞性黄疸。血尿呈红色或棕色，含红细胞量多时呈洗肉水色，主要见于急性肾小球肾炎，泌尿系统结石、肿瘤、结核及感染等。血红蛋白尿呈浓茶色或酱油色，主要见于血型不合输血后的溶血、恶性疟疾等。

65．C。血液总胆固醇升高常见于冠状动脉粥样硬化性心脏病、甲状腺功能减退症、高脂血症等。

66．C。心肺复苏是针对心跳、呼吸骤停所采取的急救措施，包括胸外心脏按压、人工呼吸等方法恢复患者的自主心脏搏动和自主呼吸，达到挽救生命的目的。心跳呼吸骤停患儿首要的措施是胸外心脏按压，按压频率100～120次/分，使胸骨下陷5～6cm。按压通气比例为30∶2。除此之外还可以采用最简易、有效、及时的口对口（鼻）人工呼吸法。心脏骤停时给药途径以静脉给药为主，有条件者建立中心静脉通路，无法建立静脉通路时，可选择骨髓腔给药，也可用气管内给药。清除口鼻分泌物，保持呼吸道通畅。迅速除颤是治疗室颤最好的方法，在等待除颤仪的过程中，应进行心肺复苏。

67．E。子宫颈活体组织检查钳取宫颈组织部位选择宫颈外口鳞-柱状上皮交接处或特殊病变处。临床已明确为宫颈癌，只为确定病理类型可以行单点取材。可疑宫颈癌者，在宫颈按时钟位置3、6、9、12点四处钳取组织。可用复方碘溶液（碘不着色区域取材）或阴道镜引导下选择取材部位。

68．E。判断慢性肾盂肾炎，除反复发作尿路感染病史之外，尚需结合影像学检查。慢性肾盂肾炎患者肾外形凹凸不平，且双肾大小不等，静脉肾盂造影可见肾盂肾盏变形、缩窄。

69．C。中枢神经系统白血病可行药物鞘内注射，常用药物是甲氨蝶呤、阿糖胞苷，可同时加地塞米松。长春新碱属于微管蛋白活性抑制剂，主要用于急性淋巴细胞白血病。环磷酰胺为改变病情抗风湿药物。阿糖胞苷亦可用于中枢神经系统白血病，但不是治疗中枢神经系统白血病的首选药。

70．D。消化性溃疡泛指胃肠道黏膜在某种情况下被胃酸、胃蛋白酶自身消化而造成的溃疡。胃溃疡的发生主要是防御修复因素减弱，十二指肠溃疡主要是侵袭因素增强。高浓度胃酸和能水解蛋白质的胃蛋白酶是主要的侵袭因素，在消化性溃疡尤其是十二指肠溃疡的发病机制中起主导作用，而胃蛋白酶的活性又受胃酸制约，故胃酸是消化性溃疡发生的决定性因素。

71．B。急性炎症性脱髓鞘性多发性神经病患者典型的脑脊液检查为细胞数正常而蛋白质明显增高，称蛋白-细胞分离现象。

72．A。一旦发生局麻药毒性反应，立即停药、尽早给氧、加强通气。遵医嘱予地西泮5～10mg静脉或肌内注射；抽搐、惊厥者还加用2.5%硫喷妥钠缓慢静脉注射。

73．A。发生酸中毒时积极治疗腹泻、缺氧等组织低灌注等原发病，轻度代谢性酸中毒多可自行纠正，不必使用碱性药物。重症酸中毒患者首选5%碳酸氢钠，加5%葡萄糖稀释为1.4%碳酸氢钠。3%氯化钠为高张液，用于纠正低钠血症。10%葡萄糖酸钙注射液为发生高钾血症时的急救药物。11.2%乳酸钠溶液可治疗高钾血症。

74．A。肉芽生长过度，可将肉芽剪平后或用10%硝酸银烧灼后生理盐水湿敷。0.9%氯化钠溶液为等渗电解质溶液，用于补充水分和电解质，维持渗透压平衡。氯化钾可用于低钾血症，最高浓度不超过0.3%。依沙吖啶是强力杀菌药，刺激子宫平滑肌收缩，可用于引产。3%过氧化氢可用于厌氧菌感染、溃疡性口腔炎、新生儿脐炎等疾病。

75．C。内痔位于齿状线以上，好发于截石位3点、7点、11点位置。发现肛管直肠病变时，先交代何种体位，再用时针定位法记录病变的部位。如截石位，肛门前方正中为12点，后方为6点；膝胸卧位则相反。该患者直肠后正中位有一痔核，痔核所指方向为正下方，正确答案为6点。

76．A。该患者为外阴鳞状细胞癌Ⅰ期，未见转移征象，治疗首选手术治疗。外阴癌以手术为主，晚期辅以放射治疗或化学药物治疗。手术的范围取决于临床分期、病变的部位、肿瘤细胞的分化程度、浸润的深度等。最大限度地缩小手术范围，以保留外阴的解剖结构，改善生活质量。

77．C。基础体温测定是测定排卵简单易行的方法。孕激素有致热作用，即排卵后体温上升0.3～0.5℃，有排卵者的基础体温曲线呈双相型，无排卵者基础体温始终处于较低水平，呈单相型。该患者月经周期紊乱，经期延长，量多，基础体温单相型，可诊断为无排卵性青春期异常子宫出血。无排卵性异常子宫出血治疗以止血、调整周期为原则，该患者出血量多，时间长，宜使用大剂量雌激素治疗，而后调整周期。使用大剂量雌激素可迅速促使子宫内膜生长，短期内修复创面而止血，也称“子宫内膜修复法”，适用于急性大量出血患者。应用性激素血止后，必须调整月经周期，恢复正常的内分泌功能，以建立正常月经周期。

78．E。该患者进行的是深静脉通畅试验。深静脉通畅试验又称波氏试验，用于检查深静脉是否通畅。方法为嘱患者站立，在腹股沟下方绑扎止血带压迫大隐静脉，待静脉充盈后，嘱患者用力踢腿或下蹲10余次。如曲张静脉明显减轻或消失，提示深静脉通畅。如曲张加重，提示深静脉可能有阻塞。

79．D。患者有十二指肠溃疡病史5年，饱餐后突然腹痛难忍，考虑患者为十二指肠穿孔。腹部立位X线检查见膈下新月状游离气体影是急性穿孔最重要的诊断依据。

80．C。急性穿孔最重要的护理措施是禁食和胃肠减压。胃肠减压可抽出胃肠道内容物和气体，减少消化道内容物继续流入腹腔，减少胃肠内积液、积气，减少胃酸、胰液等消化液分泌，改善肠壁血运。

81．D。产后由于乳腺管不畅，淋巴和静脉充盈导致的乳房胀痛一般无需特殊处理，一般于产后1周自然消失，让新生儿多吸吮即可促进乳腺通畅。

82．A。该产妇下腹疼痛为产后宫缩痛。产褥早期因子宫收缩，常引起阵发性的腹部剧烈疼痛，称产后宫缩痛。经产妇疼痛更为明显，一般持续2～3天后会自行消失。当婴儿吸吮产妇乳房时，可反射性刺激神经垂体分泌缩宫素增加，使疼痛加重。

83．B。根据患者的临床表现及“疼痛－进食－缓解”的疼痛特点可诊断为十二指肠溃疡，出现黑便提示上消化道出血。胃镜检查是消化性溃疡最可靠的首选诊断方法，也是最可靠和最有价值的检查方法。胃镜下可直接观察溃疡部位、病变大小、性质，取活组织还可作出病理诊断。消化性溃疡出血24～48小时内行急诊纤维胃镜检查，可判断溃疡的性质、出血的原因，确定出血部位，还可以在内镜下进行止血治疗。

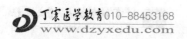

84．B。奥美拉唑属于质子泵抑制剂，抑制H^+-

K^+-ATP 酶，是最强的抑制胃酸分泌药。西咪替丁属于 H_2 受体拮抗剂，阻止组胺与 H_2 受体相结合，抑制胃酸分泌。氢氧化铝属于弱碱抗酸药，可使胃内酸度降低。氨苄西林属抗感染类药物，具有抑制细菌细胞壁的肽聚糖合成，发挥杀菌作用。枸橼酸铋钾属铋剂，形成胃黏膜保护屏障，兼有抗幽门螺杆菌的作用。

85．B。排便习惯和粪便性状改变是结肠癌首发症状，表现为大便次数增多，血便、腹泻、便秘等，其中以血便为突出表现。故采集病史时询问排便情况最为重要。

86．A。纤维结肠镜加病理可确诊，是结肠癌最可靠的检查方法。

87．E。CT 和 MRI 检查可显示椎管形态、椎间盘突出的程度和突出的部位，MRI 还能显示脊髓、髓核、脊神经根和马尾神经情况。

88．C。脑电图演变与肝性脑病的严重程度一致，可帮助判断肝性脑病分期的检查。正常脑电图呈 a 波，每秒 8 ～ 13 次。肝性脑病患者的脑电图表现为节律变慢，二至三期患者出现普遍性每秒 4 ～ 7 次 8 波或三相波；昏迷时表现为高波幅的 8 波，每秒少于 4 次。脑电图异常提示较为明显的脑功能改变，对肝性脑病预后判断有一定价值。

89．A。急性炎症性脱髓鞘性多发性神经病患儿发生呼吸肌麻痹时应及时气管切开或气管插管，必要时使用机械通气以保证有效的通气和换气。

90．E。功能训练是脑瘫患儿康复治疗的重点，包括体能运动训练、技能训练、语言训练、进食训练等。根据患儿的病情制定合适的功能锻炼计划，每次训练时间不要过长，内容不要单一，给予患儿更多的关爱与照顾，耐心指导。

91．C。乙胺丁醇的不良反应主要是球后视神经炎、胃肠道反应。

92．A。异烟肼的主要不良反应是周围神经炎、肝损害。

93．B。妊娠满 24 周时，以耻骨联合上缘为起点，用软尺测量宫底高度大约为 24（22.0 ～ 25.1）cm。手测子宫底高度为脐上 1 横指。

94．D。妊娠满 32 周时，以耻骨联合上缘为起点，用软尺测量宫底高度大约为 29（25.3 ～ 32.0）cm。手测子宫底高度为脐与剑突之间。

95．A。慢性髓系白血病也称为慢性粒细胞白血病，简称慢粒，是一种发生在多能造血干细胞的恶性骨髓增生性肿瘤，主要涉及髓系。治疗慢性粒细胞白血病首选羟基脲，其次为白消安（马利兰）。

96．D。苯丁酸氮芥为烷化剂类的口服免疫抑制药，对淋巴组织有较高的选择性抑制作用，为治疗慢性淋巴细胞白血病最常用的药物。

97．C。极度消瘦、严重脱水、恶病质者腹部凹陷等疾病时，患者常呈“舟状腹”。

98．A。急性胃穿孔引起急性弥漫性腹膜炎时，全腹肌肉紧张显著，硬如木板，称“板状腹”。

99．A。食管镜检查可钳取活组织作病理学检查，有确诊价值。

100．C。食管脱落细胞学检查为我国首创，适用于食管癌的普查。

单科试卷三答案与解析

1．A。病毒性心肌炎患者心电图检查可出现各种心律失常，特别是房室传导阻滞、室性期前收缩，可有 ST-T 改变，R 波降低，病理性 Q 波出现。急性心肌梗死患者心电图可出现 ST 段弓背向上抬高。

2．A。手掌法为患者本人五指并拢，单掌手掌的面积约为体表总面积的 1%。适用于小面积烧伤，也可辅助九分法评估烧伤面积。

3．B。该患者目前处于氮质血症期。慢性肾衰竭肾功能失代偿期也称氮质血症期，表现为肌酐清除率 25 ～ 50ml/min，血肌酐 178 ～ 450μmol/L。

4．C。鱼、肉、维生素 C 可加强铁的吸收，而茶、咖啡、牛奶、植酸盐等影响铁的吸收。

5．B。肺炎链球菌肺炎控制感染首选青霉素，对青霉素过敏或耐药者，应用喹诺酮类或头孢菌素类抗生素。头孢类抗生素可用于感染急性加重期。多柔比星（阿霉素）为抗肿瘤药物。泼尼松（强的松）属糖皮质激素类，是目前控制哮喘最有效的抗炎药物。阿司匹林为非甾体抗炎药，属解热镇痛药。

6．B。肾功能失代偿期表现为轻度贫血、乏力和夜尿增多，肌酐清除率 25 ～ 50ml/min，血肌酐 178 ～ 450μmol/L，该患者夜尿增多，内生肌酐清除率为 28ml/min，可能为肾功能不全失代偿期。

7．B。尖锐湿疣是由人乳头瘤病毒引起的鳞状上皮增生性疣状病变。麻疹病毒为麻疹的病原体。人类免疫缺陷病毒是艾滋病的病原体。

8．B。异位妊娠辅助检查包括超声检查、阴道后穹窿穿刺、妊娠试验、腹腔镜检查和子宫内膜病理检查，最简单可靠的方法为阴道后穹窿穿刺。阴道后穹窿穿刺于直肠子宫陷凹抽出不凝血即可诊断异位妊娠。其他方法虽可靠，但不是最简单的。超声检查是诊断输卵管妊娠的主要方法之一，宫腔内无妊娠产物，宫旁有低回声区，内有胚囊或胎心搏动，可确诊异位妊娠。异位妊娠时 hCG 可为阳性，但往往低于正常宫内妊娠，可用于协助诊断。腹腔镜检查是诊断异位妊娠的金标准，可在确诊的同时进行手术。诊断性刮宫见到蜕膜而无绒毛时可排除宫内妊娠。

9．E。上腹部手术皮肤准备范围上自乳头水平，下至耻骨联合，两侧至腋后线。

10．C。根据该患者的临床表现和辅助检查可诊断为肺炎球菌肺炎。肺炎患者血常规检查显示白细胞计数升高至（10 ～ 30）$\times 10^9$/L，中性粒细胞比例＞ 0.8，可见中毒颗粒及核左移。细菌感染者白细胞计数和中性粒细胞比例增高，核左移。病毒感染者白细胞计数正常或偏低，中性粒细胞比例降低，淋巴细胞比例增高。

11．A。侵蚀性葡萄胎与绒毛膜癌最主要的区别点是组织病理检查中有无绒毛结构。在子宫肌层内或子宫外转移灶组织中若见到绒毛或退化的绒毛阴影，则诊断为侵蚀性葡萄胎；若仅见成片滋养细胞浸润及坏死出血，未见绒毛结构者，则诊断为绒毛膜癌。

12．C。类风湿关节炎是以慢性侵蚀性、对称性多关节炎为主要表现的异质性、全身性自身免疫性疾病，是导致成年人丧失劳动力及致残的主要病因之一。关节痛是最早出现的症状，表现为对称性、持续性多关节炎，时轻时重，伴有压痛，常累及小关节，以近端指间关节、掌指关节及腕关节最常见，大关节也可受累。

13．E。风湿热是由咽喉部 A 组 β 溶血性链球菌感染后反复发作的全身结缔组织炎症，主要累及关节、心脏、皮肤和皮下组织。心脏炎是风湿热唯一的持续性器官损害，以心肌炎和心内膜炎多见，也可发生全心炎。常有心动过速、心音低钝、心界扩大、心脏杂音等表现，严重时可并发充血性心力衰竭。

14．E。急性子宫颈炎主要采取抗生素治疗。慢性子宫颈炎以局部治疗为主，物理治疗是最常用的有效治疗方法。糜烂样改变无症状者无需治疗，常规做细胞学检查即可。糜烂样改变伴有分泌物增多、乳头状增生或接触性出血者，可给予激光、冷冻、微波等物理治疗。

15．D。垂体后叶素内含缩宫素及抗利尿激素二种成分，临床用于治疗尿崩症及咯血、食管及胃底静脉曲张破裂出血。该药有收缩血管和子宫平滑肌的作用，禁用于妊娠期咯血。卡巴克络（安络血）能增强毛细血管对损伤的抵抗力，降低毛细血管的通透性，促进受损毛细血管端回缩而止血，可用于咯血、子宫出血、脑出血等。酚磺乙胺（止血敏）能增加血液中血小板数量，增强其聚集性和黏附性，促使血小板释放活性物质，缩短凝血时间，加速血块收缩，可用于胃肠道出血、泌尿道出血等。维生素 K 作为辅酶，在肝内参与凝血因子Ⅱ、Ⅶ、Ⅸ、Ⅹ的合成，不良反应较少，可用于孕妇，还被用于预防新生儿颅内出血。氨甲苯酸又称抗血纤溶芳酸，具有抗纤维蛋白溶解作用而产生止血作用，适用于上消化道出血、妇产科和产后出血等。

16．B。胆囊切除术是胆囊结石及急性胆囊炎患者的最佳选择，首选腹腔镜胆囊切除术。还可行部分胆囊切除术、胆囊造口术等。

17．C。间歇无痛性血尿为泌尿系肿瘤的常见症状。表明肿瘤已累及肾盏、肾盂，常伴有腰部钝痛或隐痛，血块通过输尿管时可致肾绞痛。肿瘤较大时在腹部或腰部触及肿块。

18．E。会阴侧切术应选择健侧卧位，保持会阴清洁，每天进行会阴冲洗 2 次，排便后及时清洁外阴，保持会阴部清洁、干燥。会阴水肿明显可选用 95% 乙醇或 50% 硫酸镁湿热敷。注意观察会阴切口有无渗血、红肿、硬结和脓性分泌物，若有异常及时通知医师处理。

19．A。急性肾小球肾炎患儿起病 2 周内应严格卧床休息，待水肿消退、血压恢复正常、肉眼血尿消失后，可下床轻微活动或户外散步。

20．D。间断呼吸又称为毕奥呼吸，其特点是有规律的呼吸几次后，突然停止呼吸，间隔一个短时间后又开始呼吸，如此呼吸和呼吸暂停反复交替，常见于濒死患者。潮式呼吸又称陈 - 施呼吸，其特点是呼吸由浅慢逐渐加快，达高潮后逐渐变浅、变慢，经过一段时间的暂停（5 ～ 20 秒）后又出现如上的周期性呼吸，形如潮水起伏。深度呼吸又称为库斯莫呼吸（Kussmaul 呼吸），常见于糖尿病、尿毒症等引起的代谢性酸中毒的患者。蝉鸣样呼吸指吸气时产生一种高音调的音响，似蝉鸣，由于声带周围组织受压迫所致。浅快呼吸指呼吸浅表而不规则，有时呈叹息样。

21．E。化疗药物种类很多，应根据肿瘤特性、病理类型选用敏感的药物并制定联合化疗方案。大剂量冲击法的疗效较好，毒性低，对机体免疫功能损害少，不易产生耐药性。中剂量短程法可用于术前化疗和不能耐受大剂量冲击者。小剂量长程给药法的效果较差，不良反应大，目前除白血病治疗外，已很少采用。给药途径多样，可静脉滴注或注射、口服、肌内注射，还可将有效药物作腔内注射、动脉内注入等。化疗可用于配合手术治疗，一些肿瘤在手术后可进一步化学治疗以提高疗效。

22．E。行会阴缝合术应在阴道内放置带尾纱布，缝合完毕后取出带尾纱布，并行肛门指诊，了解有无肠线穿过直肠黏膜及有无阴道后壁血肿。会阴切开术式常用的有会阴后 - 侧切开和会阴正中切开两种。会阴后 - 侧切伤口于手术后 5 天拆线，正中切开术于术后第 3 天拆线。会阴切开可充分扩张阴道，便于头部较大胎儿娩出，防止会阴撕裂，临床多选用会阴左后 - 侧切开。

23．A。内生肌肝清除率下降见于较早期的肾小球损害，而且可以根据其降低的水平来评估肾小球滤过功能受损程度，是评价肾小球滤过功能最常用的方法。24 小时内生肌酐清除率正常为 80 ～ 120ml/min；肌酐清除率 50 ～ 80ml/min 提示肾功能代偿期；肌酐清除率 25 ～ 50ml/min 提示肾功能失代偿期；肌酐清除率 10 ～ 25ml/

min 提示肾衰竭期；肌酐清除率< 10ml/min 提示尿毒症期。

24．C。急性支气管炎是由于各种致病原引起的支气管黏膜感染，常继发于上呼吸道感染，胸部 X 线检查显示正常，或肺纹理增粗，肺门阴影增深。

25．C。根据该患者的血气分析结果可诊断为Ⅱ型呼吸衰竭。临床上常以动脉血气分析结果作为诊断呼吸衰竭的重要依据。单纯 PaO_2 < 60mmHg（8.0kPa）为Ⅰ型呼吸衰竭（单纯低氧血症），若伴 $PaCO_2$ > 50mmHg（6.7kPa）为Ⅱ型呼吸衰竭（低氧血症伴高碳酸血症）。

26．A。洛贝林（山梗菜碱）属于呼吸中枢兴奋药，可通过刺激颈动脉窦和主动脉体的化学感受器，反射性兴奋呼吸中枢，增加通气量，提高呼吸中枢对二氧化碳的敏感性。多巴胺属 β 受体兴奋剂，能激动心脏 β_1 受体，使心肌收缩力增强、心排出量增加。氨茶碱属支气管扩张药，具有舒张支气管平滑肌和强心、利尿、扩张冠状动脉、兴奋呼吸中枢、呼吸肌等作用。洋地黄类药物作为正性肌力药的代表，是临床最常用的强心药物，在增强心肌收缩力的同时，不增加心肌耗氧量，还有减慢心率的作用。利血平属交感神经末梢阻滞剂，可用于降压治疗，但因不良反应较多，已很少使用。

27．A。该患者不安、烦躁、很快呼吸急促、脉快，考虑该患者为局麻药毒性反应。中毒反应一旦发生，应立即停药、尽早给氧、加强通气。遵医嘱予地西泮 5 ～ 10mg 静脉或肌内注射。抽搐、惊厥者还加用 2.5% 硫喷妥钠缓慢静脉注射。

28．D。超声检查是前置胎盘最安全、有效的首选检查，可清楚显示子宫壁、胎头、宫颈及胎盘的位置，确定前置胎盘的类型。

29．B。用于诊断妊娠的辅助检查有妊娠试验、超声检查、宫颈黏液检查和基础体温测定。超声检查是诊断早期妊娠快速准确的方法，最早在停经 5 周时，宫腔内可见到圆形或椭圆形妊娠囊，妊娠 6 周时，可见到胚芽和原始心管搏动。妊娠试验通常在受精后 8 ～ 10 天即可在孕妇血清中检测到 hCG 升高，可用于协助诊断。基础体温测定是诊断早孕的辅助检查之一，一般停经后高温持续 18 天不见下降，早期妊娠的可能性大。宫颈黏液检查显示宫颈黏液量少、黏稠、拉丝度差，涂片干燥后光镜下仅见排列成行的椭圆体，不见羊齿植物叶状结晶，早孕的可能性大。黄体酮试验是利用孕激素在体内突然撤退可以引起子宫出血的原理，对疑为早孕的妇女每天肌注黄体酮，无撤退性出血提示早孕的可能性较大，有撤退性出血，则可排除早孕的可能。基础体温测定具有双向型体温的妇女，停经后高温持续 18 天不降者提示早孕的可能性大。

30．A。去除病因是颅内压增高最根本的治疗原则，如手术切除颅内肿瘤、清除颅内血肿、处理大片凹陷性骨折等。可行脑脊液分流术或脑室穿刺引流术缓解颅内高压。颅内压增高已出现急性脑疝时，应进行紧急手术处理。

31．A。新生儿控制惊厥首选药物为苯巴比妥。小儿控制惊厥首选药物为地西泮。

32．D。产褥感染的病原体包括需氧性链球菌属、大肠埃希菌、葡萄球菌、厌氧菌、支原体和衣原体等。需氧性链球菌是外源性产褥感染的主要致病菌，以 β 溶血性链球菌致病性最强，可引起严重感染。

33．D。再生障碍性贫血是一种由多种原因引起的骨髓造血功能衰竭征，典型血象呈正细胞正色素性贫血、全血细胞减少，但三系细胞减少的程度不同。

34．B。该患儿为中度脱水，故失水占体重的百分比为 5% ～ 10%。轻度脱水的失水百分比<体重的 5%；重度脱水的失水百分比为>体重的 10%。

35．E。冠状动脉造影可发现狭窄性病变的部位、程度及范围，是冠心病外科治疗的主要依据。

36．A。大咯血者窒息时，首要的护理措施是维持呼吸道通畅。一旦发现窒息征象，立即取头低足高 45° 俯卧位，面向一侧，轻拍背部排出血块，或刺激咽部以咳出血块，或用吸痰管进行负压吸引，必要时在气管插管或气管镜下吸取血块。

37．E。ARDS 患者应合理限制液体入量，避免输液过量加重肺间质和肺泡水肿。改善肺泡通气功能，尽早进行机械通气，维持适当的气体交换，选用呼气末正压（PEEP）模式。使用有效抗生素控制感染。提倡全胃肠营养来加强营养支持。

38．D。氮平衡可判断体内蛋白质代谢情况，摄入大于排出为正氮平衡，相反，排出大于摄入为负氮平衡；正常 24 小时氮平衡是 0±1 的范围。成年人白蛋白正常值 35 ～ 50g/L、转铁蛋白 2.0 ～ 4.0g/L、血清总蛋白 60 ～ 80g/L。迟发性皮肤超敏试验的细胞免疫力与阳性反应成正比。

39．C。前置胎盘首选的最安全、有效的检查为超声检查，可清楚显示子宫壁、胎头、宫颈及胎盘的位置，确定前置胎盘的类型。禁做肛查，减少刺激以免诱发出血。腹部 X 线摄片则是外科疾病常用的检查。阴道内诊检查一般不主张采用，有可能会扩大前置胎盘剥离面导致阴道大出血，危及生命。前置胎盘亦不能做深入宫腔的宫腔镜检查，会导致宫内大出血。

40．C。开放性气胸急救时，应立即将开放性气胸转变为闭合性气胸，可用无菌敷料或清洁器材等在患者呼气末封盖伤口。

41．B。妊娠试验通常在受精后 8 ～ 10 天即可在孕妇血清中检测到 hCG 升高，结果阳性时结合临床表现综合分析，可明确诊断。该患者月经过期 9 天，适宜用免疫法测定 hCG。阴道超声较腹部超声可提前 1 周确定早期妊娠，最早在停经 5 周时可在宫腔内见到圆形或椭圆形妊娠囊。

42．A。淋巴转移为乳腺癌主要的转移方式，最易累及患侧腋窝淋巴结。

43．D。慢性肺源性心脏病血常规检查红细胞和血红蛋白增高。合并感染时白细胞总数增高，中性粒细胞比例增加。

44．B。脊髓半切征（Brown-Sequard 征）表现为损伤平面以下同侧肢体的运动和深感觉丧失，对侧肢体的痛觉和温度觉丧失，为脊髓损伤的临床表现之一。

45．D。胃、十二指肠溃疡手术治疗的适应证包括抗 Hp 措施在内的严格内科治疗 3 个月以上仍不愈合的顽固性溃疡，或愈合后短期内又复发者；发生急性大出血、瘢痕性幽门梗阻、溃疡穿孔及溃疡穿透至胃壁外者；溃疡巨大（直径＞ 2.5cm）或高位溃疡；胃十二指肠复合性溃疡及胃溃疡癌变或不能排除癌变者。

46．B。中、重度子宫内膜异位症患者血清 CA125 值可能会升高，但一般均为轻度升高，多低于 100U/L。

47．E。中心静脉压（CVP）是测定上、下腔静脉或右心房内的压力，评估血容量、右心前负荷及右心功能的重要指标。正常值为 5 ～ 12cmH_2O。

48．C。血小板是血液系统的监测指标，在动、静脉血栓形成中发挥重要作用。血尿素氮、血肌酐是泌尿系统的检查指标。血糖是糖尿病的检查指标。血氨是检查慢性肝性脑病的项目。

49．C。发生中耳炎时，细菌可通过外耳道直接蔓延至脑膜引起化脓性脑膜炎。该患儿前囟张力高，说明有颅内压增高的表现，又有脑膜刺激征表现，最可能诊断为中耳炎合并化脓性脑膜炎。

50．E。痰结核杆菌检查在痰中找到结核杆菌是确诊肺结核最特异的方法，也是制订化疗方案和判断化疗效果的重要依据，以直接涂片镜检最常用。

51．C。猩红热首选青霉素治疗，连用 5 ～ 7 天，重者可加大剂量或联合使用两种抗生素。青霉素过敏者改用红霉素。

52．E。硝酸酯类药物是最有效、作用最快终止心绞痛发作的药物，可扩张冠状动脉，降低冠脉阻力，增加冠状动脉血流量，同时扩张外周静脉，减少静脉回流心脏的血量，减轻心脏容量负荷和需氧量，从而缓解心绞痛。给予硝酸甘油 0.5mg，舌下含化，1 ～ 2 分钟开始起效，30 分钟后作用消失。硝酸异山梨酯（消心痛）舌下含化 2 ～ 5 分钟起效，作用持续 2 ～ 3 小时。

53．B。超声心动图是明确诊断瓣膜病最可靠的方法，可评估二尖瓣的病理改变和狭窄的严重程度，还可提供房室大小、心室功能、室壁厚度和运动、肺动脉压等方面的信息，对心力衰竭的诊断也具有重要价值。X线主要检查肺部、胸部疾病和各种类型的骨折，在循环系统疾病的诊断中，可提供心脏增大、肺淤血、肺水肿及原有肺部疾病的信息。心电图检查常用于各种心律失常、冠状动脉粥样硬化性心脏病的辅助检查。心肌酶在过去常作为急性心肌梗死的特异性检查指标。

54．C。中枢神经系统主要依靠血液循环提供的葡萄糖进行需氧氧化，产生能量。

55．C。食管癌术后最常见和最严重的并发症是吻合口瘘，多发生在术后5～10天，表现为呼吸困难、胸腔积液和全身中毒症状。

56．B。急性胰腺炎主要和首发症状为腹痛，疼痛剧烈而持续，有阵发性加剧，向腰背部放射。结合病例，考虑患者发生了急性胰腺炎。胆石症、胆道感染或胆道蛔虫是急性胰腺炎的主要病因，其中以胆石症最多见。

57．B。在脑血管疾病诊断方面CT能够作出早期诊断，准确的鉴别诊断，并能直接显示出病变部位、范围和出血数量。

58．E。发热为急性白血病早期表现，也是最常见的症状。高热常提示有继发感染，引起感染的原因主要是成熟粒细胞缺乏或功能缺陷。

59．B。急性腹膜炎术后继续胃肠减压、禁食，肠蠕动恢复后，拔除胃管，逐步恢复经口饮食。血压、脉搏平稳后，改为半卧位。继续输液，补充电解质，维持体液平衡。合理使用抗生素，预防感染。保证有效引流，做好切口护理。

60．A。治疗甲亢主要药物有咪唑类的甲巯咪唑（他巴唑）和硫氧嘧啶类的丙硫氧嘧啶，因丙硫氧嘧啶肝毒性较强，优先选择甲巯咪唑。美托洛尔为β受体阻滞剂，可抑制心肌收缩力，加重心力衰竭。硝酸甘油可以用来治疗心绞痛。

61．D。溶血反应为输血中最严重的不良反应，一旦发生立即停止输血，报告医生。

62．C。该患者进行的是大隐静脉瓣膜功能试验。浅静脉瓣膜功能试验又称曲氏试验，包括大隐静脉瓣膜功能试验和小隐静脉瓣膜功能试验，用于检查大小隐静脉瓣膜功能。具体方法为嘱患者平卧，抬高下肢使静脉虚空后，在腹股沟下方缚扎止血带压迫大隐静脉。再嘱患者站立，释放止血带后10秒内如静脉曲张自上而下出现，提示大隐静脉瓣膜功能不全。同法，在腘窝处缚扎止血带，可检测小隐静脉瓣膜的功能。

63．C。逆行胰胆管造影（ERCP）借助侧视内镜可观察十二指肠有无占位病变，尤其是十二指肠乳头有无菜花样肿物，并可活检。血、尿淀粉酶主要用于急性胰腺炎的辅助检查。

64．C。原发性肺结核由结核杆菌初次侵入肺部后发生的原发感染，是小儿肺结核的主要类型，典型的原发综合征呈“双极”（亚铃形）病变，即一端为原发病灶，一端为肿大的肺门淋巴结、纵隔淋巴结。

65．C。毒蛇咬伤后应放低患肢并制动，患肢抬高会导致血液回流增快，加速毒素的吸收。入院后用3%过氧化氢反复冲洗伤口，清除残留的毒液及污物；伤口湿纱布覆盖可减轻疼痛；用普鲁卡因加地塞米松伤肢环状阻滞可能够降解蛇毒；肌注扑尔敏可减轻皮肤瘙痒。

66．A。肝包虫病即肝棘球蚴病，怀疑肝棘球蚴病时，禁忌用穿刺术作为诊断方法，以避免发生囊液外渗产生过敏反应和棘球蚴播散等严重并发症。

67．C。小儿接种脊髓灰质炎疫苗的时间是生后2、3、4个月各一次，共3次。

68．D。X线检查显示腹腔内游离气体是胃肠道破裂的主要证据，即病变为穿孔性病变。

69．C。外源性哮喘产生的特异性抗体是IgE，外周血变应原特异性IgE增高，结合病史有助于病因诊断。IgE黏附在皮肤、声带、支气管黏膜等组织的肥大细胞和嗜酸粒细胞表面，使机体处于致敏状态。当机体再次接触该抗原时，抗原与IgE结合，致细胞破裂，释放出组胺等多种血管活性物质，引起平滑肌痉挛、毛细血管扩张及通透性增加、腺体分泌增多等变态反应，导致荨麻疹、哮喘、喉头水肿及休克等表现。

70．E。该患者阴道前壁有紫蓝色结节，最可能的诊断为侵蚀性葡萄胎。侵蚀性葡萄胎大多继发于良性葡萄胎，葡萄胎组织侵入子宫肌层或转移至子宫以外，易血行播散，常见部位有肺、阴道，转移至阴道可形成阴道紫蓝色结节。子宫腺肌病表现为继发性渐进性痛经。葡萄胎病变局限于宫腔，不发生阴道转移。

71．A。静脉补钾原则为：见尿补钾，尿量＞40ml/h方可补钾。静滴浓度＜0.3%。禁止静脉推注补钾。滴速＜60滴。总量不超过6～8g/d。因此静脉输液补钾的先决条件是尿量在40ml/h以上。

72．C。新生儿因颅内出血出现颅内压增高时，首选呋塞米（速尿）静脉推注，可以降低颅内压。

73．D。成年人尿量＜400ml/24h或17ml/h为少尿；＜100ml/24h为无尿；尿量＞2500ml/24h为多尿。

74．D。该患者因心前区剧烈疼痛入院，心电图示ST段弓背上抬，血肌钙蛋白和肌酸激酶同工酶（CK-MB）升高，是典型急性心肌梗死的表现。心肌梗死发生4小时后患者烦躁不安，血压下降，此时最可能发生了心源性休克。胸痛发作中血压下降常见，未必是休克。如疼痛缓解后收缩压仍低于80mmHg，同时伴有烦躁不安、面色苍白、皮肤湿冷、脉搏细速、尿量减少，则为休克表现。常于心肌梗死后数小时至1周内发生。

75．E。鉴别右心衰竭与肝硬化水肿的依据是颈静脉怒张，其他症状均为共有体征。颈静脉充盈、怒张是右心衰竭的最早征象，怒张与静脉压升高程度成正比。右心衰竭消化道症状可出现恶心、呕吐、食欲缺乏。水肿是右心衰竭的典型体征，从足、踝开始，逐渐向上蔓延，呈对称性、凹陷性。心源性肝硬化时可出现腹水，致腹围增加。肝硬化失代偿期最早可出现腹水，是由于门静脉压力增高所致，可导致腹围增大。出现低白蛋白血症，常有下肢水肿出现。肝硬化可出现食欲减退，常伴恶心、呕吐。

76．B。X线检查见肺内云絮状、模糊、边缘不清的阴影为急性渗出性炎症表现，多为各种类型的肺炎。一般肺炎患者X线早期仅见肺纹理增粗，实变期可见斑片状或大片状均匀一致的浸润阴影。

77．D。蜘蛛痣是肝硬化患者常见的临床表现。由于肝对雌激素的灭活功能减退，肝硬化患者雌激素增多，突出体征有蜘蛛痣和肝掌。蜘蛛痣主要分布在面颈部、上胸、肩背和上肢等上腔静脉引流区域。肝掌表现为手掌大小鱼际和指端腹侧部位皮肤发红。肾上腺皮质激素减少，常表现为面部和其他暴露部位皮肤色素沉着。醛固酮和抗利尿激素增多，导致腹水形成。

78．C。腰大肌试验是阑尾炎患者诊断性试验，患者左侧卧位，使右大腿向后过伸，腰大肌紧张，引起右下腹疼痛者为阳性；提示腰大肌前方的阑尾有炎症，且阑尾位置较深，波及腰大肌。

79．D。基础代谢率（BMR）测定公式：基础代谢率%＝（脉压＋脉率）－111。其正常值为±10%，+20%～+30%为轻度甲亢，+30%～+60%为中度甲亢，+60%以上为重度甲亢。测定应在禁食12小时、睡眠8小时以上、静卧空腹状态下进行。根据病例中的血压、脉率，该患者的基础代谢率是（50+100）－111＝39%。

80．A。碘剂能减少甲状腺的血流量，减少腺体充血，使腺体缩小变硬，但硫脲类药物能使甲状腺肿大充血，因此服用硫脲类药物后必须加用碘剂。同时，碘剂可抑制蛋白水解酶，减少甲状腺球蛋白的分解，逐渐抑制甲状腺素的释放，有助避免术后甲状腺危象的发生。

81．B。甲状旁腺常位于甲状腺两叶背侧，上、下各1对。

82．C。该患者心前区剧烈疼痛4小时余，含服硝酸甘油无效，考虑发生了急性心肌梗死。心电图检查是急性心肌梗死最有意义的辅助检查，具有定位诊断的功能。急性心梗患者入院后力争在10分钟内完成首份心电图，30分钟内开始溶栓，

90分钟内完成球囊扩张。尽快恢复心肌的血液灌注，防止梗死扩大。及时处理严重心律失常、泵衰竭和各种并发症，防止猝死，使患者度过急性期，尽可能多地保留有功能的心肌。

83．B。该患者发生了急性心肌梗死，但未出现室性心律失常。预防性使用利多卡因可减少室颤发生，但可引起心动过缓或心脏骤停，应避免预防性使用。急性心肌梗死患者发病12小时内绝对卧床休息，保持环境安静，谢绝探视，解除焦虑。休息可降低心肌耗氧量和交感神经兴奋性。可给予低钠、低脂、低热量、低胆固醇、清淡、易消化饮食。为改善心肌缺氧，减轻疼痛可给予吸氧，一般为4～6L/min。严重肺水肿应采用持续面罩加压给氧或气管插管并机械通气。吗啡静脉注射或哌替啶（度冷丁）肌内注射可迅速有效止痛，以减少心肌细胞死亡。无症状室早和非持续性室速一般不需要抗心律失常药物治疗。

84．B。急性心梗患者发病12小时内绝对卧床休息，因休息可降低心肌耗氧量和交感神经兴奋性。对疑有心肌梗死的入院患者，应尽可能减少相关性不大的辅助检查（如X线检查），以免加重患者心脏负担。

85．A。缺铁性贫血是体内贮存铁缺乏，导致血红蛋白合成减少而引起的一种小细胞低色素性贫血，是最常见的贫血。典型血象为小细胞低色素性贫血，血红蛋白降低较红细胞更明显，白细胞、血小板正常或减低。该患儿检查血红细胞大小不等，以小为主，中心淡染区扩大，白细胞及血小板正常，最可能的疾病为营养性缺铁性贫血。

86．B。婴幼儿由于铁摄入不足导致的营养性缺铁性贫血，应首选口服铁剂，如硫酸亚铁、富马酸亚铁等，也可用铁剂肌内注射。早产儿出生后2个月开始预防性补铁。

87．C。该患儿诊断为营养性缺铁性贫血，应口服铁剂治疗，从小剂量开始，于两餐之间服用。可与维生素C或各种果汁同服，但避免与茶、咖啡、牛奶、植酸盐等同服，以免影响铁吸收。需深层肌内注射并经常更换注射部位，减少疼痛与硬结形成。增加含铁丰富的食物摄入，含铁丰富的食物主要有动物肝、肾、血、瘦肉及蛋黄、海带、紫菜、木耳、豆类、香菇等，其中动物食物的铁更易吸收。

88．D。血尿素氮是肾小球功能监测的一种方法。血尿素氮为蛋白质代谢产物，主要经肾小球滤过排出，因此目前临床上多测定尿素氮，粗略观察肾小球的滤过功能。

89．A。血气分析属于呼吸功能监测指标，血气分析可测定的动脉氧分压、动脉二氧化碳分压、动脉氢离子浓度，从而判断肺换气功能指标及酸碱平衡情况。

90．A。血清心肌坏死标志物是诊断心肌梗死的敏感指标。肌酸激酶同工酶（CK-MB）在发生急性心肌梗后升高较早（4～6小时），恢复也较快（3～4天），对判断心肌坏死的临床特异性也较高。肌酸磷酸激酶（CPK）、乳酸脱氢酶、天冬氨酸氨基转移酶等心肌酶的特异性和敏感性均较差，已不用于诊断急性心肌梗死，但近年来考试常考CPK，将CPK作为诊断心肌梗死最有价值的指标，考生应在正确掌握知识的基础上兼顾考试。

91．A。血清心肌坏死标志物是诊断心肌梗死的敏感指标。肌酸激酶同工酶（CK-MB）在发生急性心梗后升高较早(4～6小时)，恢复也较快(3～4天)，对判断心肌坏死的临床特异性也较高。

92．C。极度消瘦、严重脱水、恶病质者腹部凹陷，甚至呈“舟状腹”；急性胃穿孔引起急性弥漫性腹膜炎时，全腹肌肉紧张显著，硬如木板，称为“板状腹”；大量腹水时，腹部膨隆，呈蛙状腹。

93．A。急性胃穿孔引起急性弥漫性腹膜炎时，全腹肌肉紧张显著，硬如木板，称为“板状腹”。

94．E。结核性腹膜炎的典型体征为腹部触诊有柔韧感，即“揉面感”，是由于腹膜受轻度刺激或有慢性炎症所致。

95．C。极度消瘦、严重脱水、恶病质者腹部凹陷，甚至呈“舟状腹”。

96．A。滴虫阴道炎多表现为大量稀薄泡沫状的阴道分泌物。

97．B。外阴阴道假丝酵母菌病典型阴道分泌物呈白色稠厚凝乳状或豆渣样。

98．B。淀粉酶测定是胰腺炎早期最常用和最有价值的检查方法。血清淀粉酶在发病 2 小时后开始升高，24 小时达高峰，可持续 4～5 天。尿淀粉酶在急性胰腺炎发作 24 小时后开始上升，持续 1～2 周，下降缓慢。

99．C。腹腔抽到不凝血，提示系实质性器官破裂所致内出血，因腹膜的去纤维作用而使血液不凝。脾为腹腔实质性器官，脾破裂时腹腔可抽出不凝血。

100．A。甲胎蛋白（AFP）是动物胎儿期由卵黄囊、肝、胃肠道产生的一种球蛋白，肝癌及恶性畸胎瘤（生殖腺胚胎性肿瘤）者均可增高。血沉加快可见于急性肾小球肾炎、原发性肾病综合征、成人尿路感染、化脓性骨髓炎、化脓性关节炎、风湿热、类风湿关节炎、感染性心内膜炎、溃疡性结肠炎等疾病。血清 T_3、T_4 增加可见于甲状腺疾病。

单科试卷四答案与解析

1. C。小肠占据中下腹的大部分空间，受外伤的机会比较多。

2. A。妇科检查时未婚女患者不可做阴道检查，直肠腹部诊适用于无性生活史、阴道闭锁、经期或有其他原因不宜做双合诊者，该患者可用直肠-腹部诊进行检查。

3. B。T_3 抑制试验用于鉴别单纯性甲状腺肿和甲亢。也可作为抗甲状腺药物治疗甲亢的停药指标。不适用于甲状腺功能亢进的老年患者。

4. D。语颤增强见于肺组织炎症或肺实变的患者，而语颤减弱常见于肺气肿、气胸的患者。

5. C。由于左心房最后除极，当左心房肥大时，心电图主要表现为心房除极时间延长。左心房肥大时心电图异常表现在 P 波。但 P 波异常改变并非左心房肥大所特有，近年来主张将 P 波异常改变称之为“左心房异常”。

6. E。小儿出生时存在，以后逐渐消失的神经反射有觅食反射，吸吮反射，拥抱反射，握持反射。角膜反射为终身不消失的反射。

7. C。脑内血肿 CT 示脑挫裂伤灶附近或脑深部白质圆形或不规则形高密度影，周围有低密度水肿区。硬膜外血肿 CT 示颅骨内板与脑表面间双凸镜形或弓形高密度影。硬膜下血肿 CT 示颅骨内板下新月形或半月形高密度、等密度或混合密度影。

8. A。清创时间越早越好，伤后 6～8 小时以内是最佳时间，此时清创一般可达到一期缝合，所以不宜晚于伤后 6～8 小时。

9. B。再生障碍性贫血是一种由多种原因引起的骨髓造血功能衰竭征，其典型血象呈正细胞正色素性贫血、全血细胞减少，但三系细胞减少的程度不同。该患者全血细胞减少，即红细胞 3.5×10^{12}/L，白细胞 2×10^{9}/L，血小板 50×10^{9}/L，考虑为再生障碍性贫血。急性白血病表现为贫血、发热、出血、白血病细胞浸润的表现，血象检查多数患者白细胞计数增多，少数白细胞正常或减少。缺铁性贫血典型血象为小细胞低色素性贫血，血红蛋白降低较红细胞更明显，白细胞、血小板正常或减低。过敏性紫癜血小板计数、出凝血时间和凝血试验均正常，可有束臂试验阳性。

10. B。胎儿发育特征为 8 周末初具人形，内脏器官基本形成，B 超可见胎心搏动。16 周末部分孕妇可自觉胎动，外生殖器已可确定性别。20 周末临床可听到胎心音，出生后有心搏、呼吸、排尿及吞咽动作。28 周末出生后能啼哭及吞咽，但生活力弱。36 周末指甲已达指端，出生后能啼哭及吸吮，基本可成活。因此 B 超可辨男女的妊娠周数是 16 周末。

11. D。浸泡石膏绷带时，水温应保持在 35～45℃。石膏绷带用熟石膏（无水硫酸钙）的细粉末撒在特制的稀孔纱布绷带上做成，固定范围一般须超过骨折部的上、下关节，无法进行关节活动，易引起关节僵硬。

12. D。全膝关节结核 15 岁以下的患者只做病灶清除术，15 岁以上关节破坏严重时，在病灶清除术后，同时行膝关节加压融合术。

13. E。梅毒的传染途径最主要为性接触传播，另外还有垂直传播、其他途径传播即因医源性途径、接吻、哺乳或接触污染衣物而感染。个别患者可通过输入有传染性梅毒患者的血液而感染。与蚊虫叮咬无直接关系。

14. B。毒蛇咬伤后用大量冷清水冲洗伤口及周围皮肤，挤出毒液。入院后用 0.05% 高锰酸钾或 3% 过氧化氢清除残留的毒液及污物。

15. D。新生儿破伤风典型症状是肌紧张性收缩及阵发性强烈痉挛，以咀嚼肌最先受累，随后依次为面部表情肌、颈、背、腹、四肢肌，最后为膈肌。出现相应的表现如咀嚼不能、张口困难，苦笑面容，颈项强直，角弓反张，累及膈肌可致呼吸困难，甚至呼吸暂停。该患儿生后第六天出现阵发性抽搐，牙关紧闭，呈苦笑面容，四肢肌张力增高。最可能的诊断为破伤风。

16．B。该患者车祸后出现头痛、恶心，鼻孔可见血性液体持续流出，考虑为颅前窝骨折。出现颅底骨折预防因脑脊液逆行导致颅内感染是护理的重点，不可因液体持续流出而堵塞鼻腔，易引起颅内继发感染。开放性骨折，合并脑脊液漏，应使用 TAT 及抗菌药物预防感染。绝对卧床，取半卧位，头偏向患侧，借重力作用使脑组织移向颅底，促进漏口封闭。

17．D。瓣膜病变一般为不可逆的器质性病变，外科手术或介入手术是治疗心脏瓣膜病的根本性措施，主要的手术方法有经皮球囊瓣膜成形术、瓣膜修补术、瓣膜分离术及人工瓣膜置换术。内科治疗是心脏瓣膜病早期的治疗方法，积极防治 A 组 β 溶血性链球菌感染，避免重体力活动。

18．E。协调性子宫收缩乏力（低张性子宫收缩乏力）子宫收缩具有正常的节律性、对称性和极性，但子宫收缩力弱，持续时间短，间歇期长且不规律。多属继发性宫缩乏力，常见于第一产程活跃期后期或第二产程时宫缩减弱。

19．C。排尿困难、排尿中断是膀胱结石的主要症状。肾结核患者的全身症状常不明显，肾结核晚期时会出现发热、盗汗、消瘦、贫血、虚弱、食欲缺乏等全身症状。尿频、尿急、尿痛（膀胱刺激征）是肾结核的典型症状，尿频出现最早，晚期尿频更加严重，甚至出现尿失禁。尿结核杆菌阳性即可确诊为肾结核。脓尿是肾结核患者的常见症状，严重者尿如洗米样，内含有干酪样碎屑或絮状物，也可出现脓血尿。

20．B。癫痫是指多种原因导致的大脑神经元高度同步化异常放电所引起的短暂大脑功能失调的临床综合征。该患者激动后出现四肢抽动，呼之不应，无尿失禁，每次持续 2 ～ 3 分钟，共发作 4 次，考虑发生了癫痫。脑电图是诊断癫痫最重要的检查方法，对发作性症状的诊断有很大价值，有助于明确癫痫的诊断、分型和确定特殊综合征。

21．B。正常血液的 pH 为 7.35 ～ 7.45，pH $<$ 7.35 为酸中毒，发生代谢性酸中毒时血 pH 降低，HCO_3^-丢失，导致二氧化碳结合力降低。

22．B。三碘甲状腺原氨酸（T_3）抑制试验用于鉴别单纯性甲状腺肿和甲亢，甲亢患者在试验中甲状腺 ^{131}I 摄取率不能被抑制。也有学者提出本试验可作为抗甲状腺药物治疗甲亢的停药指标。

23．C。慢性肾小球肾炎以蛋白尿、血尿、高血压和水肿为基本表现。尿液检查蛋白尿 + ～ +++，镜下可见多形性红细胞和红细胞管型。该患者双眼睑水肿，血压 150/90mmHg，尿蛋白 (++)，尿沉渣有少量红细胞，大量颗粒管型，考虑发生了慢性肾小球肾炎，其病变在肾小球。

24．E。硫酸镁的治疗剂量和中毒剂量接近，因此在治疗期间应严密观察其毒性作用。当膝腱反射消失时，提示硫酸镁过量，应立即停药。使用硫酸镁有 3 个必备条件为膝腱反射存在、呼吸 ≥ 16 次 / 分、尿量 ≥ 400ml/24h 或 17ml/h。

25．B。乳房深部脓肿或乳房后脓肿可沿乳房下缘作弧形切口，经乳房后间隙引流。

26．C。卵巢肿瘤一经确诊，首选手术治疗。卵巢良性肿瘤可行腹腔镜下手术，而恶性肿瘤一般采用经腹手术。

27．E。服用铁剂最常见的不良反应是恶心、呕吐、胃部不适和黑便等胃肠道反应，治疗期间不可随意停药。应从小剂量开始，于两餐之间服用。铁剂可与维生素 C 或各种果汁同服，但避免与茶、咖啡、牛奶、植酸盐等同服，以免影响铁吸收。铁剂治疗应在血红蛋白恢复正常后继续服用 6 ～ 8 周，以增加铁贮存。若长期服用，可导致铁中毒，应定期检测红细胞计数、血红蛋白浓度、网织红细胞等指标变化。

28．B。治疗甲亢主要药物有咪唑类的甲巯咪唑（他巴唑）和硫氧嘧啶类的丙硫氧嘧啶，优先选择甲巯咪唑，因丙硫氧嘧啶肝毒性较强。但因甲巯咪唑可致胎儿皮肤发育不良，妊娠期（1～3个月）甲亢应首选丙硫氧嘧啶。本题中没有甲巯咪唑，应选择丙基硫氧嘧啶。氢化可的松可用于严重的支气管哮喘疾病。心得安即普萘洛尔用于高血压、心绞痛等疾病。

29．B。该患者饮酒后出现上腹绞痛，向肩背部放射，考虑该患者发生了急性胰腺炎。淀粉酶测定是胰腺炎早期最常用和最有价值的检查方法。血清淀粉酶在发病后数小时开始升高，8～12小时标本最有价值，24小时达高峰，持续4～5天后恢复正常。血清淀粉酶超过正常值3倍即可诊断。

30．C。肺结核重症患者做标准化疗的疗程为12～18个月，短程化疗疗程为6～9个月。

31．D。门静脉高压症术前一般不放置胃管，为了预防食管胃底曲张静脉出血，若必须放置，则选择细、软胃管，插入动作应轻柔。

32．A。丹毒是皮肤淋巴管网受乙型溶血性链球菌侵袭感染所致的急性非化脓性炎症。背痈中央部为紫褐色凹陷，破溃后呈蜂窝状，其内含坏死组织和脓液。急性蜂窝织炎是皮下、筋膜下、肌间隙或深部疏松结缔组织的急性弥漫性化脓性感染。急性化脓性腱鞘炎患指疼痛、肿胀，以中、近指节为明显，皮肤明显紧张，指间关节仅能轻微弯曲。急性淋巴结炎的炎症扩展至淋巴结周围，几个淋巴结即可粘连成团，也可发展成脓肿。

33．D。该患者发热、多处关节炎，面部有蝶形红斑，考虑发生了系统性红斑狼疮。系统性红斑狼疮最具特征性的皮肤损害是蝶形红斑，抗Sm抗体是系统性红斑狼疮的标志抗体之一，特异性高达99%，有助于早期和不典型患者的诊断或回顾性诊断。

34．E。根据该患者的临床表现和心电图检查可考虑发生了高血压急症。高血压急症是指原发性或继发性高血压患者，在某些诱因作用下，血压突然和明显升高，超过180/120mmHg，同时伴有进行性心、脑、肾等重要靶器官功能不全的表现。应立即遵医嘱给予患者降压治疗，应给予脱水药，甘露醇快速静滴，达到降低颅内压而引起血压下降的效果。舌下含化硝酸甘油主要用于心绞痛患者。钙通道阻滞剂二氢吡啶类的硝苯地平，具有舒张冠状动脉、减慢心率、降低血压及心肌收缩力的作用。毛花苷丙（毛花苷C，西地兰）为洋地黄药物，主要适用于急性心力衰竭或慢性心力衰竭加重时。呋塞米（速尿）是其他心力衰竭药物治疗取得成功的基础，但单独使用利尿药并不能有效治疗心力衰竭，其适用于老年高血压、单独收缩期高血压或伴心力衰竭患者，也是难治性高血压的基础药物之一，也适用于明显尿潴留和肾功能不全的患者。

35．B。地高辛是强心苷类药物，适用于中度或慢性心力衰竭的维持治疗。小儿肺炎合并心衰，最常用的药物是地高辛。地西泮是镇静催眠药。硝酸甘油是抗心绞痛药。呋塞米是利尿药。心得安又称普萘洛尔，可减慢心率，减弱心肌收缩力，减少心输出量，降低心肌耗氧。

36．A。肺部实变的体征不包括呼吸运动增强。肺实变时表现为患侧呼吸运动减弱，语颤增强，叩诊浊音，听诊呼吸音减低及胸膜摩擦音，消散期常有湿啰音。

37．A。先兆流产应卧床休息，减少刺激，行保胎治疗。难免流产、不全流产、稽留流产由于妊娠物未排出或有残留，应及时将宫内妊娠物完全排出。习惯性流产出现妊娠物未完全排出时也同不全流产处理。

38．D。腹痛、果酱样血便、腊肠形光滑有压痛的腹部肿块是肠套叠三大典型症状。该患儿突发腹痛，少量血便，右腹触及腊肠样肿物，考虑为肠套叠。肠套叠是唯一可早期灌肠的外科急症，一旦发生尽早复位，早期主要采用空气灌肠或钡灌肠，效果好。

39．C。腹痛是急性胰腺炎主要表现和首发症状，多于暴饮暴食或酗酒后突然发作，疼痛剧烈而持续，可有阵发性加剧，腹痛多位于中、左上腹，向腰背部呈带状放射，取弯腰屈膝侧卧位可减轻疼痛。该患者酗酒后上腹部持续性剧痛并向左肩、腰背部放射，伴恶心呕吐4小时，可初步诊断为急性胰腺炎。淀粉酶测定是胰腺炎早期最常用和最有价值的检查方法。血清淀粉酶在发病后数小时开始升高，8～12小时标本最有价值，24小时达高峰，持续4～5天后恢复正常。尿淀粉酶于24小时才开始升高，48小时达高峰后缓慢下降，1～2周后逐渐降至正常。

40. E。风湿热是由咽喉部A组β溶血性链球菌感染后反复发作的全身结缔组织炎症，可用青霉素控制链球菌感染，持续用药2～3周。青霉素过敏可改用头孢菌素类或红霉素。抗风湿治疗以应用水杨酸盐或肾上腺皮质激素为主。发生心脏炎者，常用糖皮质激素较快地控制症状，疗程至少12周。无心脏炎患儿可用阿司匹林总疗程4～8周。舞蹈病治疗，可口服苯巴比妥、氯丙嗪和地西泮等镇静药。

41. B。癫痫患者用药时要从小剂量开始，单一用药为主，尽量避免联合用药。

42. E。自我检查是乳腺癌患者最重要的出院指导，最好在月经后的7～10天进行。绝经者选择每个月固定的1天检查。

43. C。T管一般放置2周左右。若拔除T管，应在术后10～14天试行夹闭T管1～2天。无腹胀、腹痛、发热及黄疸等症状，可行T管造影，造影后继续引流24小时以上。如胆道通畅、无结石和其他病变，再次夹闭T管24～48小时，无不适症状方可拔管。

44. B。血栓闭塞性脉管炎临床分3期，分别为局部缺血期（早期）、营养障碍期（中期）和组织坏死期（晚期）。组织坏死期（晚期）主要的病理变化是动脉完全闭塞，肢体由远端向近端逐渐发生干性坏疽，肢端发黑，形成经久不愈的溃疡。继发感染后成为湿性坏疽，疼痛剧烈。病情严重时可出现全身感染中毒症状。间歇性跛行是血栓闭塞性脉管炎局部缺血期的典型表现。营养障碍期特征性表现为出现静息痛。

45. B。该患者膀胱残余尿量为40ml，未出现过急性尿潴留（＞60ml为手术指证），可用药物治疗。常用α_1受体阻滞剂（特拉唑嗪、哌唑嗪等）、5α还原酶抑制剂（非那雄胺）及植物类药等。前列腺增生导致梗阻严重、残余尿量较多（＞60ml）、症状明显而药物治疗无效时应采用手术治疗。

46. A。X线检查有助于诊断类风湿关节炎、监测疾病进展和判断疾病分期，以手指及腕关节的X线平片最有价值。

47. B。浅Ⅱ度烧伤伤及真皮浅层（乳头层），部分表皮生发层（基底层）健在。创面红润潮湿，疼痛剧烈，大小不一的水疱，疱壁较薄，含黄色澄清液体。2周左右愈合，有色素沉着，无瘢痕。

48. B。膀胱镜检查可直视膀胱结石，并发现膀胱病因。禁忌行膀胱镜检查包括尿道、膀胱处于急性炎症期不宜进行检查，因可导致炎症扩散，而且膀胱的急性炎症充血，还可使病变分辨不清；膀胱容量过小，在60ml以下者，说明病变严重，患者多不能耐受这一检查，也容易导致膀胱破裂；包茎、尿道狭窄、尿道内结石嵌顿等，无法插入膀胱镜者；严重的心功能不全，不能完全耐受膀胱镜的检查。

49. C。月经周期表示方法为具体时间中间以波浪线连接：例28～30。

50. B。病毒性脑炎脑脊液检查蛋白含量正常或稍高，糖和氯化物正常。脑脊液细胞数多在（10～500）×10^6/L，外观清亮。早期以中性粒细胞为主，晚期以淋巴细胞为主。

51. B。泌尿系统感染可见白细胞尿或脓尿，即新鲜离心尿液每高倍视野白细胞＞5个，或新鲜尿液白细胞计数＞40万个。

52. B。阑尾的神经由交感神经纤维经腹腔丛和内脏小神经传入，由于其传入的脊髓节段在第10、11胸节，所以在急性阑尾炎发病初期，常表现为该脊神经所分布的脐周牵涉痛，由内脏神经反射所致。

53. C。外科感染形成脓肿时首先手术切开脓肿引流。脓肿尚未形成时，可采用局部理疗、热敷、外用药物的治疗方式。消除全身炎症反应，可应用青霉素等抗生素，同时加强营养。

54. E。痈出现多个脓点、表面紫褐色或已破溃时应及时切开引流，唇痈一般不切开引流。出现痈时对症处理，及时、足量使用青霉素或磺胺甲噁唑控制感染。不可挤压局部，否则可引起化脓性海绵状静脉窦炎。加强营养支持，增强机体抵抗力。

55．D。该患者孕36周，属妊娠晚期。妊娠32～36周常规检查血压、体质量、宫底高度、腹围、胎心率、胎位、尿常规。必查的是宫底高度，估计胎儿大小与妊娠周数是否相符。

56．C。糖皮质激素是目前控制哮喘最有效的抗炎药物，机制为抑制气道变应性炎症，降低气道的高反应性。茶碱类药物有舒张支气管平滑肌、抗气道炎症，增强黏膜纤毛功能的作用。色甘酸钠属抗炎药物，通过抑制炎症细胞，预防变应原引起速发和迟发反应，对预防运动和过敏原诱发的哮喘最有效。$β_2$受体激动剂除有迅速松弛支气管平滑肌作用外，还具有一定的抗气道炎症，增强黏膜纤毛功能的作用，是控制哮喘的首选药。

57．B。妊娠合并心脏病患者在分娩期，心功能Ⅰ～Ⅱ级、胎儿不大、胎位正常、宫颈条件良好者，可在严密监护下，给予阴道助产。心功能Ⅲ～Ⅳ级的初产妇或有产科指征者，均应择期行剖宫产。第一产程应专人护理，每15分钟监测生命体征，每30分钟听胎心。取左侧半卧位休息，吸氧。遵医嘱适当应用镇静药和预防性应用抗生素。第三产程胎儿娩出后，立即腹部放置沙袋24小时，以防腹压骤减诱发心力衰竭。产褥期抗生素预防感染直至产后1周。

58．E。$β_2$受体激动剂常用的药物是沙丁胺醇（舒喘灵）和特布他林，可舒张气道平滑肌，减少肥大细胞等释放颗粒和介质，缓解哮喘症状，吸入法为首选，无效时可给予静脉给药。哮喘治疗药物分为控制性药物（需长期使用的药物）和缓解性药物（按需使用的药物）。$β_2$受体激动剂为缓解性药物，是对疾病发作时的紧急缓解性治疗。糖皮质激素是长期控制哮喘症状的有效抗炎药，对于哮喘来讲主要是控制疾病的症状，是一个长期的慢性过程。

59．D。水痘是由水痘-带状疱疹病毒所引起的传染性极强的出疹性疾病。水痘为自限性疾病，10天左右自愈，全身症状较轻。

60．D。哌唑嗪、酚妥拉明主要扩张动脉，降低心脏后负荷。洋地黄类药物可收缩血管使外周阻力增加，升高血压。硝酸甘油主要扩张小静脉，降低心脏前负荷。氨力农用于重症或顽固性心衰时的短期治疗。多巴酚丁胺属于β受体兴奋剂，特别适用于急性心肌梗死伴心力衰竭者，应短时间使用，主要帮助慢性心力衰竭加重时的患者度过难关，长时间使用反而增加病死率。

61．D。肝硬化腹水患者应限制钠盐1.2～2.0g/d，24小时液体入量＜1000ml，若合并低钠血症，应限制在500ml以内。

62．A。水痘高热者给予解热药，但避免使用阿司匹林，以免增加Reye综合征的危险。保持皮肤清洁、干燥，避免搔抓疱疹处，勤更换内衣及床单。严密观察病情变化，及时识别并发症。无并发症的患儿多在家隔离，至皮疹全部结痂或出疹后7天。向患者及家属介绍水痘预防、治疗的相关知识，强调隔离的重要性。

63．C。后期复苏又称三期复苏，即脑复苏和复苏后处理，主要是保护脑细胞和治疗因缺氧而引起的大脑细胞损害。脑复苏的主要治疗和护理措施是脱水、降温。

64．C。肾功能不全患者内生肌酐清除率明显下降，血尿素氮、血肌酐增高，肾衰竭患者可伴有尿酸增高。

65．B。患者的白细胞远高于正常值，且盆腔有较大脓肿，应首先采取抗生素治疗。胃肠减压、热水坐浴、物理透热治疗不能治疗病因。非手术治疗均无效时，考虑手术治疗。

66．A。精液常规检查中正常情况每次排出量为2～6ml，平均为3～4ml，pH为7.0～7.8。在室温中放置30分钟内完全液化，总精子数≥$40×10^6$/ml，正常形态精子占66%～88%，射精1小时内前向运动活动数≥50%。

67．A。地西泮为小儿惊厥的首选药，对各型惊厥发作都有效，尤其适合于惊厥持续状态，其作用发挥快，大多在1～2分钟内止惊，较安全。苯巴比妥是新生儿惊厥（新生儿颅内出血、新生儿缺氧缺血性脑病等）的首选药。20%甘露醇用于降低颅内压。10%水合氯醛由胃管给药或加等量生理盐水保留灌肠。

68．C。血清甲胎蛋白测定是肝癌的定性检查。甲胎蛋白（AFP）是动物胎儿期由卵黄囊、肝、胃肠道产生的一种球蛋白，肝癌及恶性畸胎瘤者均可增高，是诊断肝癌的特异性指标。有助于诊断早期肝癌，广泛用于普查、诊断、判断治疗效果及预测复发。

69．D。ORS液用于治疗轻、中度脱水，无严重呕吐者，轻度脱水50ml/kg，中度脱水100ml/kg。该患儿前囟明显凹陷，口唇黏膜干燥，皮肤弹性较差，尿量明显减少，血清钠135mmol/L，为中度低渗脱水。第1天补液宜用ORS液。

70．E。2∶1等张含钠液由2份0.9%氯化钠和1份1.4%碳酸氢钠组成，适用于低渗或重度脱水者，常用于扩容。

71．E。阴道正常情况下不是无菌环境，为防止术后感染，经腹全子宫切除者，术前1天用1∶5000高锰酸钾、1∶1000苯扎溴铵或0.05%碘伏冲洗阴道2次。术日晨再次阴道消毒，擦干后用甲紫标记宫颈口及阴道穹隆部。

72．E。巴宾斯基征是经典的病理反射，提示锥体束受损。

73．D。该患者寒战、高热、咳嗽，血白细胞和中性粒细胞增多，考虑为细菌感染。细菌感染时，白细胞计数和中性粒细胞比例增高，核左移。病毒感染者白细胞计数正常或偏低，中性粒细胞比例降低，淋巴细胞比例增高。

74．E。再生障碍性贫血的发病机制为多种原因引起的骨髓造血功能衰竭，继而全血细胞。检查可见网织红细胞绝对值低于正常，白细胞、血小板减少。

75．E。血红蛋白尿呈浓茶色或酱油色，主要是大量红细胞被破坏所致，多见于急性溶血、恶性疟疾和血型不合的输血反应。

76．C。男性标准体重（kg）＝身高（cm）－105，女性标准体重（kg）＝身高（cm）－105－2.5。该男性患者的标准体重应是175－105=70kg。

77．A。高血压患者的临床症状表现为多数起病隐匿，症状不明显，仅在测量血压或出现心、脑、肾等并发症后才被发现。常见症状有头痛、头晕、心悸、后枕部或颞部搏动感。还有的表现为失眠、健忘、注意力不集中、情绪激动易怒、耳鸣等神经症状。症状严重程度并不一定与血压水平呈正比。

78．B。X线检查见肺内云絮状、模糊、边缘不清的阴影为急性渗出性炎症表现，多为各种类型的肺炎。一般肺炎患者X线早期仅见肺纹理增粗，实变期可见斑片状或大片状均匀一致的浸润阴影。

79．B。根据该患者的临床表现和血气分析结果，可诊断为Ⅱ型呼吸衰竭。单纯PaO_2＜60mmHg（8.0kPa）为Ⅰ型呼吸衰竭（单纯低氧血症），若伴$PaCO_2$＞50mmHg（6.7kPa）为Ⅱ型呼吸衰竭（低氧血症伴高碳酸血症）。

80．C。该患者为急性呼吸衰竭。患者自主呼吸停止，应立即给予气管插管或气管切开，并使用人工机械呼吸机辅助呼吸，可以迅速缓解低氧血症，增加通气量、改善CO_2潴留。

81．A。细菌性肝脓肿主要表现为寒战、高热、肝区疼痛和肝大，其中寒战高热是肝脓肿最常见的早期症状，反复发作。该患者反复发作寒战、高热、黄疸已有3年，查体有剑突下压痛、肌紧张，肝区叩痛，白细胞、中性粒细胞较高，可考虑为细菌性肝脓肿。实验室检查白细胞、中性粒细胞计数增高，明显左移，有时出现贫血，血清转氨酶升高。

82．D。疼痛剧烈者，遵医嘱使用解痉、镇静和镇痛药，如哌替啶、阿托品肌内注射，但避免应用吗啡，以免胆道下端括约肌痉挛而致胆道梗阻加重。应禁饮食，持续胃肠减压，应用足量有效抗生素，以控制感染。症状严重时可紧急手术解除胆道梗阻并减压。患者应卧床休息，补充液体和电解质并严格记录出入量，严密观察病情变化。

83．A。腰麻时可因脊神经被阻滞，麻醉区域血管扩张，回心血量减少，心排血量降低导致血压下降。血压下降，先加快输液速度，增加血容量；必要时用麻黄碱静脉注射。苯巴比妥钠、硫喷妥钠、地西泮都属镇静催眠药。甲氧氯普胺属促胃肠动力药，具有强大的中枢性镇痛作用。

84．C。少量麻黄碱（10 ～ 20mg）静脉注射，以收缩血管、维持血压。

85．D。血钠正常值 135 ～ 145mmol/L，平均 142mmol/L。血清钠低于 135mmol/L，细胞外液呈低渗状态为低渗性缺水；血清钠高于 150mmol/L，细胞外液渗透压增高，即为高渗性缺水；血清钠 135 ～ 145mmol/L，细胞外液渗透压保持正常，即为等渗性缺水。轻度脱水表现为生命体征均正常，精神状态稍差，前囟、眼窝稍凹陷，皮肤稍干、弹性尚可；中度脱水表现为精神萎靡、烦躁，前囟、眼窝凹陷，皮肤干、苍白、弹性差，尿量明显减少等；重度脱水表现为精神状态淡漠、昏睡或昏迷，前囟深陷，眼窝眼睑不能闭合，皮肤干、花纹，弹性极差，尿量极少或无尿等。该患儿 12 小时未排尿、意识模糊、四肢发凉、皮肤弹性极差、前囟及眼窝凹陷明显、血清钠 155mmol/L，考虑该患儿为重度高渗脱水。

86．E。补液中应注意观察生命体征，精神状态，有无口渴，皮肤、黏膜干燥程度，眼窝及前囟凹陷程度，眼泪，尿量等。若补液合理，一般补液后 3 ～ 4 小时排尿；若补液后眼睑水肿，提示补钠过多；补液后尿多而脱水未能纠正，可能是葡萄糖液输入过多，应增加溶液中电解质的比例。补液中对该患儿的病情观察最为重要的是排尿时间和尿量。

87．C。患儿补液过程中患儿突然出现手足抽搐，应考虑低钙血症，遵医嘱给予 10% 葡萄糖酸钙。

88．B。胰腺癌患者实验室检查可见血清中 CEA、CA19-9 等肿瘤标记物可能升高，其中 CA19-9 最常用于辅助诊断胰腺癌的疗效判断、监测复发和评估预后。

89．C。血清淀粉酶测定是胰腺炎早期最常用和最有价值的检查方法。血清淀粉酶在发病后数小时开始升高，8 ～ 12 小时标本最有价值，24 小时达高峰，持续 4 ～ 5 天后恢复正常，血清淀粉酶超过正常值 3 倍即可诊断。

90．C。室性心动过速是指连续 3 个或以上的室性期前收缩，心室率 150 ～ 250 次 / 分，QRS 波群宽大畸形，＞ 0.12 秒，ST-T 波常与 QRS 波群主波方向相反。心律规则或轻度不规则，P 波与 QRS 波群无固定关系。

91．D。每隔 1 个正常搏动后出现 1 次室性期前收缩，称室早二联律。

92．E。室颤的波形、振幅和频率完全无规则，无法辨认 QRS 波群与 T 波，属最严重的心律失常。

93．A。PR 间期为心房除极并经房室结、希氏束、束支传导至心室开始除极的时间。正常成人 PR 间期为 0.12 ～ 0.20 秒。一度房室传导阻滞 PR 间期＞ 0.20 秒，每个 P 波之后都有 1 个下传的 QRS 波群，无 QRS 波群脱落。

94．D。CT 检查是诊断脑出血的首选方法，具有确诊价值。MRI 和脑血管造影能检出更细微病变。

95．B。脑电图是诊断癫痫最重要的检查方法，对发作性症状的诊断有很大价值，有助于明确癫痫的诊断、分型和确定特殊综合征。

96．A。急性炎症性脱髓鞘性多发性神经病典型的脑脊液检查为细胞数正常而蛋白质明显增高，称蛋白 - 细胞分离现象。

97．C。急性阑尾炎首选手术治疗，绝大多数急性阑尾炎一经确诊，应及早施行阑尾切除术，阑尾切除术为治疗性手术。

98．A。淋巴结活检作为诊断性手术，是确定癌症分期、选择治疗及评估预后的重要手段。

99．B。呼吸窘迫呈进行性加重是新生儿肺透明膜病的特点，应给予氧疗，轻中度患儿可使用头罩、鼻导管吸氧。维持 $PaO_2$50 ～ 70mmHg，

$SaO_2$85% ~ 90%。视患儿情况可采用气道内正压通气（CPAP）辅助呼吸，使有自主呼吸的患儿在整个呼吸周期都能接受高于大气压的气体，以增加功能残气量，防止肺泡萎陷。

100．C。新生儿肺炎应针对病原体选择合适的抗生素。重症或耐药菌感染者可用第三代头孢菌素；衣原体肺炎首选红霉素；病毒性肺炎可采用利巴韦林或干扰素雾化吸入治疗；巨细胞病毒肺炎可用阿昔洛韦。